# Anatomía para el yoga

## LA RODILLA

*Todo lo que debe saber sobre la rodilla durante la práctica de yoga*

**Blandine Calais-Germain
y François Germain**

Traducción del francés de Fina Marfà

editorial **K** airós

Título original: *Genou et Yoga: Anatomie pour le yoga*
   De Blandine Calais-Germain et François Germain

© 2022, Adverbum pour les Éditions DésIris, Gap-France
© Dibujos de Blandine Calais-Germain

Traducción del francés al castellano: Fina Marfà
Revisión de Juan Miguel de Pablos

Diseño de página, consejo editorial
Marie-Luce Dehondt (pinkpixel.fr)

© de la edición en castellano:
2024 Editorial Kairós
www.editorialkairos.com

Maquetación: Grafime Digital S. L. 08027 Barcelona
Impresión y encuadernación: Loyal Print.
   08210 Barberà del Vallés (Barcelona)

Primera edición: Junio 2024
ISBN: 978-84-1121-243-4
Depósito legal: B 4.034-2024

# Prefacio

Tras la publicación de *Muscles et Yoga*, la colección «Anatomía para el yoga» sigue con esta obra, en la que se detallará, tema por tema, la anatomía de *diferentes partes del cuerpo,* observada en el contexto del yoga.

¿Por qué empezar por la rodilla?

Porque es la articulación más grande del cuerpo, es portadora de peso y a menudo está expuesta, sobre todo en determinadas posturas que la llevan a su máxima amplitud.

Porque está situada entre las regiones superiores (cadera, columna vertebral) y las inferiores (tobillo, pie), y muchas veces compensará lo que falte en estas regiones vecinas.

Porque conocer su estructura a veces cambiará, tanto para quien enseña yoga como para quien lo practica, ese detalle que permite protegerla o, por el contrario, dañarla en el transcurso de los ejercicios.

## Cronología de lectura

Teniendo en cuenta el índice de la página siguiente, no es necesario leer este libro en el orden de las páginas, sobre todo porque numerosas referencias cruzadas ayudan a encontrar la definición o la aportación precedente al aspecto que se desarrolla. Así pues, la lectura se puede empezar o continuar según las necesidades personales o profesionales de cada cual. Sin embargo, la lectura en el orden propuesto permite seguir los temas en un orden progresivo.

## Este libro no es un método de yoga

Dentro del yoga hay múltiples escuelas y linajes, lo que a menudo comporta variaciones en la manera de abordar las posturas. En las páginas de análisis, se propone una manera de practicar, no porque sea la única correcta, sino para ofrecer una base consensuada de análisis y permitir posibles variaciones.

## Nomenclatura

En los últimos años, la nomenclatura anatómica ha cambiado numerosas veces. Algunos términos, si bien siguen siendo apropiados, ya no se utilizan en los círculos académicos, a pesar de que tienen un amplio uso común.

Por otra parte, los términos utilizados para describir las posturas suelen emplearse en español o en sánscrito, según las escuelas y los entornos en los que se practica el yoga.

Teniendo en cuenta estas circunstancias, en este libro utilizamos libremente las diferentes nomenclaturas, para no recargar demasiado el texto.

# Índice

Para visualizar mejor determinados ejercicios o movimientos, el libro incluye códigos QR que le permitirán acceder a vídeos desde el móvil. Encontrará los códigos QR a lo largo de la obra (a partir de la página 149). Para consultarlos, descargue un lector de códigos QR en su teléfono móvil.

También puede acceder a los vídeos a través de este enlace:
https://www.editorialkairos.com/catalogo/p/la-rodilla-anatomia-para-el-yoga

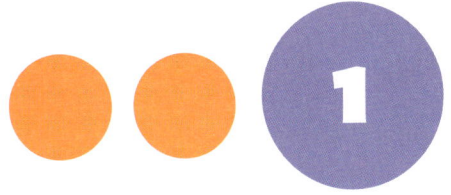

# Primera observación

*Observemos cómo se mueve la rodilla,*
*concretamente en la práctica de yoga.*

# La rodilla, las rodillas

Hay una rodilla derecha y una rodilla izquierda,
pero por razones prácticas en este libro a menudo
nos referimos a «la rodilla». Lo que se presenta
es la estructura de una *rodilla típica*, que la mayoría
de las veces es una rodilla derecha.

Se da por supuesto en todos los casos
que esa misma estructura existe,
simétricamente, en el lado izquierdo.
Para ejercitar la mirada y la representación,
a veces se muestra la rodilla izquierda.

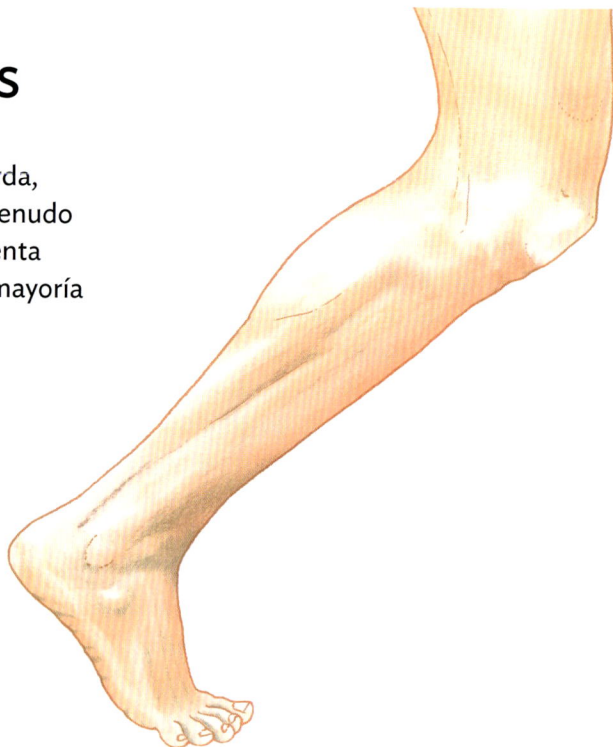

En algunas páginas también se muestran ambas rodillas. En este caso, no siempre se
ven desde el mismo punto de vista.

Por ejemplo, si se muestran las dos rodillas de la misma persona desde la derecha, la
rodilla derecha se ve por la parte exterior y la izquierda por la interior.

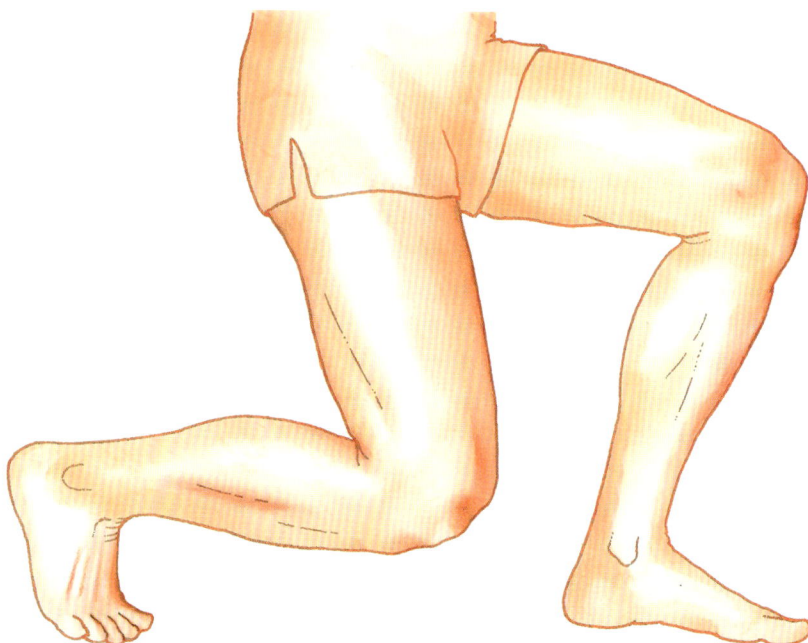

# La rodilla, definiciones

La palabra *rodilla* se refiere tanto a una *articulación* como a una *región*.

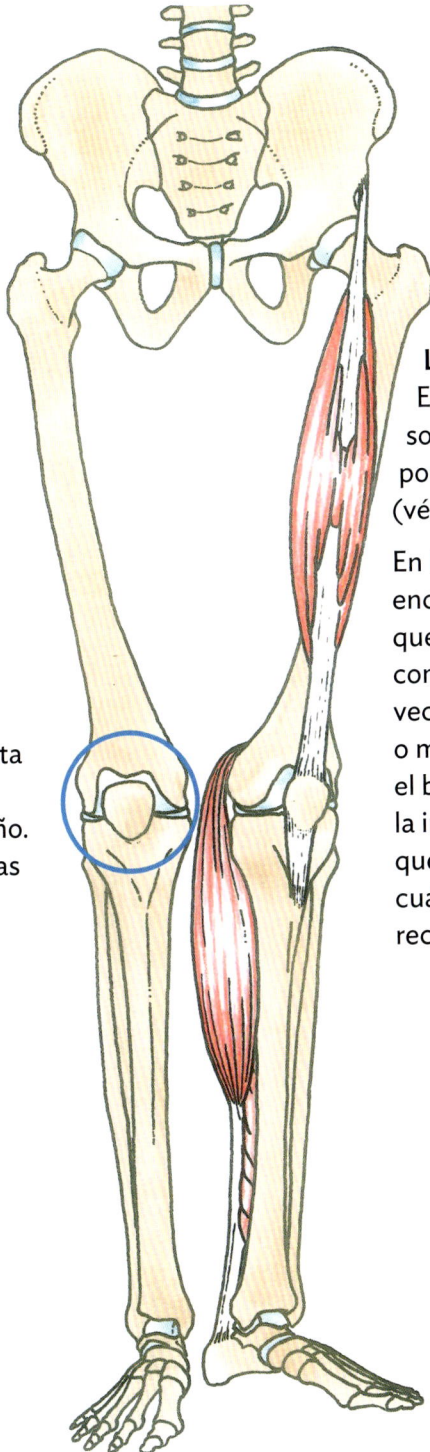

**LA REGIÓN**
En términos generales, son las zonas vecinas, como por ejemplo el peroné (véase la pág. 105).

En la región de la rodilla se encuentra el conjunto de estructuras que participan en su función, como ciertos músculos que a veces se originan mucho más arriba o mucho más abajo. Por ejemplo, el borde superior de la rótula aloja la inserción del tendón suprarrotuliano, que pertenece al cuádriceps. O el cuádriceps, que, a su vez, incluye el recto femoral, que viene de la pelvis.

**LA ARTICULACIÓN**
Es la entidad circunscrita por la cápsula articular. No tiene un gran tamaño. Se estudia en las páginas 33 a 69.

# La rodilla en posición anatómica

Por razones prácticas, en este libro las descripciones se refieren a una persona que está de pie, en bipedestación, con los pies apuntando hacia delante. Es lo que se llama la *posición anatómica*.

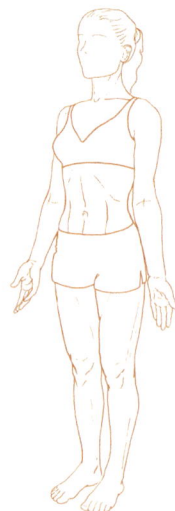

Así pues, debe tenerse en cuenta el significado de las expresiones siguientes:
«arriba», lo que está en la cabeza o va hacia ella;
«abajo», lo que está en los pies o va hacia ellos;
«detrás», lo que está detrás o va hacia atrás;
«delante», lo que está delante o va hacia delante.

Sin embargo, el cuerpo no siempre está en posición erguida y, sobre todo, hay que tener en cuenta que *en la práctica de yoga la orientación del cuerpo cambia muy a menudo*. Por ejemplo:

EN LA POSTURA DEL ARADO/HALASANA, la parte posterior de la rodilla se sitúa —momentáneamente— mirando hacia arriba.

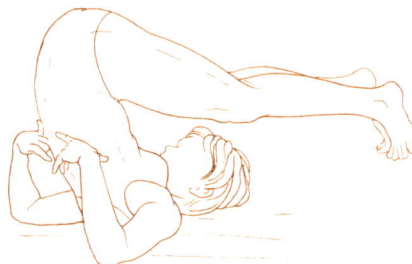

EN LA POSTURA DE LA VELA/SARVANGASANA, la parte superior de la rodilla se sitúa —momentáneamente— hacia abajo.

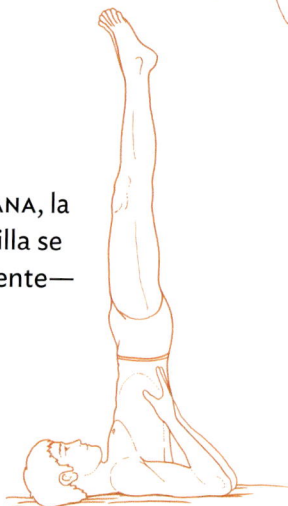

**EN TODAS LAS SITUACIONES DESCRITAS,** el primer término es el que aplicaremos:

«la parte posterior de la rodilla», en el Arado,
«la parte superior de la rodilla», en la Vela,
«la parte delantera de la rodilla», en el Arco.

EN LA POSTURA DEL ARCO/DHANURASANA, la parte de delante de la rodilla se sitúa —momentáneamente— hacia abajo.

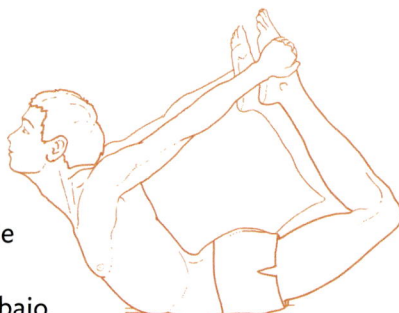

# La rodilla, a medio camino entre el pie y la pelvis

Observemos las rodillas de varias personas. Es más fácil en verano, cuando llevamos pantalones cortos o las piernas al aire. Es una de las articulaciones del cuerpo más fáciles de ver: está cubierta por muy pocos músculos. A la altura de la rodilla prácticamente solo hay tendones.

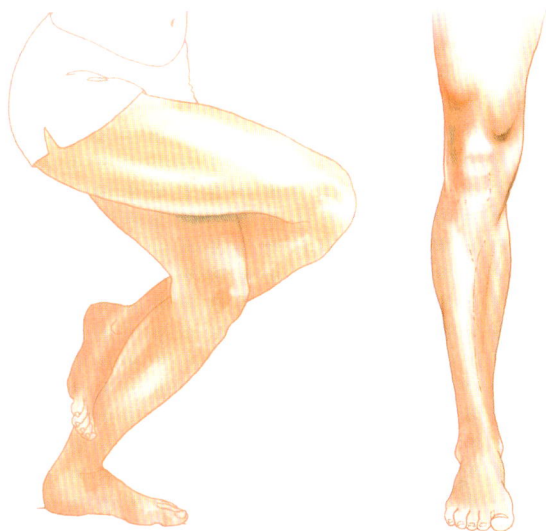

### ¿QUÉ ES LO QUE VEMOS?

Una región más o menos dura
entre la parte superior e inferior de la pierna.
Por encima está el muslo o parte superior de la pierna,
que conecta con la cadera y la pelvis.
Por debajo está la parte inferior de la pierna, que conecta
con el tobillo y el pie.

La forma de la parte de delante de la rodilla varía mucho según esté recta o flexionada, lo cual se explica por razones anatómicas. Esta forma cambiante de la rodilla se detalla en las páginas 122 a 125.

En la parte de delante, vemos, con más o menos claridad, un hueso redondeado: es la rótula. Se describe en las páginas 76-77. En la parte posterior, nos encontramos en la región del pliegue de flexión, que se dobla hacia dentro cuando la rodilla está flexionada y queda lisa o algo abultada cuando la rodilla está extendida.

(Esta región se describe en las páginas 106-107).

La rodilla tiene un aspecto diferente en los laterales: el lado interior es ligeramente redondeado y el lado exterior es más anguloso.

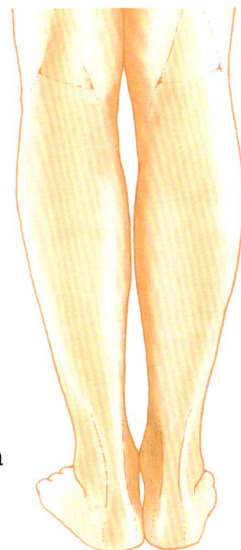

**2**

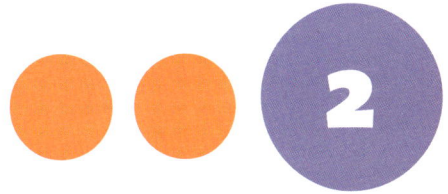

# Cómo se mueve
# la rodilla

*Antes de abordar la anatomía de la rodilla,
observemos su movimiento, especialmente
en la práctica de yoga.*

# El gran movimiento de la rodilla: la flexión

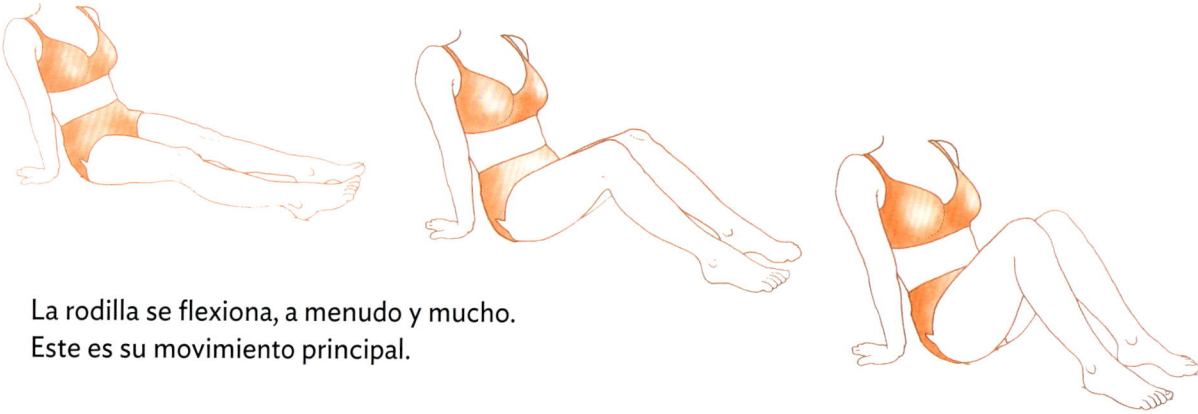

La rodilla se flexiona, a menudo y mucho.
Este es su movimiento principal.

Comencemos definiendo la **flexión**: es el movimiento que *junta las caras posteriores del muslo y de la pierna.*

## Veamos la flexión bajo todas sus formas

Es importante que sepamos ver el movimiento de flexión
en diferentes circunstancias:

**PIERNA/PIE MÓVIL**
El pie puede estar libre, la pierna
es lo que se dobla, mientras
que el muslo permanece quieto.

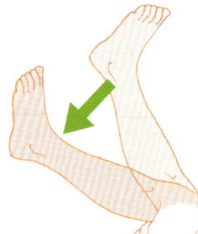

**MUSLO MÓVIL**
El muslo es lo que se mueve, mientras
que la pierna permanece quieta.

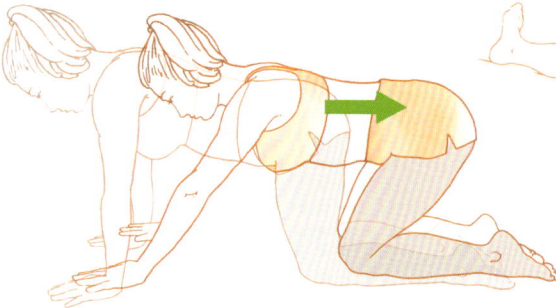

**PIERNA Y MUSLO MÓVILES**
Es lo más frecuente:
ambas partes, el muslo
y la pierna, se mueven a la vez.

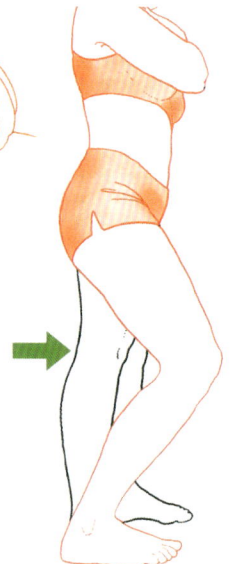

# Evaluar el ángulo de flexión

Es importante que sepamos ver el movimiento de flexión en diferentes circunstancias, pero también que sepamos *evaluar la amplitud de la flexión.*
¿La rodilla está muy poco flexionada?
¿O está muy flexionada?

En el ámbito médico, esta medida se toma utilizando un aparato de medición llamado *goniómetro.*

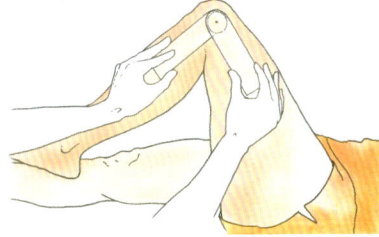

Sin tener que llegar a tanta precisión, podemos aprender a ver el grado de flexión de la rodilla:

### Muy poco flexionada,

Este es el caso en una rodilla flexa (véase la pág. 112).

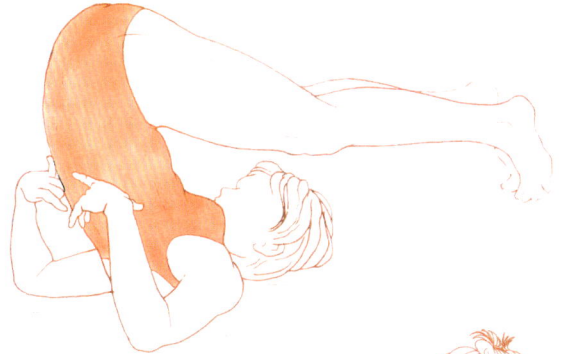

### Flexionada en ángulo recto,
o un poco más o un poco menos,

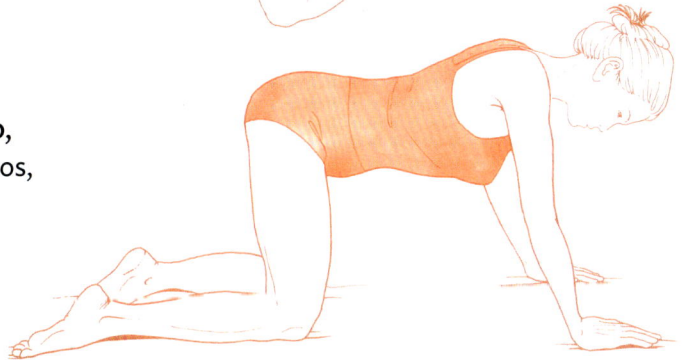

### Flexionada mucho más que en ángulo recto (130° aproximadamente)
o en una flexión extrema (180° o incluso más).

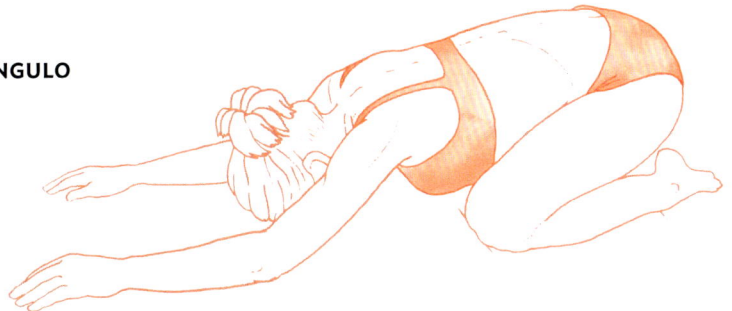

¡Atención! Hablamos del «ángulo complementario».

No se trata del ángulo que se forma en el pliegue de la rodilla.

A veces hay que acostumbrarse a verlo.

Para ello debemos imaginar una barra como prolongación del fémur más allá de la rodilla. El ángulo sería el formado entre esta barra y la pierna que se desplaza.

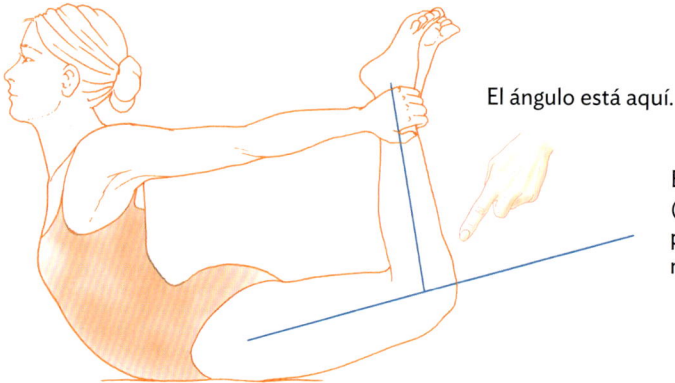

El ángulo está aquí.

Es un ángulo de unos 89° (en una lectura «a primera vista», también podemos decir que la rodilla esta flexionada más o menos en ángulo recto).

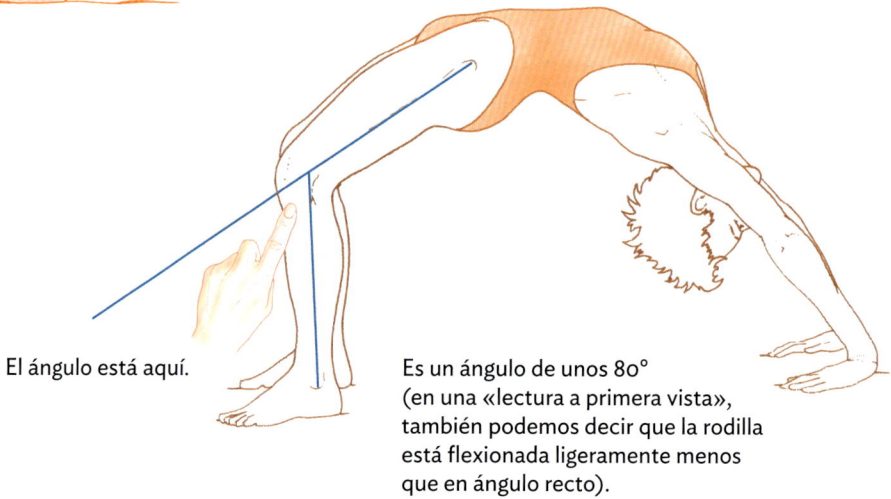

El ángulo está aquí.

Es un ángulo de unos 80° (en una «lectura a primera vista», también podemos decir que la rodilla está flexionada ligeramente menos que en ángulo recto).

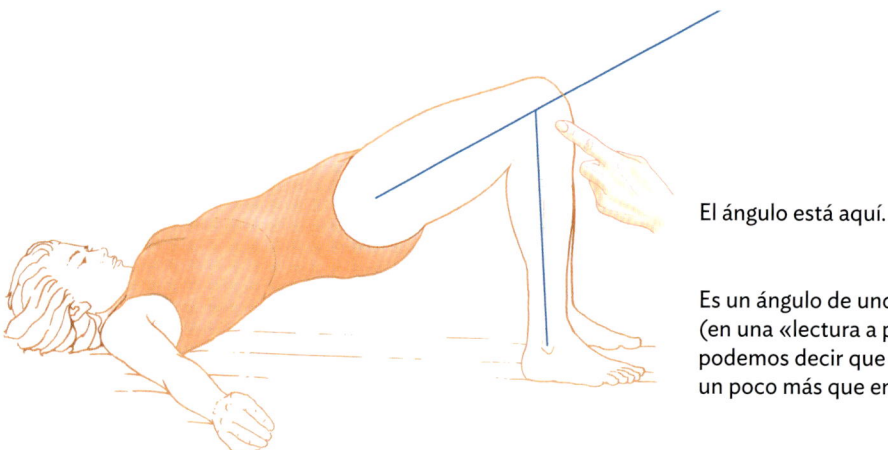

El ángulo está aquí.

Es un ángulo de unos 100° (en una «lectura a primera vista», también podemos decir que la rodilla está flexionada un poco más que en ángulo recto).

# En determinadas posturas, es útil saber evaluar rápidamente la amplitud de la flexión...

Por ejemplo, en la postura del Guerrero I/Virabhadrasana I, la flexión no debe superar los 100° (véase el porqué y el comentario en la pág. 200).

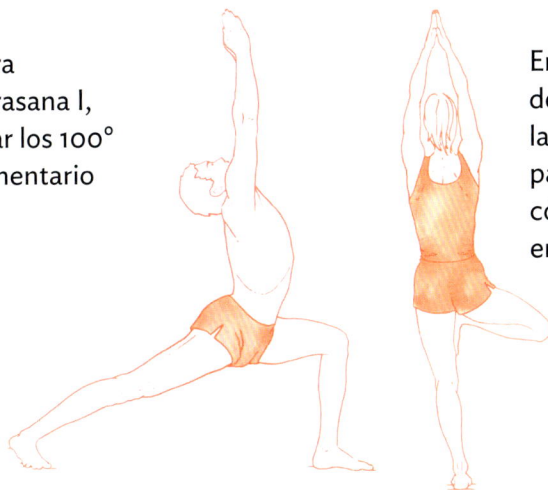

En la postura del Árbol/Vrikshasana, la flexión debe ser máxima para que la postura sea cómoda (véase el análisis en la pág. 210).

## ... o aprender a distinguir la distinta amplitud de la flexión en ambas rodillas

La posición de la rodilla, muy a menudo, no es la misma en la rodilla derecha que en la izquierda. Es importante saber ver rápidamente el ángulo de la flexión en cada una de las dos rodillas. No es imprescindible cuantificarlo, sino evaluarlo en relación con el ángulo recto.

Aquí, en la postura de la Media luna/Anjaneyasana, la rodilla derecha está un poco flexionada (45°) y la rodilla izquierda está flexionada más que en ángulo recto.

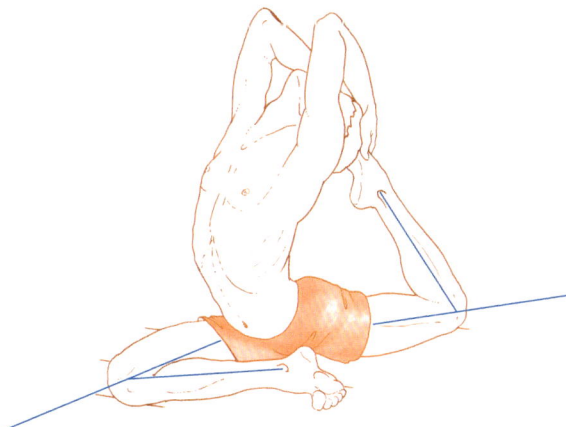

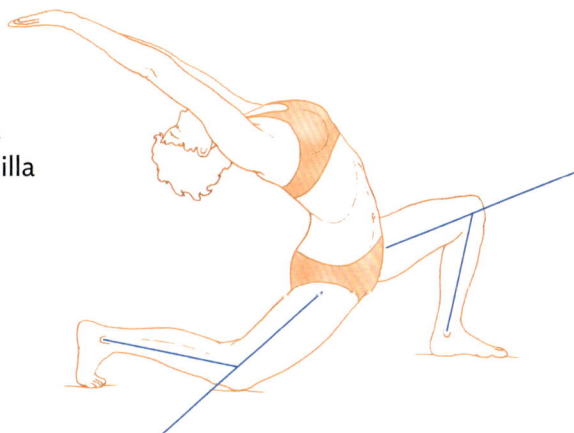

Aquí, en la postura de la Paloma/Kapotasana, la rodilla derecha está muy flexionada y la rodilla izquierda está flexionada un poco más que en ángulo recto.

# En yoga, a veces la flexión de la rodilla es máxima...

Es el caso de posturas
como las del Diamante/Vajrasana,
el Niño/Balasana, o, sobre todo,
el Héroe/Virasana y la Rana/Bhekasana.

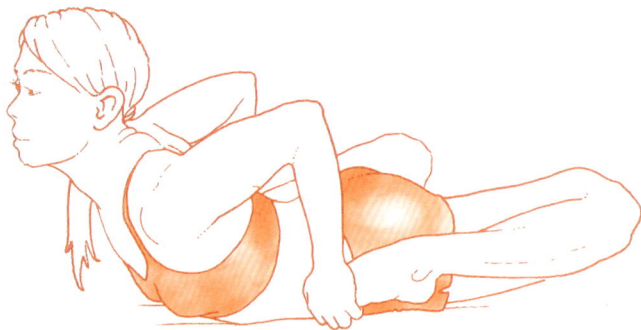

Es una particularidad del yoga en comparación con muchas otras técnicas corporales.
En estos casos, el muslo y la rodilla están en *máximo contacto*. Las masas musculares blandas
se aplastan entre sí.

# ... y la flexión máxima de la rodilla a veces es necesaria

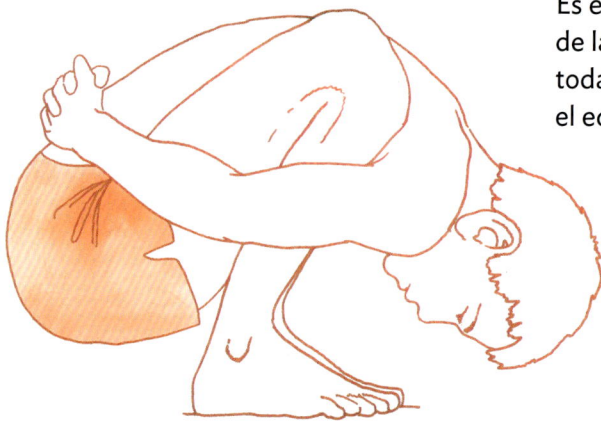

Es el caso en la postura
de la Guirnalda/Malasana, que requiere
toda la amplitud de la flexión para lograr
el equilibrio cómodo de la postura.

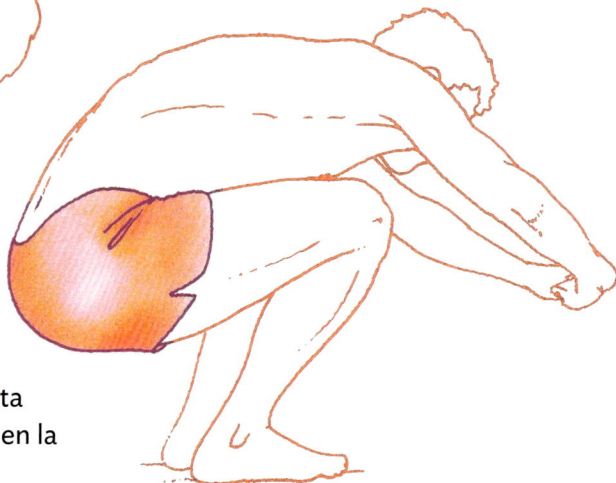

Si la flexión no es lo bastante amplia, harán falta
estrategias para reequilibrar la postura, como, en la
figura, extender los brazos hacia delante.

# En yoga, a veces, la flexión soporta una carga

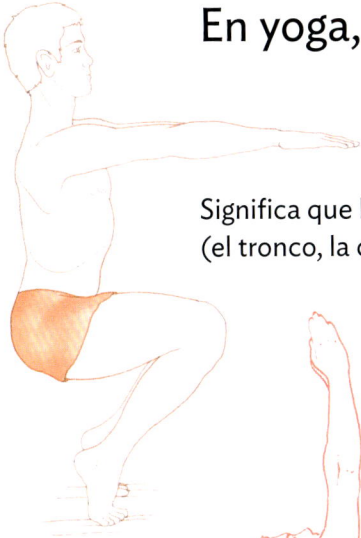

Significa que la flexión se experimenta con *la carga del peso del cuerpo* (el tronco, la cabeza y los brazos, según los casos):

a veces se reparte *entre ambas rodillas*, como en las posturas de la Silla/Utkatasana o de la Tortuga/Kurmasana;

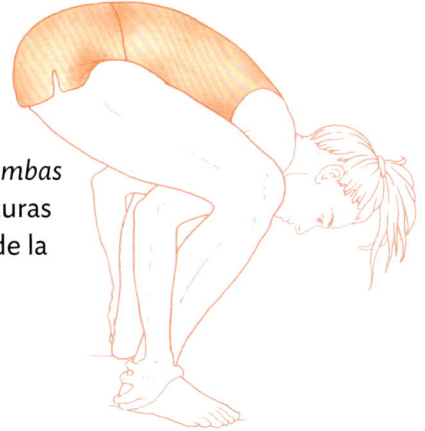

otras veces se desplaza *más a una de las dos rodillas*, como en la postura del Guerrero I/ Virabhadrasana I;

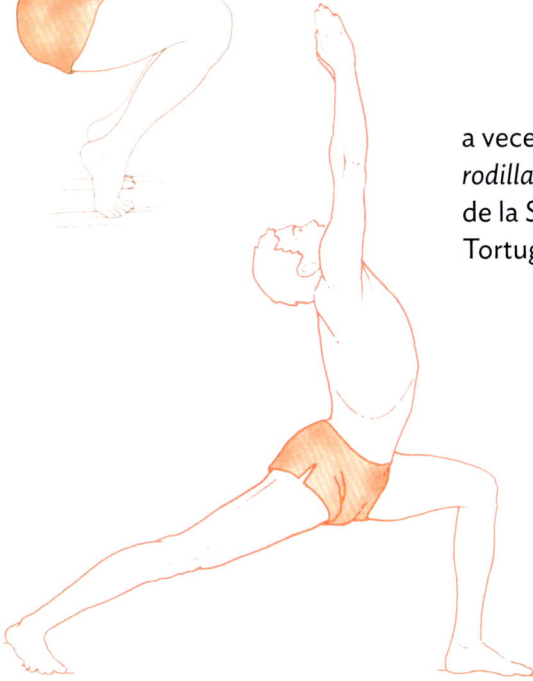

o bien se carga *todo el peso en una sola rodilla*, como en la postura del Guerrero III/ Virabhadrasana III.

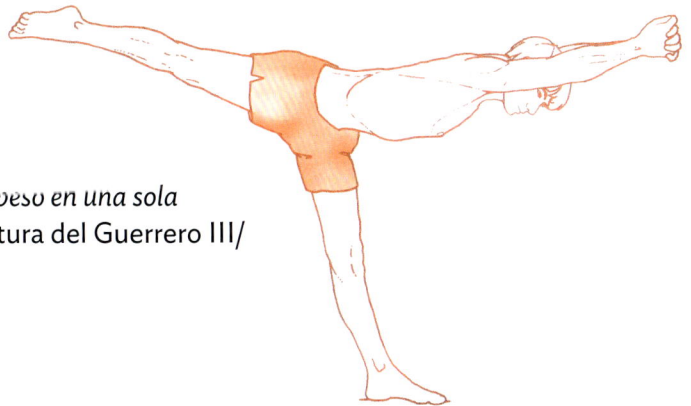

*La carga modificará todas las limitaciones sobre las estructuras anatómicas.*
Véanse en particular las páginas sobre el menisco (pág. 42) y la rótula (pág. 84).
Se hace referencia a ello en muchos de los análisis de posturas al final del libro.

# A veces la flexión es forzada
# porque es una postura enlazada

En ocasiones, las diferentes partes del cuerpo en movimiento están conectadas entre sí, especialmente porque las manos agarran una parte del cuerpo formando un bucle. *Esto hace que las articulaciones del bucle dependan unas de otras para su amplitud de movimiento.*

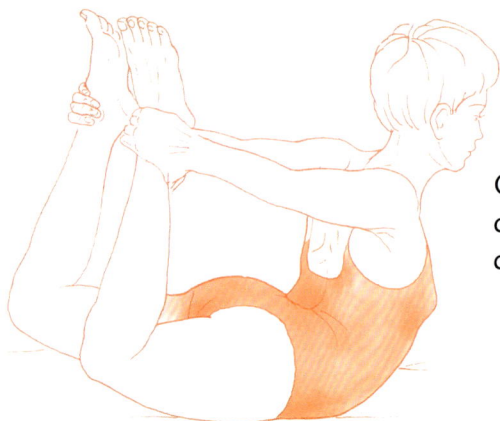

Como en la postura del Arco/Dhanurasana, donde la flexión de la rodilla depende de la posición de los hombros, la cadera o la columna vertebral.

Como en la postura del Camello/Ustrasana, donde la flexión de la rodilla depende de la posición de los hombros, la cadera y la columna vertebral.

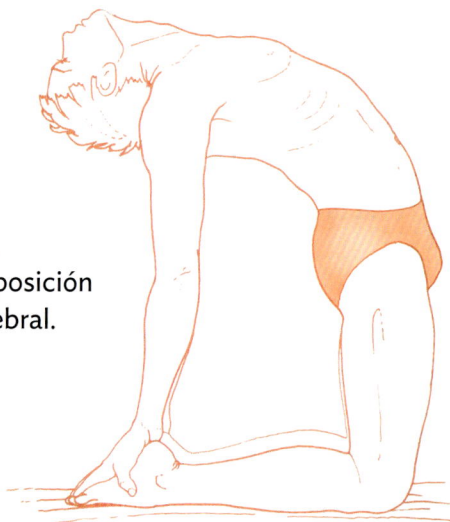

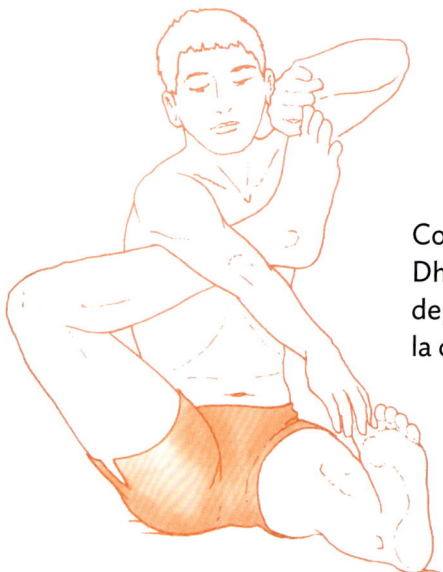

Como en la postura del Arquero/Akarna Dhanura Asana, donde la flexión de la rodilla depende de la posición de los hombros, la cadera y la columna vertebral.

20

# A veces la flexión extrema es forzada porque es una postura con carga

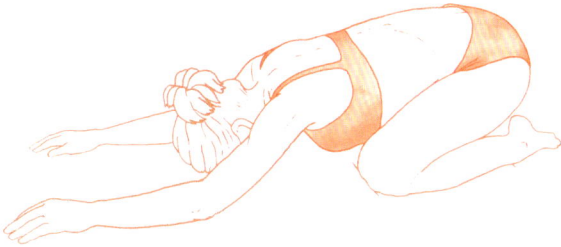

Como en la postura del Niño/Balasana, donde lo que provoca la flexión es el peso del cuerpo.

La postura del Niño se puede practicar sin forzar la flexión, utilizando un cojín donde descargar el cuerpo.

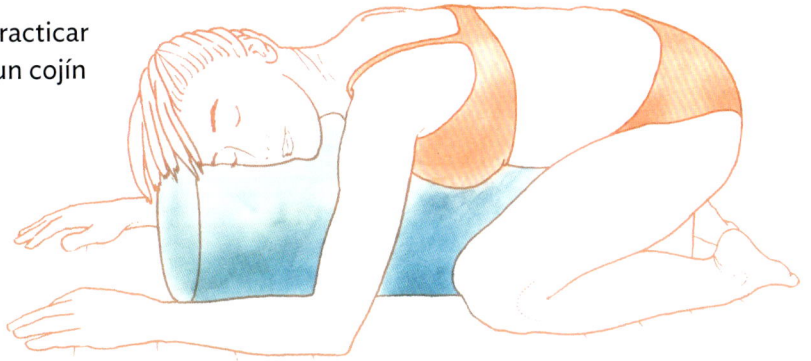

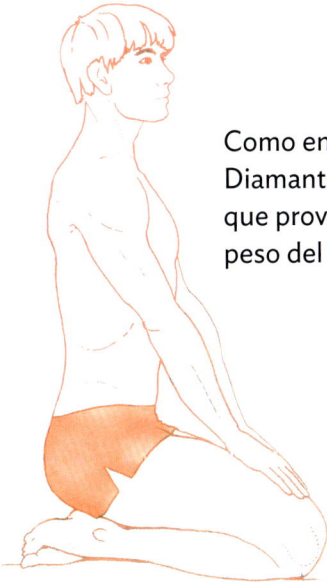

Como en la postura del Diamante/Vajrasana, donde lo que provoca la flexión es el peso del tronco.

La postura del Diamante se puede practicar sin forzar las rodillas si nos sentamos sobre un soporte.

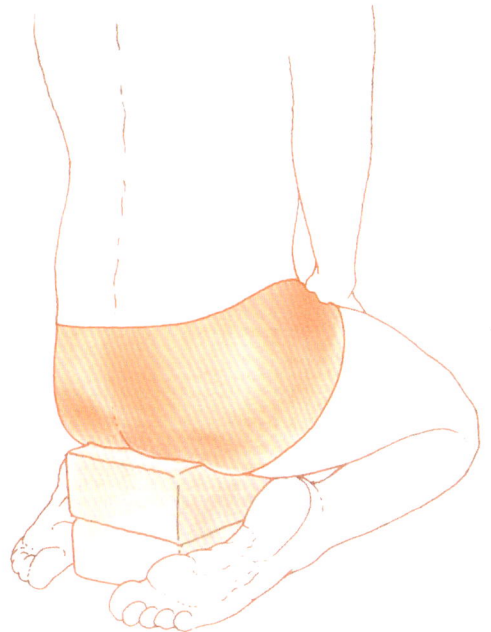

# Deshacer la flexión: la extensión

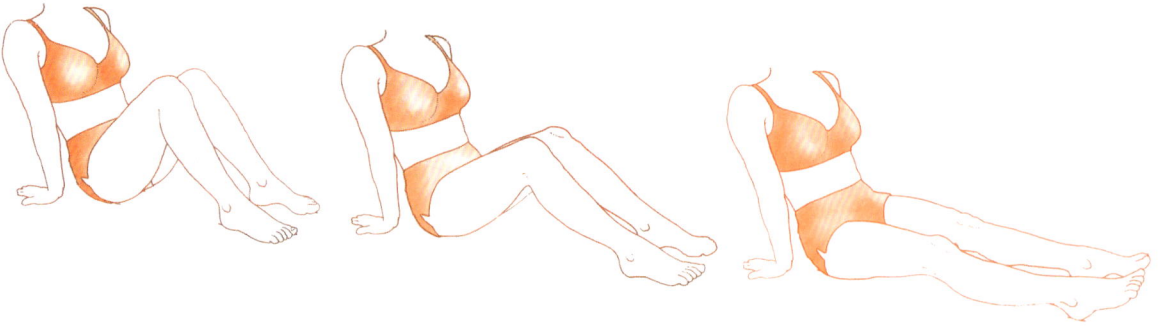

Una rodilla *deshace la flexión* tantas veces como se flexiona.
Este movimiento se llama **extensión**.

Podemos definir la extensión: es el movimiento que *aleja las superficies posteriores del muslo y la pierna*.

No hay movimiento de extensión hacia atrás de la posición anatómica (excepto en caso de *genu recurvatum* o rodilla recurvada, véase la pág. 110). En la extensión completa, el muslo y la pierna se alinean en línea recta.

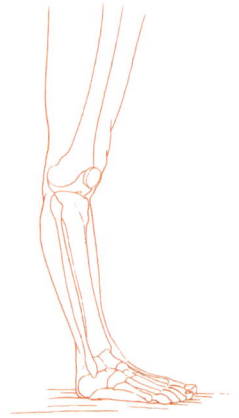

La palabra *extensión* se refiere a dos situaciones diferentes:

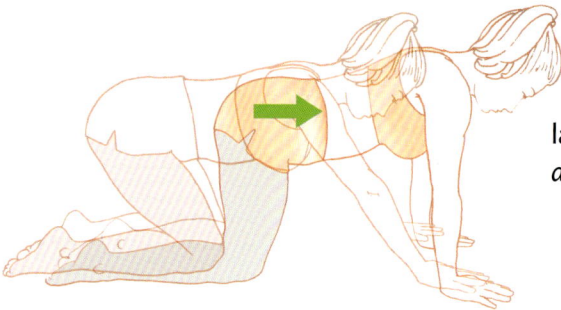

la del *movimiento* que va *de la flexión hacia la posición anatómica* o *de la flexión hacia menos flexión*;

o la de la *posición de llegada* al deshacer la flexión.
Por ejemplo, decimos que en la postura del Guerrero II/ Virabhadrasana II, la rodilla de atrás está en extensión.
En este caso no se describe un movimiento, sino una «posición» de la rodilla, que no está flexionada.

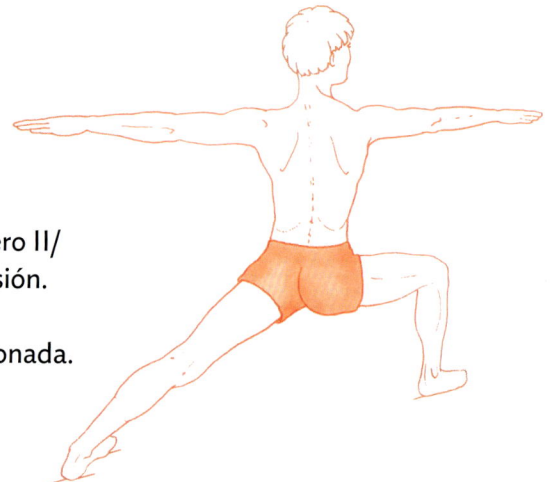

# Ver la extensión bajo todas sus formas

Es importante aprender a ver el movimiento de extensión en diferentes circunstancias:

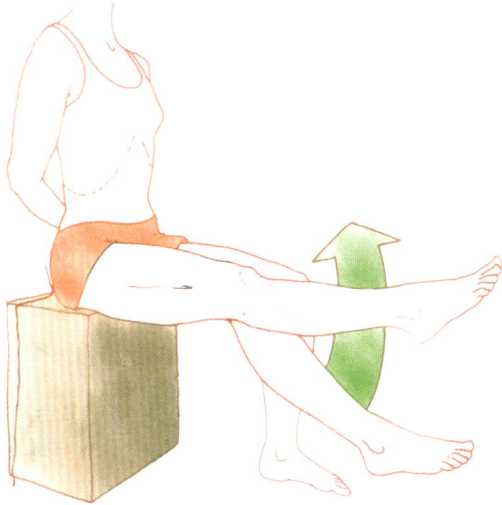

### PIERNA/PIE MÓVIL

El pie queda libre, lo que se levanta es la pierna, mientras que el muslo permanece quieto.

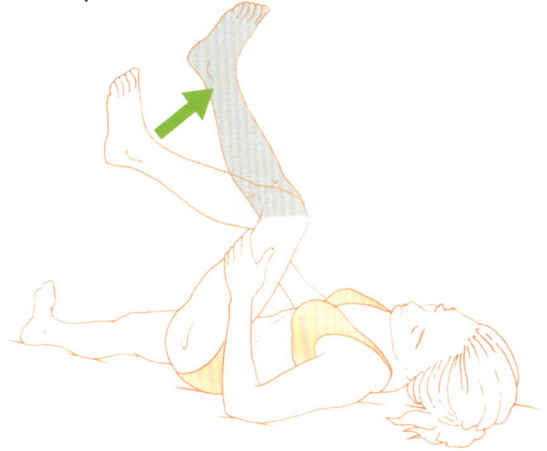

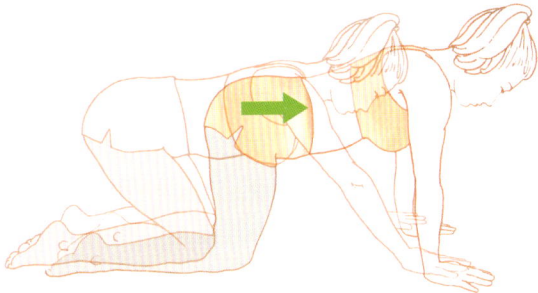

### MUSLO MÓVIL

A gatas, con la tibia pegada al suelo, el muslo se mueve. Lo que se mueve es el muslo, mientras que la pierna permanece quieta.

### PIERNA Y MUSLO MÓVILES

Es el caso más frecuente: las dos partes, muslo y pierna, se mueven a la vez.

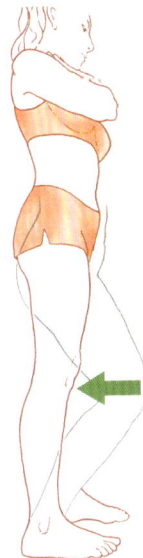

# Evaluar la extensión

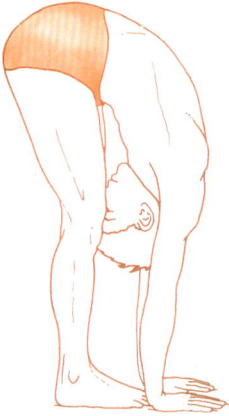

La extensión se mide con mucha menos frecuencia que la flexión. Sin embargo, a veces resulta necesario ver este movimiento en diferentes circunstancias, además de saber evaluar su amplitud. ¿La rodilla está en extensión completa? ¿Incompleta? ¿Ha superado el alineamiento rectilíneo?

A veces, cuando la extensión es incompleta, se trata de una rodilla flexa o *genu flexum* (veáse la pág. 112).

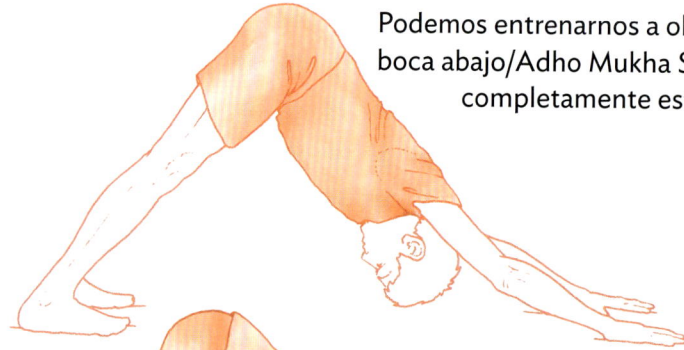

Podemos entrenarnos a observar como aquí, en la postura del Perro boca abajo/Adho Mukha Svanasana, la rodilla está completamente estirada,

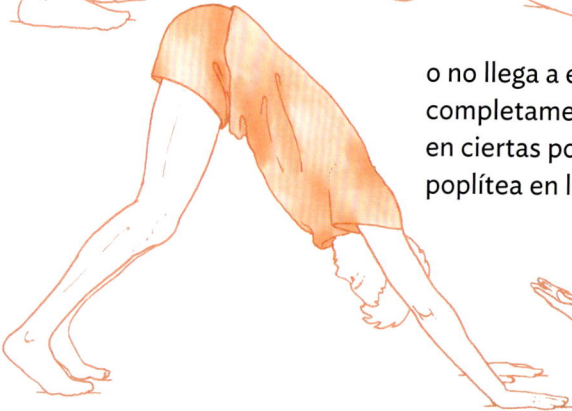

o no llega a estirarse completamente (ocurre a menudo en ciertas posturas). Véase la fosa poplítea en la pág. 106.

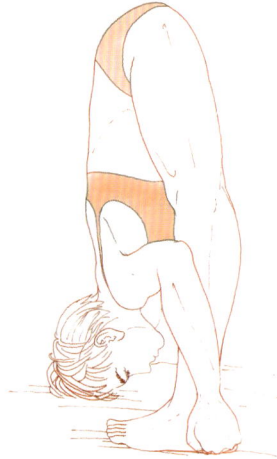

También a veces está «más que estirada» (véase rodilla recurvada, pág. 110).

# En yoga, a veces la extensión es con carga

Esto significa que en ciertas ocasiones el peso del cuerpo se carga sobre una rodilla o sobre ambas.
Por ejemplo, al principio del saludo al sol.

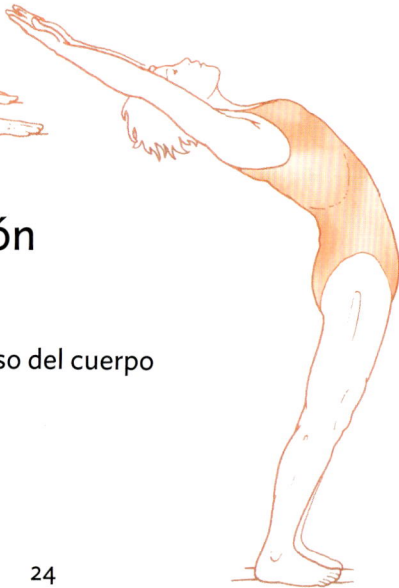

# En yoga a veces la extensión es forzada

Es decir, que la organización de la postura tiende
a acentuar su amplitud. Esta puede ser la causa de
una rodilla recurvada.

Por ejemplo, en la postura del Ángulo inclinado/Parivrrta Trikonasana,
sobre todo si nos apoyamos sobre la pierna (véase la pág. 192).

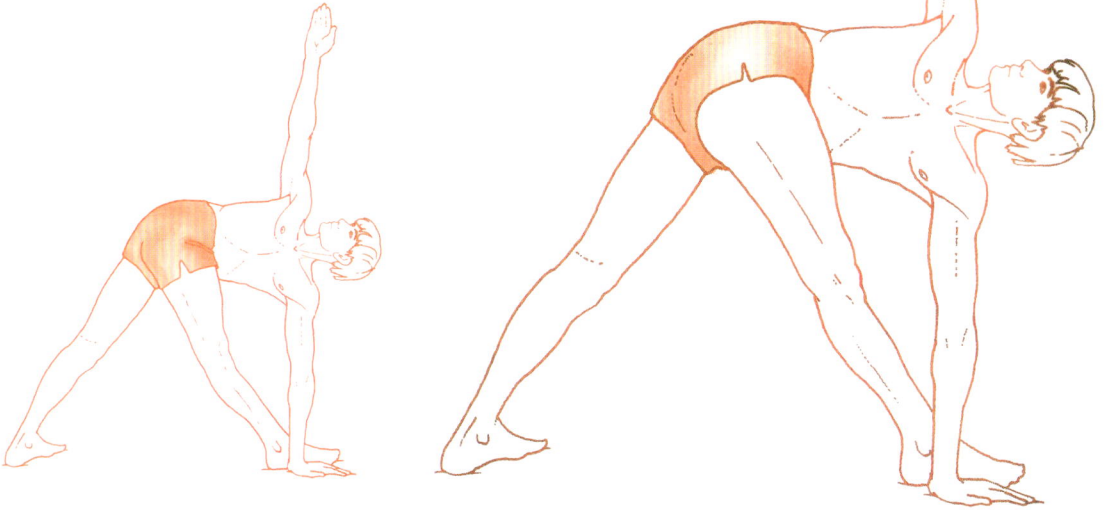

Por ejemplo, en la postura del Guerrero III/Virabadrasana III,
en la que el miembro inferior de apoyo está oblicuo (véase la pág. 190)
y el peso del tronco está más delante que la rodilla.

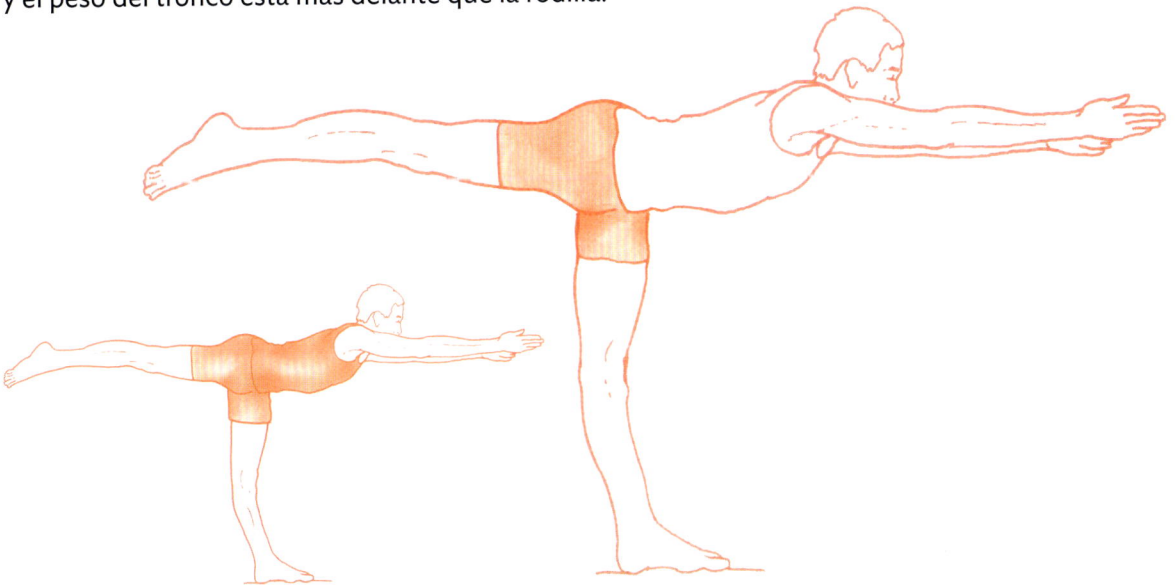

# Las rotaciones de la rodilla

La rodilla también puede hacer rotaciones. Se trata de movimientos *mucho menos amplios*. Observemos las rotaciones de la pierna bajo el muslo, que obligan a girar el pie:

hacia adentro es
la **rotación interna**
o **medial**,

hacia afuera
es la **rotación externa**
o **lateral**.

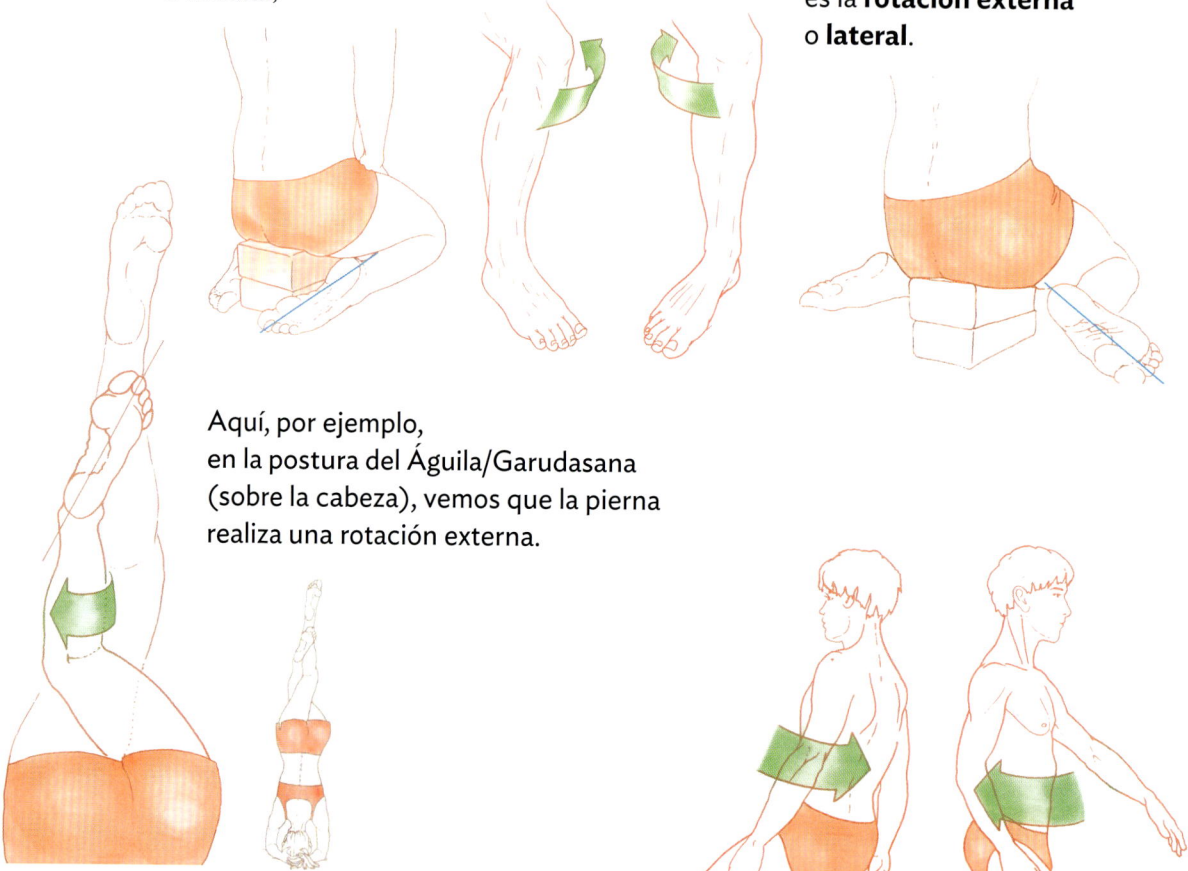

Aquí, por ejemplo,
en la postura del Águila/Garudasana
(sobre la cabeza), vemos que la pierna
realiza una rotación externa.

Pero las rotaciones también pueden hacer
que el muslo rote sobre la pierna, como en este
caso: la pierna se mantiene fija debido a que
el pie está apoyado en el suelo, y el muslo rota
(aquí, a la vez que el tronco).

En ambos casos (rotación realizada por la pierna o por
el muslo), el eje de la rotación sigue siendo la pierna.

Importante: aunque sea el muslo el que rota, siempre *nos referimos a las rotaciones de rodilla respecto a la pierna*. A continuación, un ejemplo de miembro inferior derecho, visto desde arriba, con la rodilla flexionada en ángulo recto:

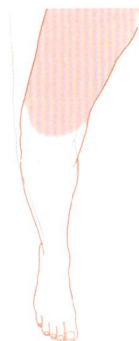

CUANDO EL MUSLO GIRA HACIA DENTRO (rotación originada en la cadera), la pierna se encuentra en rotación externa en relación con el muslo. Entonces hablamos de rotación externa de la rodilla (o de la pierna o de la tibia).

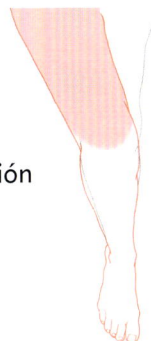

CUANDO EL MUSLO GIRA HACIA FUERA (rotación originada también desde la cadera), la pierna se encuentra en rotación interna en relación con el muslo. Entonces hablamos de rotación interna de la rodilla (o de la pierna o de la tibia).

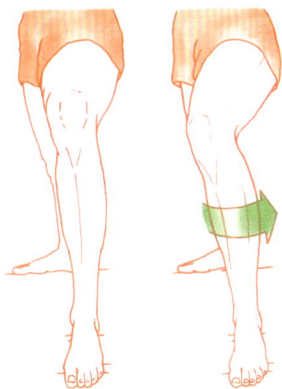

A VECES, LAS DOS ROTACIONES (LA DEL MUSLO Y LA DE LA PIERNA) SE PRODUCEN AL MISMO TIEMPO, como aquí, donde vemos una rodilla que no está alineada verticalmente con el pie. Siempre hablamos de rotación externa de la rodilla.

Todas estas rotaciones solo son posibles si la rodilla está flexionada (porque entonces los ligamentos están relajados, véanse las págs. 58 y 60).

Si la rodilla está estirada y vemos girar el pie, el movimiento en realidad viene de la cadera.

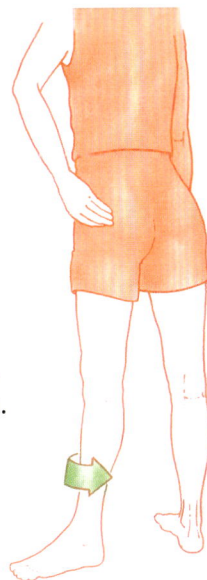

# Los movimientos excepcionales: la abducción y la aducción

Se trata de movimientos laterales, generalmente del hueso de la pierna (la tibia) en relación con el hueso del muslo (el fémur). *Estos movimientos no existen en la vida cotidiana* y, fundamentalmente, cuando vemos la forma de la rodilla que une dos plataformas, entendemos que funcionalmente no está hecha para este tipo de movimientos.
Pero veremos que sí los hacemos en las posturas de yoga.

> ¡Atención! En extensión, estos movimientos son imposibles. Pero cuando la flexión de la rodilla es muy acentuada, resultan posibles (aunque son de baja amplitud). Así es como los encontramos en yoga.

**LA PIERNA SE PUEDE MOVILIZAR HACIA FUERA,**
es la **abducción tibial**.

Si la abducción se produce en una rodilla en extensión, indica una lesión del ligamento lateral interno. Pero en una gran flexión, la abducción permite colocar la pierna en la parte exterior del muslo (lo vemos en la postura del Héroe/Virasana, véase la pág. 160).

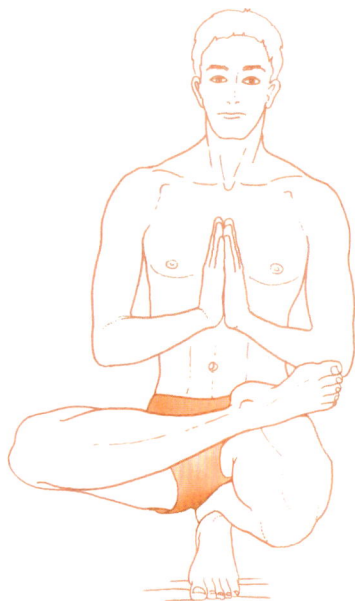

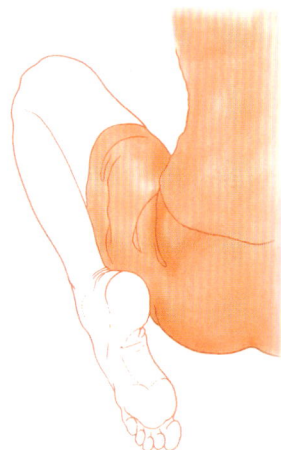

**LA PIERNA SE PUEDE MOVILIZAR HACIA DENTRO,**
es la **aducción tibial**.

Si la aducción se produce en una rodilla en extensión, indica una lesión en el ligamento lateral externo.

Pero en una gran flexión, permite colocar la pierna en la parte interior del muslo (lo vemos en la postura del Loto/Padmasana, véase la pág. 168, o en posturas del mismo tipo).

Con la rodilla estirada, estos movimientos son imposibles o patológicos (indican una lesión de los ligamentos laterales). Así que no hay que hacerlos.

# Los movimientos laterales pueden combinarse con las rotaciones

Esta combinación *es la que se da más a menudo*, especialmente en yoga.

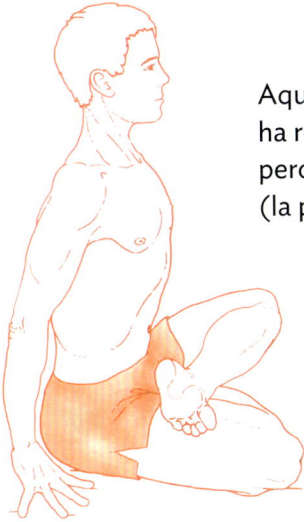

Aquí vemos que la pierna, muy flexionada,
ha rotado respecto al muslo,
pero que además se ha movido lateralmente
(la pierna y el muslo ya no están uno contra el otro).

Estos movimientos combinados no siempre son fáciles de entender.
*Hay que partir de la posición anatómica para ver lo que ocurre, localmente, en la rodilla.*

Es mejor empezar a interpretarlos no en una situación viva, en personas,
sino en imágenes. La imagen se puede rotar para colocar el muslo en posición
anatómica (por ejemplo, orientar el muslo derecho verticalmente,
con la rodilla hacia abajo) y desde ahí vemos que la rodilla está
extremadamente flexionada:

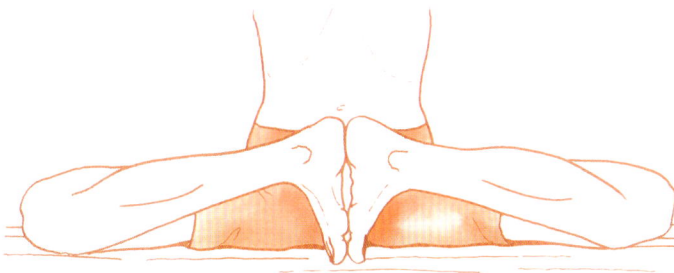

con la pierna rotada hacia el exterior (vemos que el
pie está girado hacia fuera).

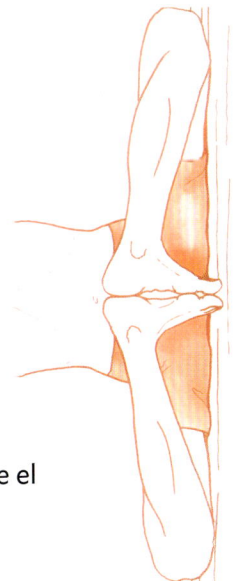

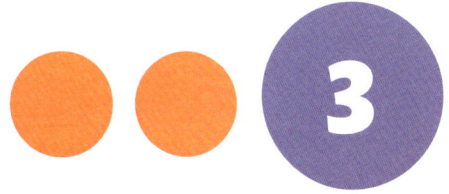

# 3

# Cómo está hecha la rodilla

*Partimos de la anatomía,
recordamos las posturas,
remitimos a las páginas de análisis.*

# Una articulación gigante
# entre dos huesos gigantes

La rodilla está situada entre los dos huesos más grandes del cuerpo: la **tibia**, el que está más abajo, y el **fémur**, el que está más arriba.

Son dos huesos largos, comparables a zancos.
También son dos **huesos de carga**, que muchas veces soportan el peso del tronco (siempre que estamos de pie).

Al caminar, estos dos huesos cargan —alternativamente— con el peso del cuerpo añadido al peso del otro miembro inferior. Llevan todo este peso cada vez que, al caminar, nos apoyamos en un pie y en el otro.

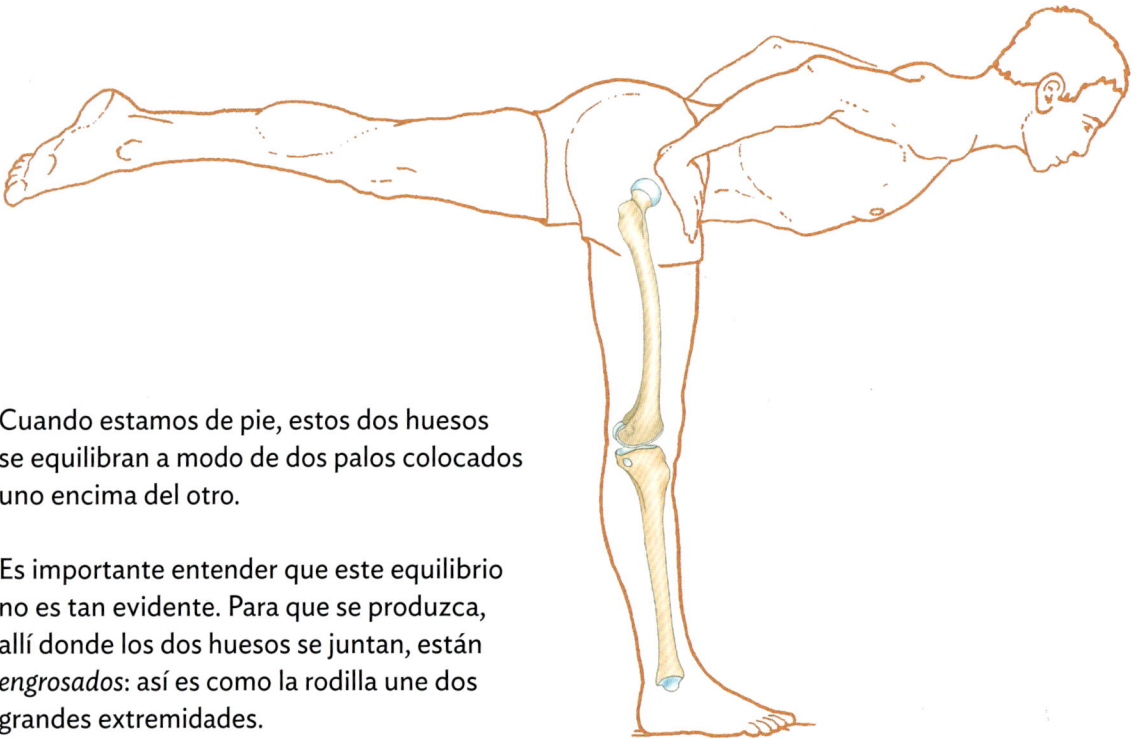

Cuando estamos de pie, estos dos huesos se equilibran a modo de dos palos colocados uno encima del otro.

Es importante entender que este equilibrio no es tan evidente. Para que se produzca, allí donde los dos huesos se juntan, están *engrosados*: así es como la rodilla une dos grandes extremidades.

Pero eso no es todo:
sus extremos tienen una forma
que les permite apilarse de la
manera más estable.

Es la forma de una *pirámide
de cinco caras* (lo que se llama
*pentaedro*).

Las dos pirámides están
truncadas (carecen de punta).

Así pues, las dos pirámides
de las rodillas son dos troncos
piramidales ensamblados
al revés (la pirámide femoral
«apunta hacia arriba» y
la pirámide tibial «apunta
hacia abajo»).

Están articuladas por sus bases.

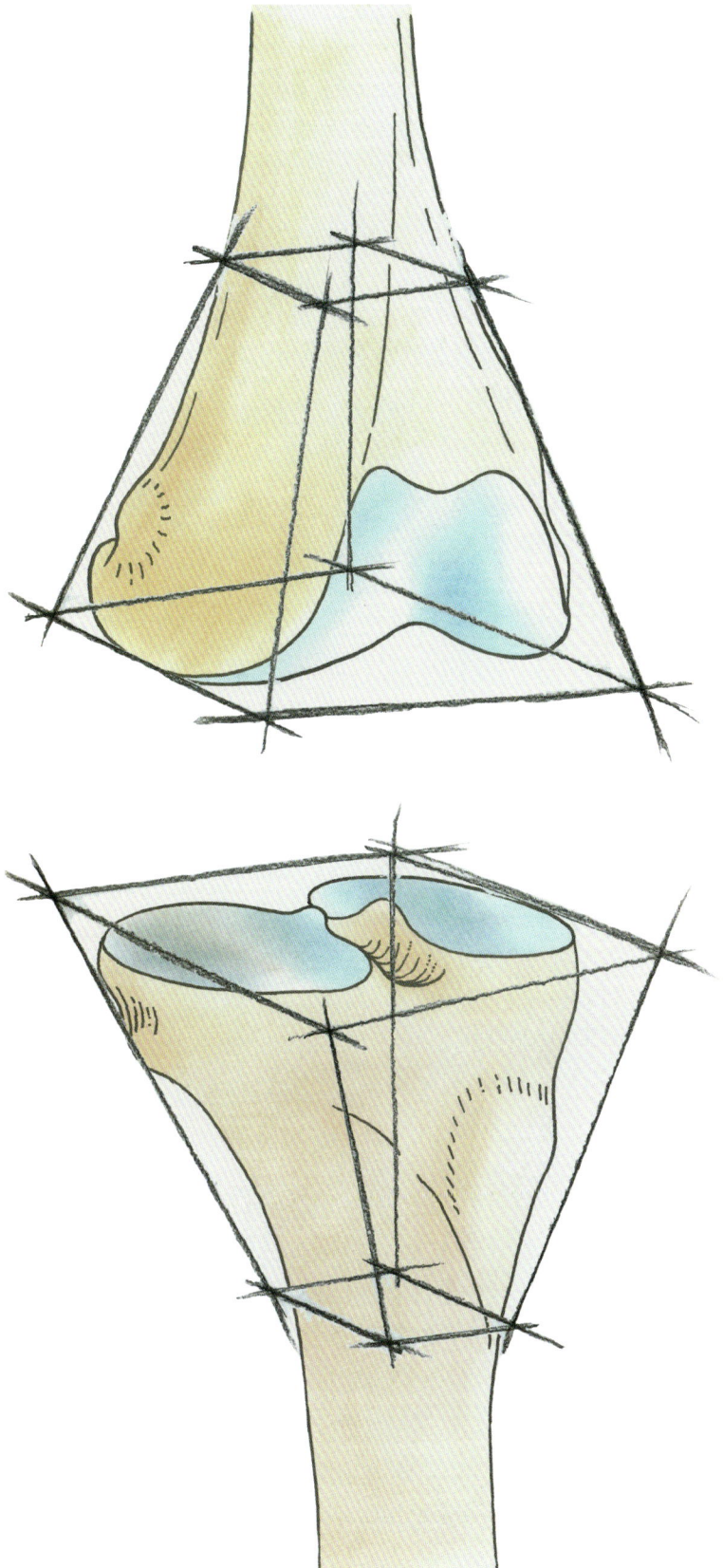

Esta imagen de una pirámide será útil como guía en toda la explicación de la rodilla, que se describirá con cinco caras en cada extremo:

# En el fémur

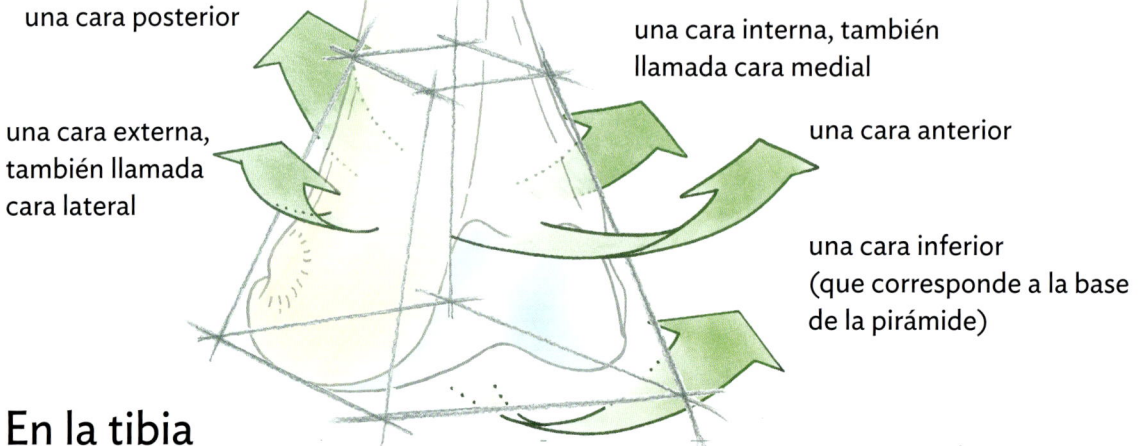

una cara posterior

una cara interna, también llamada cara medial

una cara externa, también llamada cara lateral

una cara anterior

una cara inferior (que corresponde a la base de la pirámide)

# En la tibia

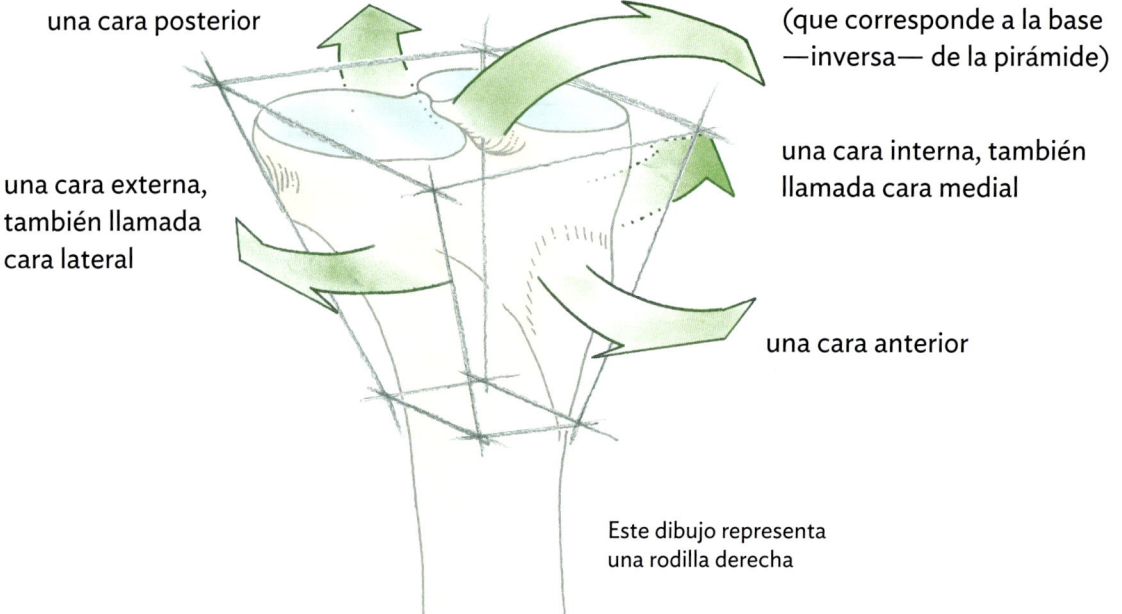

una cara posterior

una cara superior (que corresponde a la base —inversa— de la pirámide)

una cara externa, también llamada cara lateral

una cara interna, también llamada cara medial

una cara anterior

Este dibujo representa una rodilla derecha

Esta nomenclatura denomina no solo las caras óseas, sino también las disposiciones de ligamentos, músculos, venas y nervios.

# Tres huesos
# y dos articulaciones dentro
# de una misma cápsula

LA RODILLA ESTÁ FORMADA POR TRES HUESOS:

el **fémur**
la **tibia**
y también un hueso más pequeño,
la **rótula**
(véanse la págs. 76-77).

fémur

rótula

Estos tres huesos están contenidos
en *una misma cápsula articular*,
que también contiene la sinovia.

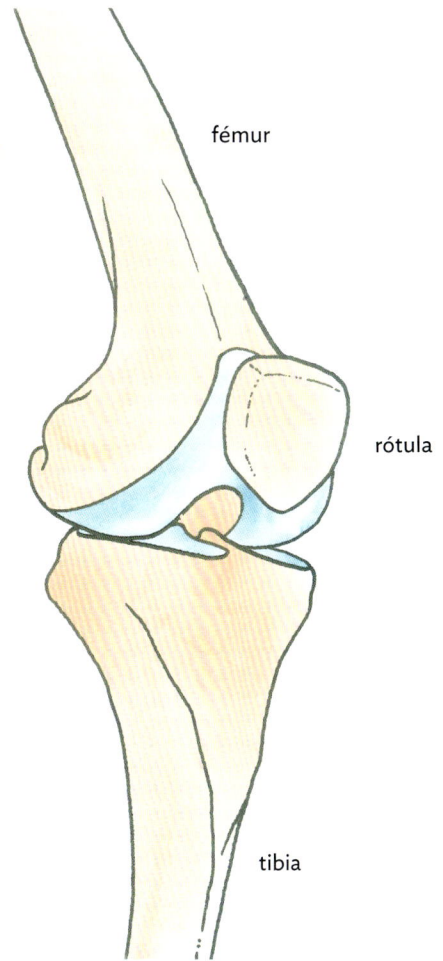

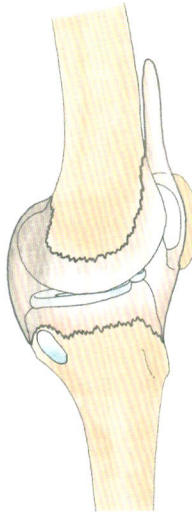

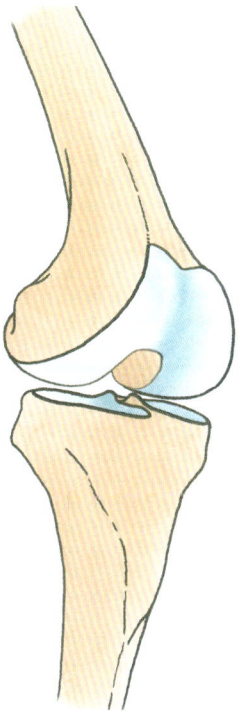

tibia

SIN EMBARGO, LAS FUNCIONES DE LOS TRES HUESOS
DETERMINAN DOS ARTICULACIONES DIFERENTES:

el fémur y la tibia se unen para formar la **articulación tibiofemoral**.
Se trata de la rodilla de la *flexión/extensión,* de la *posición de pie.*
Se estudia en las páginas 32 a 68;

la rótula y el fémur se unen para formar
la **articulación femororrotuliana**.
Se trata de la rodilla cuya función está *vinculada*
*al músculo cuádriceps.*
Se estudia en las páginas 70 a 88.

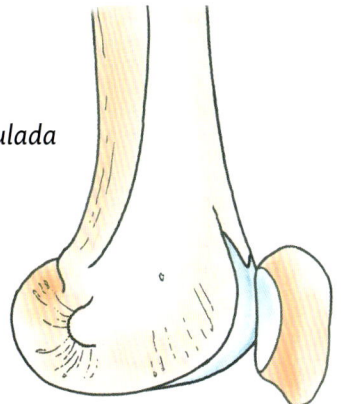

La rótula y la tibia nunca entran en contacto.
Por lo tanto, la rótula solo se articula con el fémur.

# Dos grandes huesos: el fémur

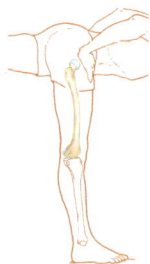

Es el hueso del *muslo*,
el hueso más largo del cuerpo.

**TIENE TRES PARTES:**

la parte de arriba,
**el extremo superior**, que corresponde a la cadera;

el **cuerpo,**
también llamado **eje** o **diáfisis del fémur**;

la parte de abajo,
**el extremo inferior**, que corresponde a la rodilla.

**ALGUNAS REFERENCIAS ÚTILES PARA EL PROPÓSITO DE ESTE LIBRO**

La **cara anterior**, donde se encuentra la inserción del músculo crural (véase cuádriceps en la pág. 71).

Las **tuberosidades supracondíleas**, también llamadas **epicóndilos**: son unas protuberancias situadas en las caras laterales del extremo inferior.
Hay una tuberosidad en la cara interna (epicóndilo interno) y otra en la cara lateral (epicóndilo lateral).

La **línea áspera**, en la parte de atrás, donde se insertan los músculos vasto medial y vasto lateral (véase cuádriceps en la pág. 71), y, más abajo, la inserción del músculo bíceps corto.

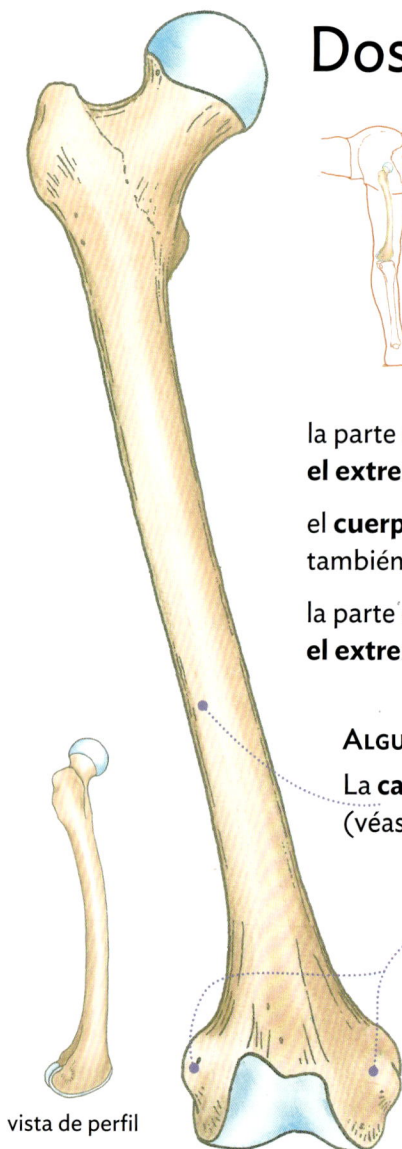

vista de perfil

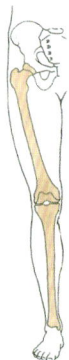

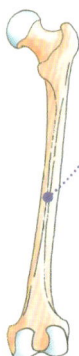

Dentro del muslo, el fémur no está en medio de masas musculares.
Es *oblicuo*. Este es el origen del valgo fisiológico de la rodilla (véase la pág. 114).

# Dos grandes huesos: la tibia

Es el hueso de la *pierna*. Después del fémur, es el segundo hueso más grande del cuerpo.

**TIENE TRES PARTES:**

la parte de arriba,
el extremo superior, que corresponde a la rodilla;

el **cuerpo**,
también llamado eje o diáfisis de la tibia;

la parte de abajo,
el extremo inferior, que corresponde al tobillo.

**ALGUNAS REFERENCIAS ÚTILES PARA EL OBJETO DE ESTE LIBRO**

La **cresta tibial** delante, fácilmente palpable,
que se divide en la parte de arriba
para formar una zona triangular donde hay un saliente:
la **tuberosidad anterior de la tibia** o **TAT** (véase la pág. 104).

vista de perfil

Arriba, en la cara interna,
hay una zona llamada **pata de ganso**
(véase la pág. 102).

Arriba, en la cara externa, hay una superficie articular
destinada al peroné (también llamado fíbula)
(véase la pág. 105).

Un poco más delante, un saliente:
la **tuberosidad de Gerdy**.

Dentro de la pierna, la tibia es *vertical*. Esto, combinado con la oblicuidad del fémur, contribuye al valgo fisiológico de la rodilla (véase la pág. 114).

# Dos superficies para apoyarse: los cóndilos del fémur

El extremo inferior del fémur tiene dos superficies articulares redondas: los **cóndilos femorales**. Los cóndilos se extienden sobre la cara inferior y la cara posterior, en forma de *curva en espiral*.

Se parece a una rueda doble de camión, lo cual permitirá que los cóndilos rueden o se deslicen sobre la parte de arriba de la tibia.

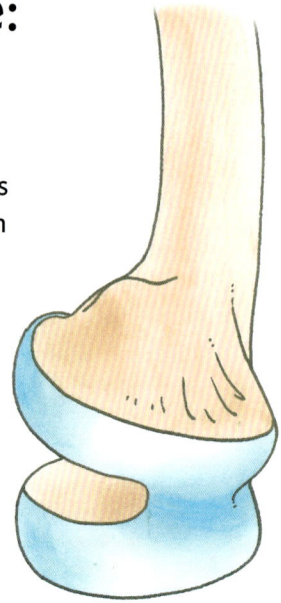

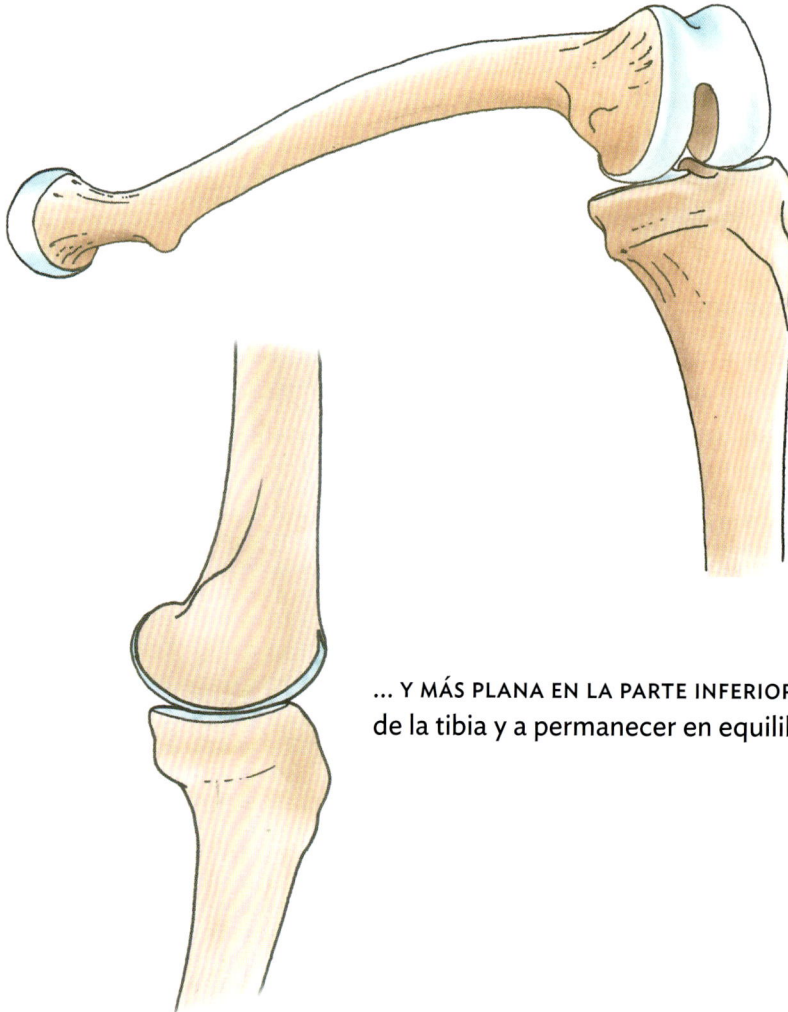

La curva de los cóndilos es más pronunciada en su parte posterior...

(zona destinada a rodar sobre la tibia en flexiones y extensiones),

... y más plana en la parte inferior (zona destinada al apoyo de la tibia y a permanecer en equilibrio prolongadamente).

POR DELANTE, los cóndilos están unidos en una sola superficie.

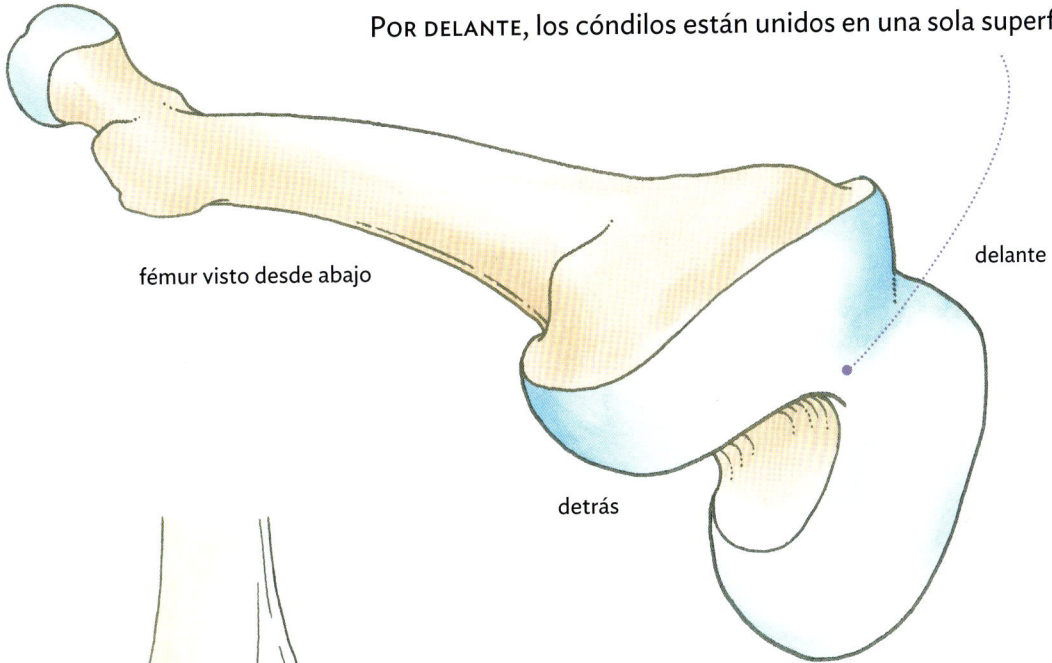

delante

fémur visto desde abajo

detrás

Si avanzamos aún más, hasta la **cara anterior**, los cóndilos se prolongan por una superficie vertical que se articula con la rótula: es la **tróclea femoral** (véase la pág. 79).

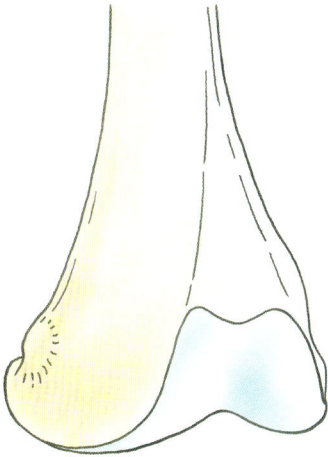

POR DETRÁS,
los cóndilos están separados, dejando al descubierto una *zona hueca*:
la **fosa intercondílea** (aproximadamente del ancho de un dedo).

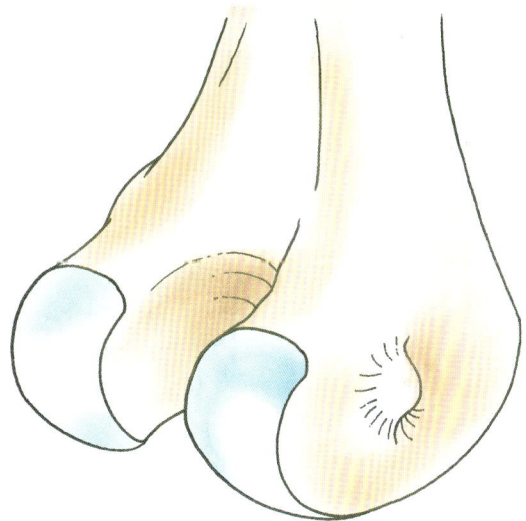

En este hueco es donde se encuentran los ligamentos cruzados (véase la pág. 61) y los elementos de la fosa poplítea (véase la pág. 107).

# Dos superficies portadoras:
# las cavidades glenoides de la tibia

En su cara superior, la tibia tiene la forma de una *superficie ovalada*,
casi horizontal: la meseta tibial.

Es la base (invertida)
de la pirámide tibial
(véase la pág. 34).

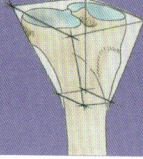

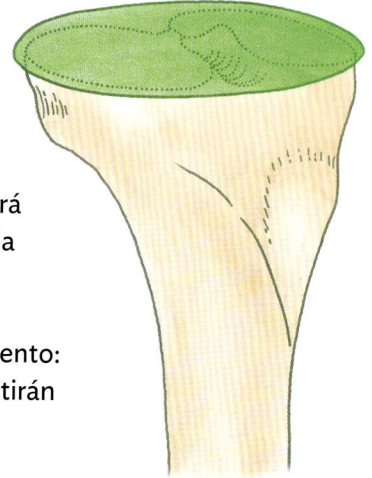

Esta meseta es la que, literalmente, «portará» al fémur y le dará
una gran estabilidad en el equilibrio en bipedestación, que es la
característica de esta articulación.

Pero también es necesario que esta meseta permita el movimiento:
por esto encontramos en ella estructuras concretas que permitirán
al fémur moverse sobre sí mismo.

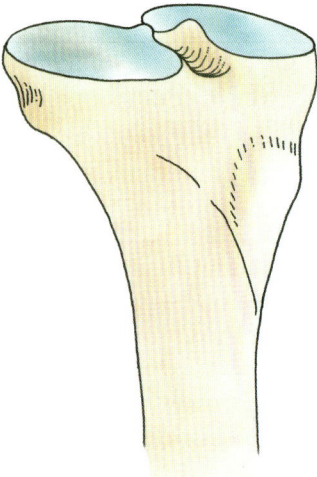

En la parte superior de la meseta, hay dos superficies ovaladas
(cuyo eje longitudinal está orientado de delante hacia atrás).
Se trata de las **cavidades glenoides** de la tibia.

delante

detrás

Aquí vemos una meseta tibial (derecha) desde abajo,
como si viéramos nuestra propia rodilla (la parte
de delante está en la parte superior del dibujo,
la de atrás, en la inferior).

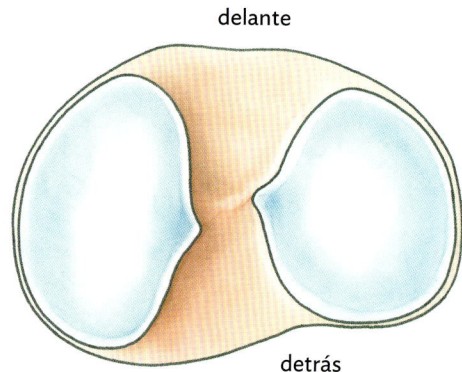

Las cavidades glenoides están recubiertas de un cartílago grueso.
Son ligeramente huecas de derecha a izquierda, como raíles.

En estos raíles se instalan los cóndilos de la tibia, que así
son guiados para deslizarse o rodar hacia delante y hacia
atrás.

En medio de la meseta, cada una de las cavidades está
ligeramente levantada, formando una pequeña punta:
son las **espinas tibiales**.

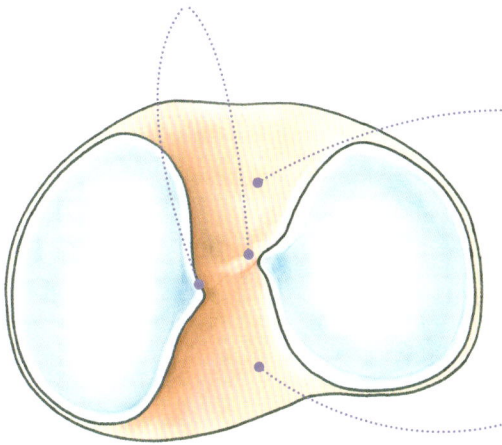

Delante de las espinas:
la **superficie preespinal**.

Entre las dos cavidades hay una superficie
sin cartílago, que divide las dos zonas.

Detrás de las espinas:
la **superficie retroespinal**.

Al nivel de dichas superficies se insertan
los ligamentos cruzados (véanse las págs. 62 y 64).

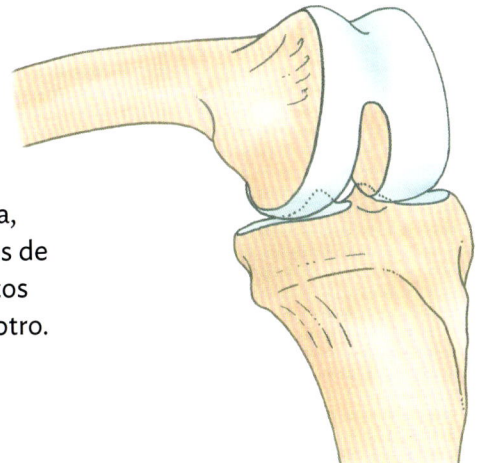

Las espinas, situadas en el centro de la meseta,
guían los movimientos anteriores y posteriores de
los cóndilos, a la vez que permiten movimientos
de rotación de ambos huesos el uno sobre el otro.

# Los meniscos:
# los «primos» fibrosos

Para complementar el grosor del cartílago, la rodilla tiene dos **meniscos**, unas piezas de fibrocartílago situadas entre los cóndilos y las cavidades glenoides.

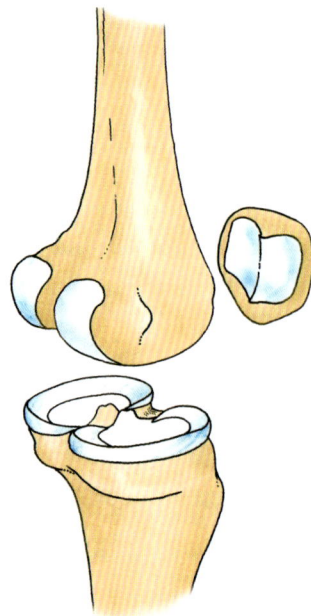

Cada rodilla tiene un par, uno interno y otro externo.

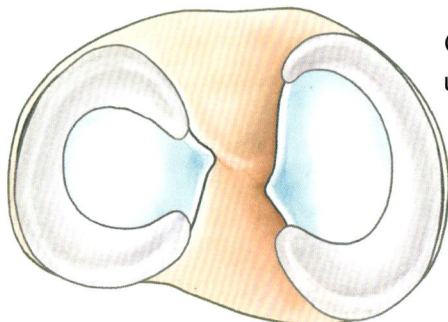

VISTOS DESDE ABAJO, tienen forma de una media luna que cubre el borde externo de la cavidad glenoide.

VISTOS EN CORTE LATERAL, el grosor de menisco presenta tres caras:

una cara inferior, que se apoya en la cavidad glenoide;
una cara superior, en contacto con el cóndilo;
una cara externa, en contacto con la cápsula (adherida a ella en según qué partes).

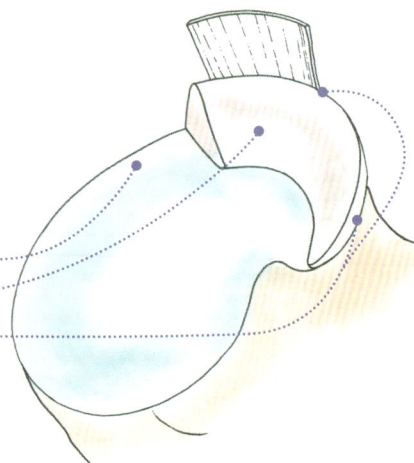

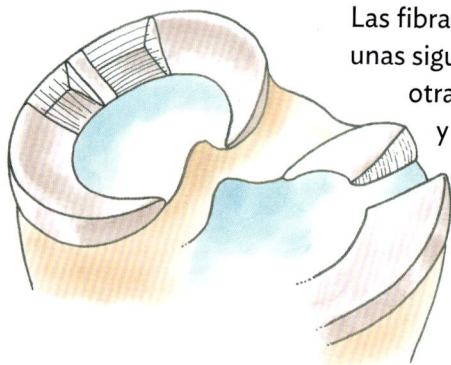

Las fibras están dispuestas en todas direcciones:
unas siguen la curva de la media luna del menisco,
otras son radiales,
y otras, verticales.

**Importante:** los meniscos están lubrificados gracias a la sinovia contenida en la articulación. Véase «Movimiento sinovial para los meniscos», en las págs. 136-137.

# ¿Para qué sirven los meniscos?

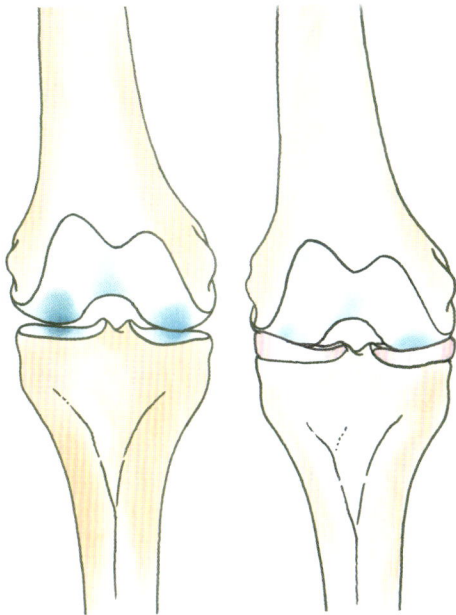

sin meniscos      con meniscos

Cuando se ensamblan las superficies del fémur y la tibia, observamos que no hay un encaje perfecto: queda un pequeño espacio entre los cóndilos y las cavidades glenoides.

*Los meniscos llenan este espacio y mejoran el ensamblaje de la articulación.*

Además, aportan otras ventajas:
- la rodilla es más estable,
- el cóndilo puede apoyarse en una superficie más amplia, por lo que hay menos presión sobre los cartílagos,
- mejora la amortiguación en los impactos.

Por otro lado, *los meniscos son semimóviles* (solo las dos puntas de la media luna de cada menisco están sujetas al borde interno de las glenoides tibiales mediante sujeciones fibrosas).

Sus movimientos (cuando se mueve la rodilla) contribuyen a agitar la sinovia y a fluidificarla.

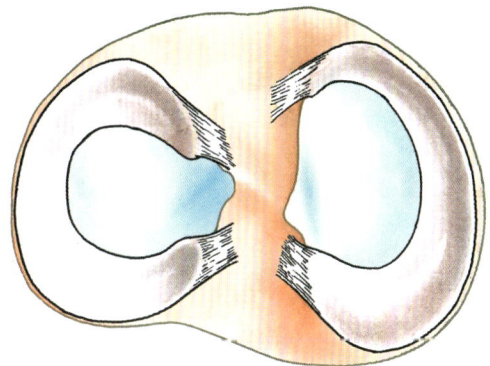

Por lo tanto, los meniscos son muy útiles y deben cuidarse y protegerse en todas las técnicas corporales, y en todas ellas es necesario saber qué riesgos existen para ellos.
En el yoga, no hay problemas relacionados con los movimientos rápidos o los saltos.
Hay riesgos *asociados a las tensiones localizadas*, en determinadas posturas, que comportan una compresión importante ya sea sobre el menisco interno, ya sea sobre el externo.
Se hace referencia a este aspecto en las páginas de análisis postural.

# Los meniscos son ligeramente móviles

Hemos visto que los meniscos solo están sujetos a la tibia por las puntas (mediante pequeños ligamentos). El resto puede deslizarse y desplazarse sobre las cavidades glenoides deformando un poco su curva. Gracias a ello se evita que los cóndilos los aplasten al realizar ciertos movimientos.

### 1) EXPERIMENTAR LA MOVILIDAD DE LOS MENISCOS EN FLEXIÓN Y EN EXTENSIÓN

Nos sentamos en el suelo y estiramos la pierna derecha: en esta posición, las rodillas están en extensión y los meniscos en una posición neutra.

Colocamos las manos por debajo de la parte inferior del muslo y flexionamos los codos para que la rodilla se flexione y el pie vaya resbalando por el suelo hacia atrás: el fémur rueda hacia atrás sobre la tibia, al mismo tiempo que la tibia se desliza debajo del fémur. Aquí, *los meniscos están retrocediendo*. Cuanto más flexionamos, más retroceden los meniscos.

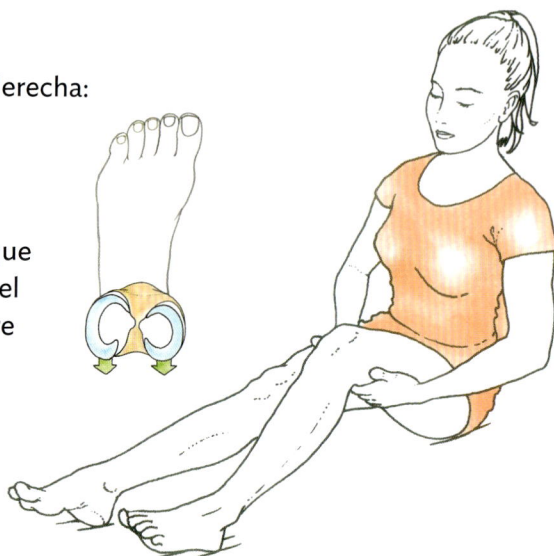

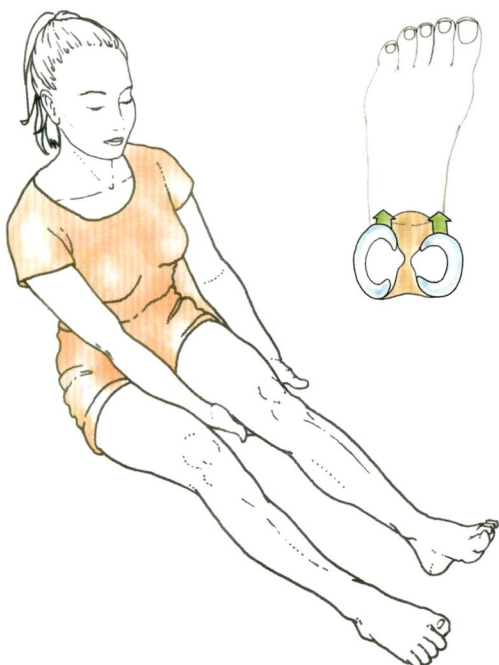

Ahora volvemos a estirar la pierna, sin forzar la extensión: el fémur rueda sobre la tibia hacia delante, al mismo tiempo que la tibia se desliza en sentido inverso bajo el fémur y que *los meniscos avanzan ligeramente para reencontrar su sitio.*

**Atención:** este movimiento de los meniscos es contraintuitivo. A menudo parecerá obvio que cuando flexionamos la rodilla, el menisco es empujado hacia delante. Sin embargo, en realidad, el menisco sigue la rodadura del cóndilo (que lo empuja hacia atrás) y no el deslizamiento del cóndilo (que lo desplazaría hacia delante).

## 2) EXPERIMENTAR LA MOVILIDAD DE LOS MENISCOS CON LAS ROTACIONES DE LA RODILLA

Con las rotaciones, los meniscos también se mueven.
Sin embargo, es un movimiento más combinado.

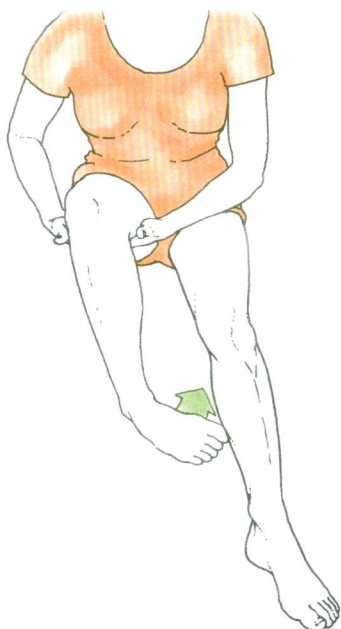

### ROTACIÓN INTERNA
Flexionamos la rodilla, con el pie plano en el suelo,
y hacemos girar la tibia hacia adentro (el pie hacia el interior).

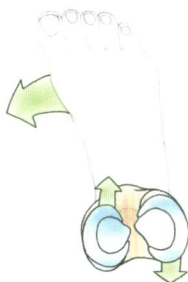

*El menisco interno se adelanta
y el menisco interno retrocede.*

El efecto se puede combinar con la flexión,
y es máximo si los dos movimientos
son amplios.

Es el caso en la postura
del Loto/Padmasana, que
empuja los meniscos hasta lo
máximo de su capacidad de
desplazamiento.

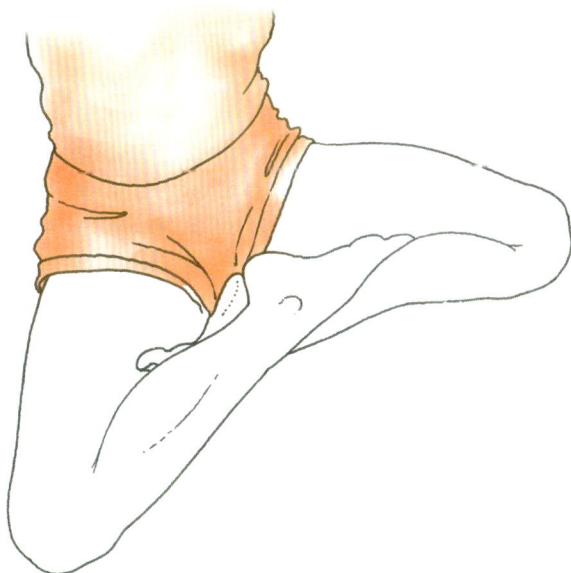

## ROTACIÓN EXTERNA

Hacemos girar la tibia hacia fuera
(el pie se orienta hacia el exterior).

Aquí, el menisco interno retrocede
y el menisco externo avanza.

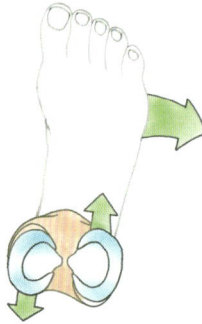

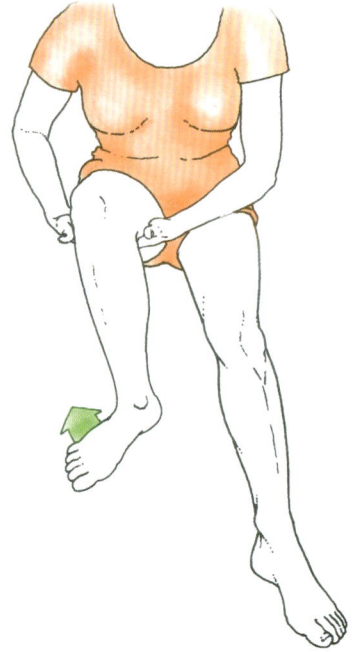

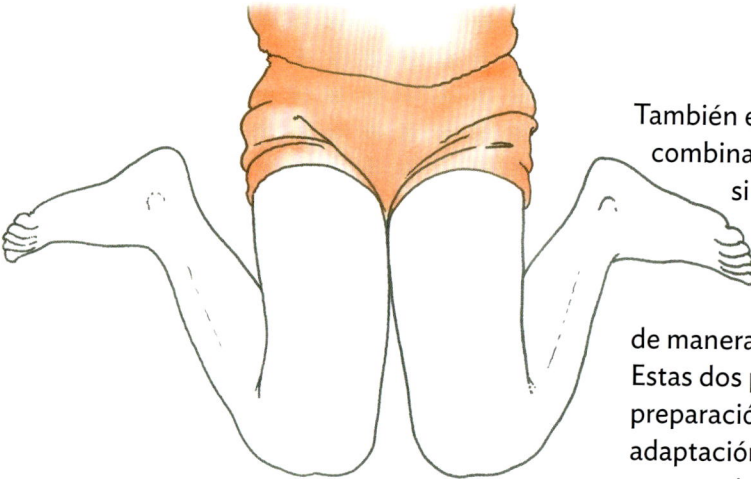

También en esta postura el efecto se puede
combinar con la flexión y es máximo
si los dos movimientos son amplios:
es el caso de la postura del Héroe/
Virasana, en la que
se movilizan los meniscos
de manera importante.
Estas dos posturas se beneficiarán de una
preparación, ya que requieren la máxima
adaptación de los meniscos. Véanse las
preparaciones en las págs. 136-137.

Para que los meniscos se adapten al movimiento de los cóndilos, este no debe ser
demasiado brusco. Si deshacemos la flexión demasiado rápido, el menisco puede
aplastarse por la parte delantera (que es lo que ocurre cuando un futbolista pierde
el balón y chuta en el vacío), lo que puede provocar su rotura.

Es muy importante que en las posturas que movilizan intensamente los meniscos (flexión
intensa más rotación) prestemos especial atención a *deshacer* la postura: primero, hay que
desbloquear las rotaciones; luego, deshacer progresivamente la flexión.

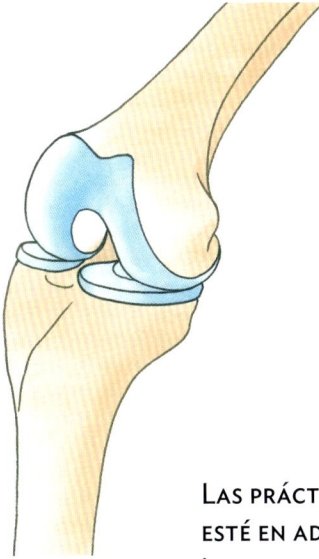

# Los meniscos y las cargas

Al haber un menisco por compartimento, las posturas en las que la carga es asimétrica pueden comprimirlos. En general, hay que tener en cuenta que:

LAS PRÁCTICAS QUE TIENDEN A QUE LA RODILLA ESTÉ EN ADUCCIÓN ponen la carga en el compartimento interno y comprimen el menisco interno. Eso ocurre en posturas como las del Loto, el Sastre o la Mariposa.

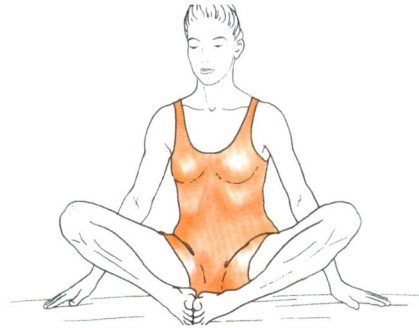

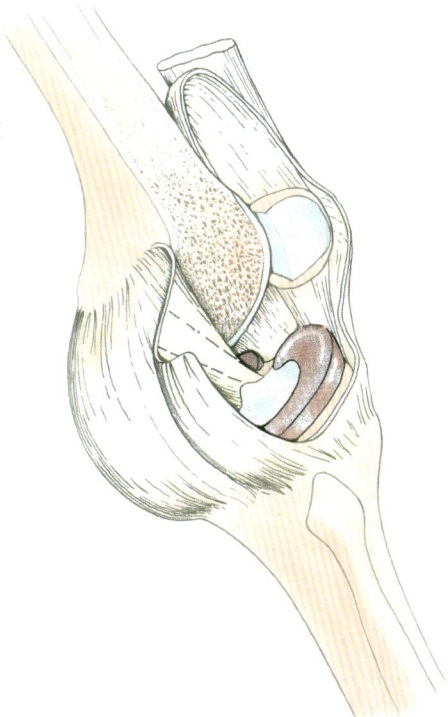

LAS PRÁCTICAS QUE TIENDEN A QUE LA RODILLA ESTÉ EN ABDUCCIÓN ponen la carga en el compartimento externo y comprimen el menisco externo. Esto ocurre en posturas como la del Héroe/Virasana. La pierna delantera en el Guerrero II/Virabhadrasana II también puede comprimir el menisco lateral si la rodilla va hacia dentro.

# Los dos compartimentos de la rodilla

Tenemos dos rodillas, una derecha y una izquierda.
Pero cada una de ellas tiene dos partes, una interna
y otra externa, a las que a veces llamamos
«compartimentos».

Cada compartimento tiene *tres elementos*:

> un elemento que pertenece al fémur,
> el *cóndilo*,

> un elemento intermedio,
> el *menisco*,

> un elemento que pertenece a la tibia,
> la *cavidad glenoide*.

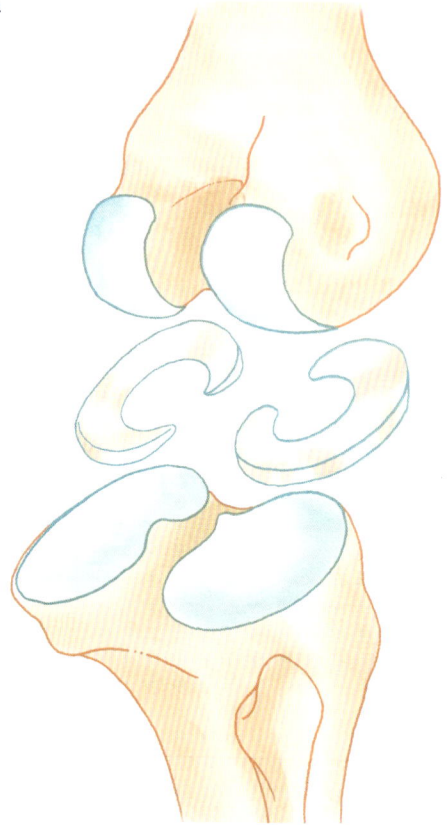

Atención: estos dos compartimentos están
rodeados por una única cápsula.
Por lo tanto, *anatómicamente*, no hay separación entre ellos.
Pero, *funcionalmente*, es como si hubiera dos espacios distintos,
en particular para el apoyo.

En situaciones de carga, esta noción de compartimentos
adquiere importancia. Debido al valgo fisiológico,
el compartimento externo soporta más carga. Pero,
independientemente de dicha constante, podemos
observar cómo se equilibra la carga en cada uno
de los dos compartimentos. ¿Cuándo?

EN LAS POSTURAS DE PIE CON LAS RODILLAS ESTIRADAS,
como en la Montaña/Tadasana,

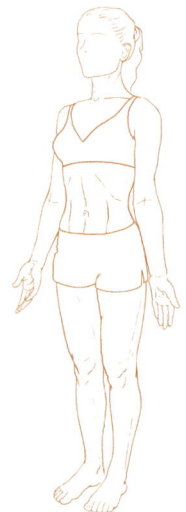

EN LAS POSTURAS DE PIE CON LAS RODILLAS FLEXIONADAS,

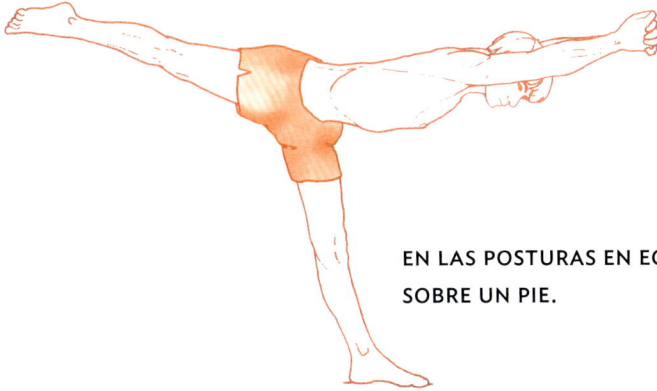

EN LAS POSTURAS EN EQUILIBRIO
SOBRE UN PIE.

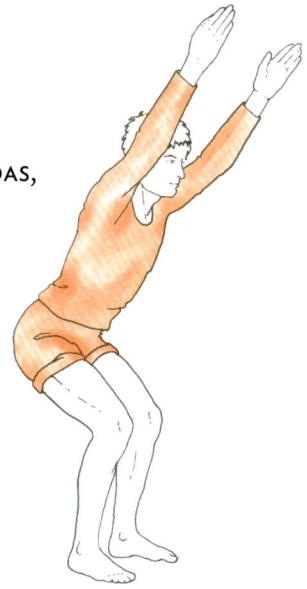

Podemos preguntarnos qué vemos y experimentamos en la postura:

• ¿cargo más el lado interno?
• ¿cargo más el lado externo?
• ¿equilibro la carga entre los dos compartimentos?

Ciertas posturas acentuarán inmediatamente la carga en uno de los dos compartimentos.

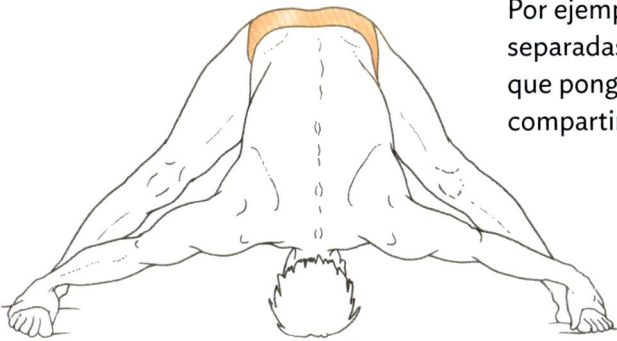

Por ejemplo, en la Pinza de pie con piernas separadas/Prasarita Padottanasana, es probable que pongamos más carga en el compartimento interno,

mientras que en el Águila/Garudasana es probable que pongamos más carga en el compartimento externo.

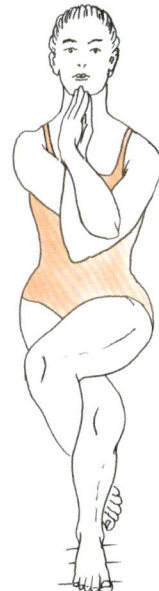

# Los dos compartimentos no son iguales

## DEBIDO AL VALGO FISIOLÓGICO

El compartimento externo soporta más carga. Los cartílagos y el menisco externo están más comprimidos.

El compartimento interno tiende a «entreabrirse». Por eso necesita y tiene una cincha ligamentosa más fuerte (véase LLI en la pág. 56).

## DESDE EL PUNTO DE VISTA DE LA FORMA DE LOS HUESOS

### EN LA TIBIA
Las dos cavidades glenoides son cóncavas desde dentro hacia fuera (véase la pág. 40).

Pero en el plano sagital,

la glenoides interna es cóncava de delante hacia atrás,

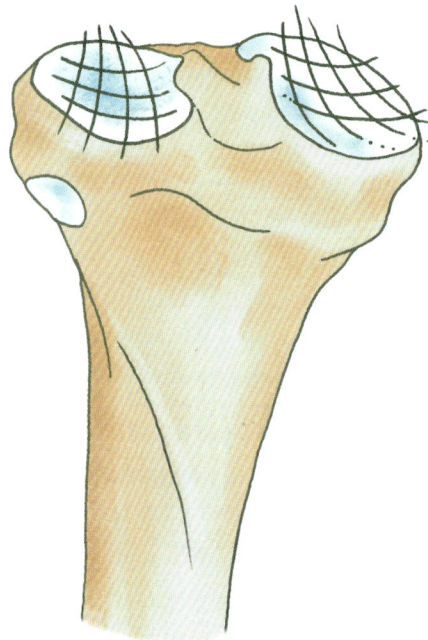

mientras que la glenoides externa es convexa de delante hacia atrás.

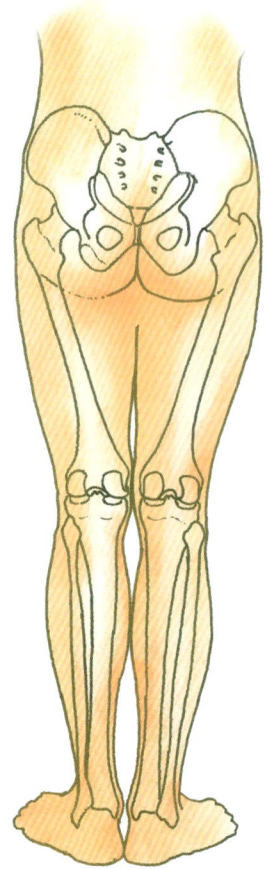

Bajo el fémur

El **cóndilo interno**
es más curvado
y más oblicuo que
el externo.

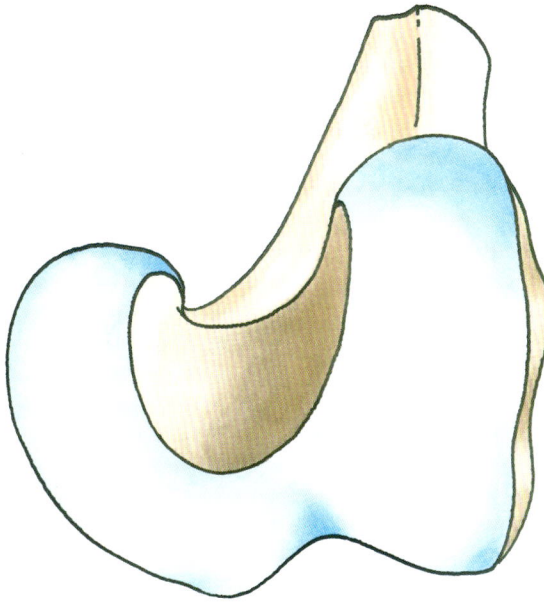

El **cóndilo externo**
es sagital.

Así pues, los dos cóndilos no son completamente paralelos y no ruedan de la misma manera sobre las cavidades glenoides. Estas diferencias, y las de los meniscos (más abajo), permiten minirrotaciones automáticas cuando flexionamos o extendemos la rodilla. Durante la flexión, la rodilla gira ligeramente hacia dentro; durante la extensión, vuelve con un poco de rotación externa.

**Desde el punto de vista de los meniscos**

El menisco interno
es más estrecho, tiene
una forma más abierta.

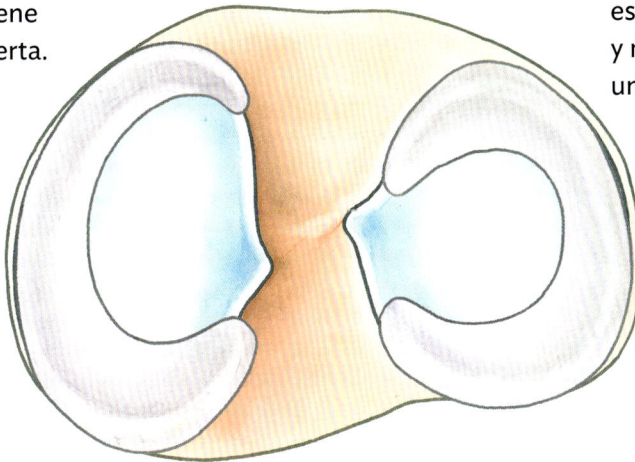

El menisco externo
es más redondo
y más cerrado, como
una «o». Es más largo.

Como conclusión, es como si tuviéramos dos rodillas tibiofemorales.

# Una funda a medida: la cápsula

La rodilla tiene *la cápsula articular más grande del cuerpo*.

La cápsula es un revestimiento de tejido conjuntivo flexible y resistente que cubre completamente los extremos del fémur y de la tibia. Se adhiere cerca de las superficies articulares.

La estructura de la cápsula de la rodilla no es uniforme.

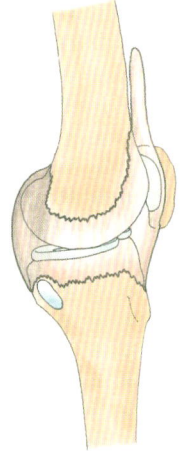

**EN SU PARTE DELANTERA, TIENE DOS CARACTERÍSTICAS**

Aquí, vemos la cápsula cortada adherida al final de la tibia.

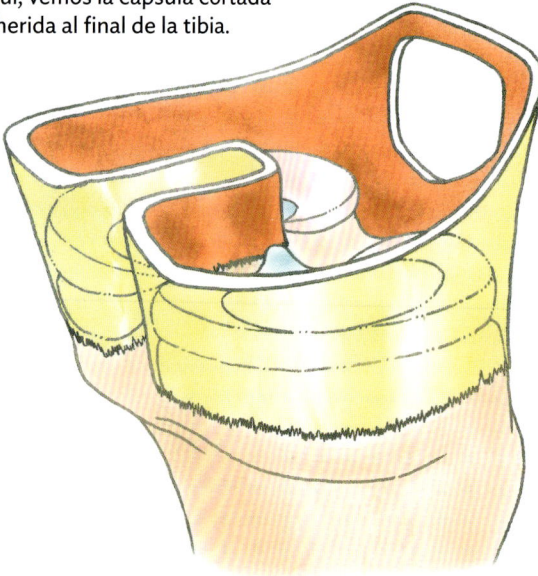

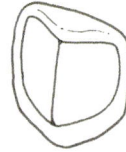

La funda tiene orificios y está adherida *alrededor de la rótula*. Es como si la rótula estuviera «incrustada» en la funda capsular. Véase la rótula en la pág. 79.

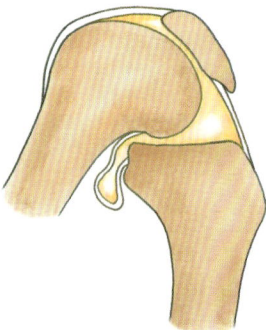

*Por encima de la rótula*, en la parte delantera, la cápsula tiene un gran pliegue: el **pliegue suprarrotuliano**. Este se despliega durante el movimiento de flexión.

Cuando la flexión es completa, esta parte de la cápsula *se despliega completamente* y queda estirada delante de la rodilla. Véase la pág. 125.

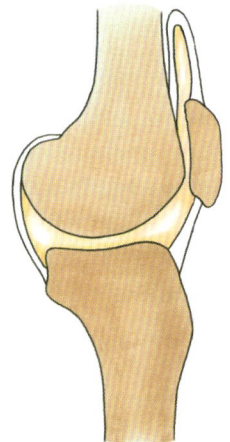

También hay pliegues más pequeños a los lados de la rótula, que se despliegan cuando la rodilla realiza una gran flexión.

## LA PARTE POSTERIOR TAMBIÉN TIENE DOS CARACTERÍSTICAS

La cápsula es *muy gruesa* donde cubre los cóndilos femorales. Estos engrosamientos se denominan **cáscaras condíleas** (véase el detalle en la pág. 68).

Entre los cóndilos femorales, la túnica capsular sigue la forma de la fosa, formando un doblez (parecido a un pliegue de cortina). Así, en este lugar, en la meseta tibial, la cápsula se inserta bastante delante, incluso *por delante de las espinas tibiales.*

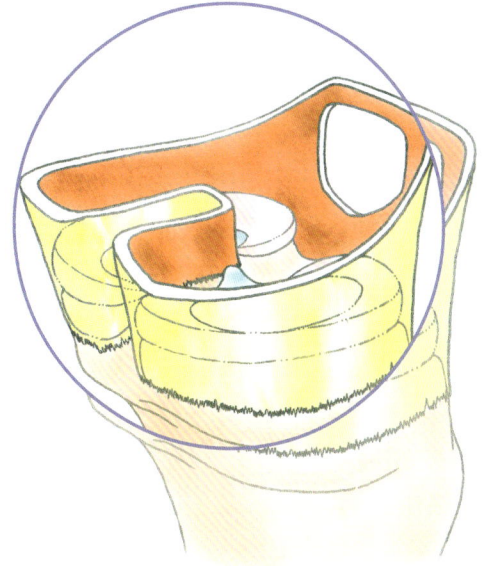

# ¿Para qué sirve la cápsula?

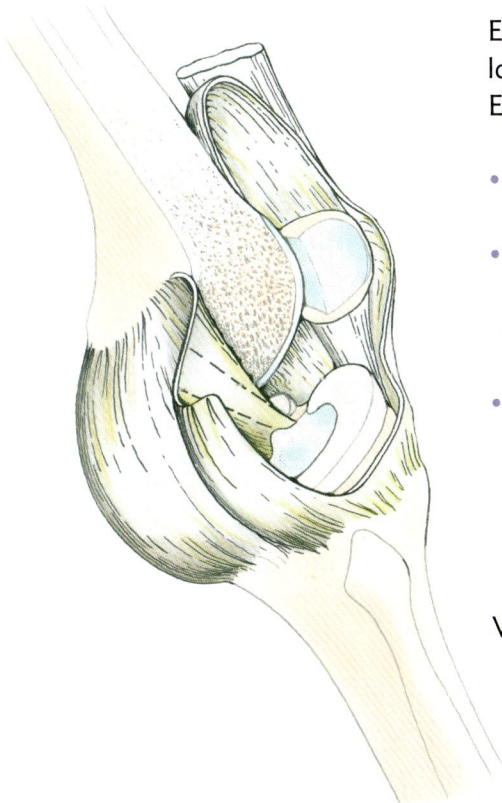

En todas las articulaciones diartrodiales, los dos huesos están dentro de la funda capsular. Esta cumple varias funciones:

- *Mantiene juntos los dos huesos,* a la vez que permite ciertos movimientos gracias a sus pliegues.
- *Delimita el interior y el exterior de la articulación.* El interior de la cápsula se conoce como «cámara» capsular y es donde se encuentra la membrana sinovial (véase la pág. 54).
- El tejido capsular *contiene numerosos sensores nerviosos sensibles,* que informan a los centros nerviosos sobre el movimiento y las posiciones de la articulación. Esto forma parte de lo que se conoce como *sensibilidad propioceptiva.*

Véase la cápsula desarrollada en la pág. 135.

# La membrana sinovial y la sinovia

En el interior de la cámara articular, la cápsula de la rodilla está revestida de otra membrana llamada **membrana sinovial**.

Esta se fija en los *márgenes de los cartílagos articulares*.

> La membrana sinovial es comparable al forro de un abrigo.

## ¿Para qué sirve la membrana sinovial de la rodilla?

No sirve para sostener la articulación, sino para secretar un líquido llamado *sinovia*, presente dentro de la articulación.

> Cuando la rodilla recibe un golpe, como reacción se produce un exceso de sinovia, lo que hace que la rodilla se hinche. Es el derrame de la sinovia, que también se llama *hidartrosis*.

## ¿Para qué sirve la sinovia de la rodilla?

Como en todas las articulaciones diartrodiales, los cartílagos se deslizan
y se rozan entre sí en los movimientos.
La sinovia es un líquido lubricante que permite la fricción de los cartílagos entre
sí debida a los movimientos, particularmente cuando la articulación soporta carga.

Además, es un líquido *que nutre las células de los cartílagos*.

Estos *también evacúan sus residuos de funcionamiento* en la sinovia,
que se renueva periódicamente.

Es interesante movilizar la articulación para hacer circular la sinovia
sobre los cartílagos y así contribuir a su buen estado nutricional.
Este es el objetivo del método Sinovi, mantener una buena movilidad
de las articulaciones. Algunos ejercicios del método Sinovi relacionados
con la rodilla se detallan en las páginas 132-139.

# Introducción a los ligamentos de la rodilla

Hemos visto que la forma de los huesos de la rodilla, que no encajan perfectamente, implica poca estabilidad de la articulación cuando no disponemos del apoyo en bipedestación con la rodilla recta. O sea, cuando la rodilla tiene que gestionar movimientos muy amplios y aumentar los brazos de palanca (dada la longitud de los dos huesos). La rodilla, para mantenerse en circunstancias cambiantes, posee, además de la cápsula, un gran sistema de ligamentos, que son fuertes, pero a la vez permiten determinados movimientos.

Los veremos a continuación.

**Ligamento lateral interno**
**Ligamento lateral externo**
**Ligamentos cruzados**
**Cáscara condíleas**
**Conjunto ligamentoso anterior**

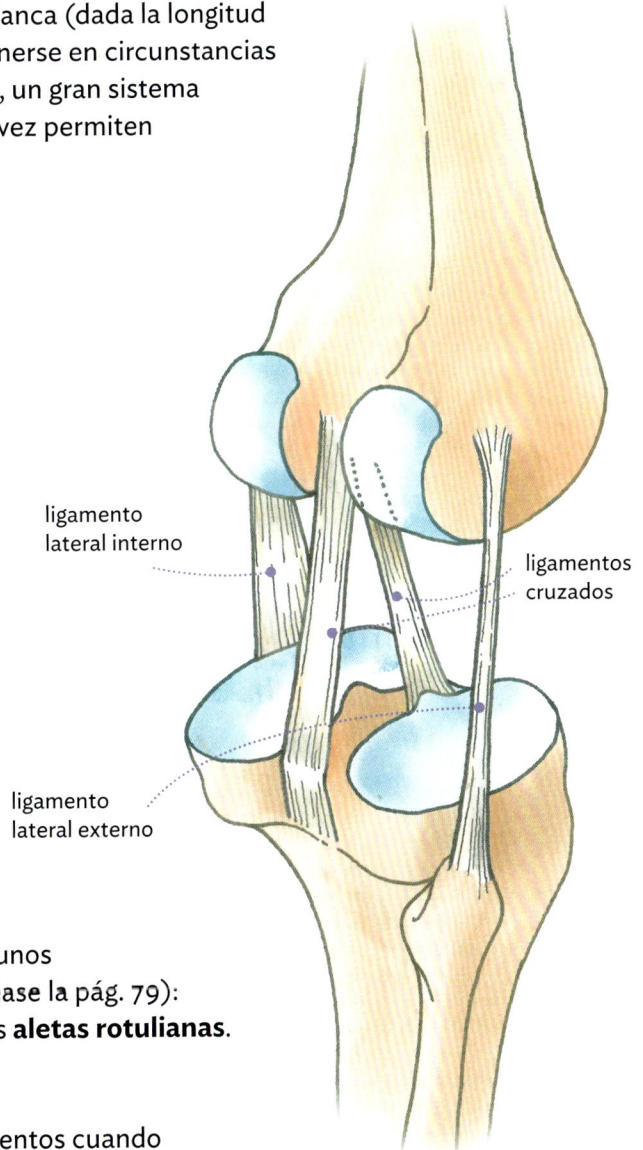

ligamento
lateral interno

ligamentos
cruzados

ligamento
lateral externo

Un poco más delante, examinaremos algunos ligamentos relacionados con la rótula (véase la pág. 79): los **ligamentos meniscorrotulianos** y las **aletas rotulianas**.

Es importante conocer todos estos ligamentos cuando practicamos yoga, sobre todo si *lo enseñamos*, y también *si sabemos lo que es el malestar en las articulaciones*. En efecto, en determinadas posturas, una u otra articulación se somete a tensión, a veces intensamente, y es necesario comprender cómo gestionar la postura para evitar provocar una distensión o forzarla demasiado.

# El ligamento interno,
# el ligamento dominante

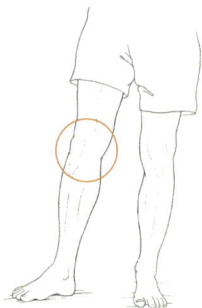

Este ligamento se encuentra en la *cara interna* de la articulación. Es un *engrosamiento de la cápsula bien individualizada* por la dirección de sus fibras.

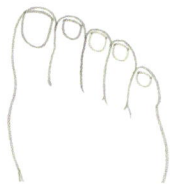

En yoga es esencial conocer esteligamento para saber respetarlo en ciertas posturas que lo someten a una tensión máxima.

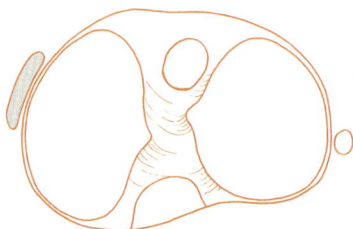

Tiene forma de cinta plana, ligeramente doblada sobre sí misma.

Por arriba, se une a la tuberosidad supracondílea interna del fémur.

Por abajo, termina en la zona de la pata de ganso, en la cara interna de la parte superior de la tibia.

Su dirección es algo oblicua: *desciende dirigiéndose un poco hacia delante.* Este detalle es importante para explicar su puesta en tensión o en no tensión en los movimientos (véanse las páginas siguientes).

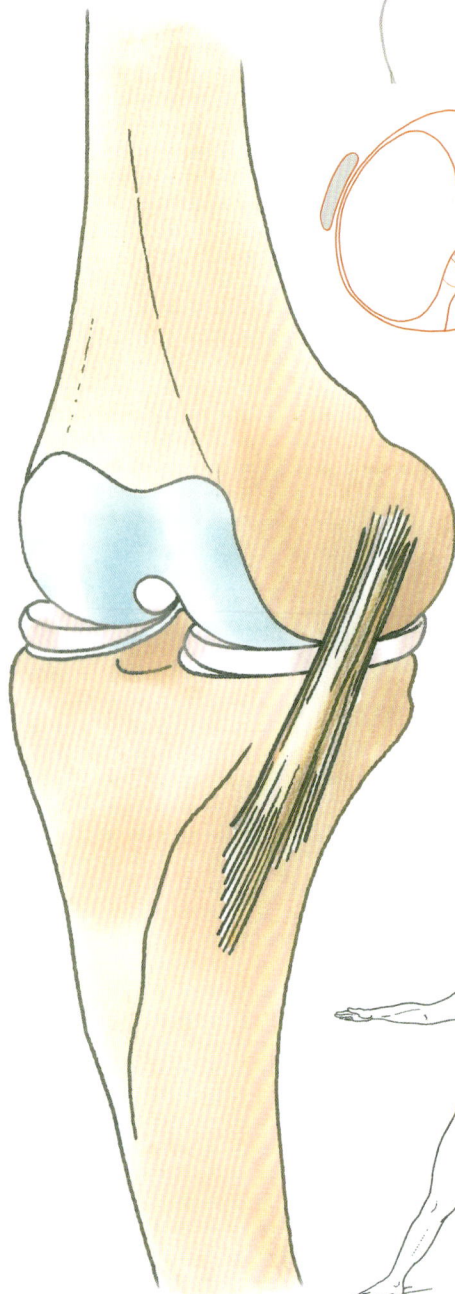

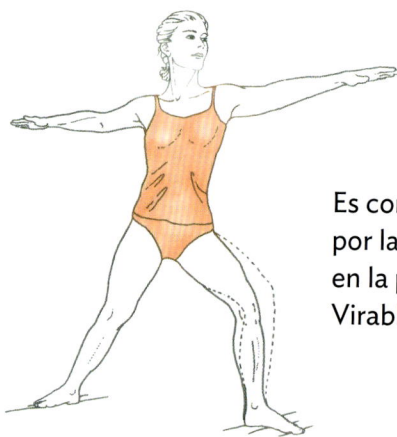

Es como una correa que sujeta la rodilla por la parte interna. Por ejemplo, en la postura del Guerrero I/ Virabhadrasana I.

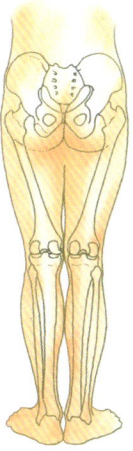

Es un ligamento grueso, ya que, debido al valgo (véase la pág. 114), la rodilla siempre tiene tendencia a «entreabrirse» por la parte interna: por eso necesita una correa resistente que la mantenga bien sujeta.

Se prolonga por detrás por el plano angular posteromedial (PAPM), una zona de refuerzo donde se cruzan las extensiones del músculo semimembranoso (véase en detalle en la pág. 108) y del ligamento lateral interno (LLI), y que se adhiere a la parte posterior del menisco medial.

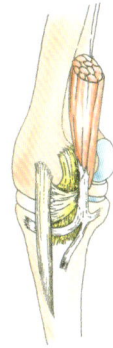

### QUÉ FUNCIÓN EJERCE

Impide cualquier movimiento de abducción de la rodilla cuando está en extensión. Cuando este movimiento se produce, hablamos de «lateralidad externa» e indica alguna lesión en este ligamento (distensión o incluso desgarro).

Es muy importante protegerlo, porque *de él depende la estabilidad interna de la rodilla, que es un reto permanente* tanto si estamos de pie como si caminamos. Por lo tanto, es necesario saber qué movimiento de la rodilla la pone en tensión y en qué posturas encontramos este movimiento.

# El LLI no siempre está estirado

CUANDO LA RODILLA ESTÁ EN EXTENSIÓN, el LLI se encuentra en tensión completa. Equilibra la articulación por la parte externa. Decimos que está «bloqueado» o que «la rodilla está bloqueada» por la parte interna.

CUANDO EMPEZAMOS A FLEXIONAR LA RODILLA (más o menos a 30°), la tuberosidad supracondílea se acerca a la tibia: aquí, el ligamento disminuye la extensión. Entonces, son posibles los movimientos de rotación de la tibia.

Atención: si entonces hacemos con la rodilla una rotación externa, el ligamento vuelve a ponerse, progresivamente, en tensión.

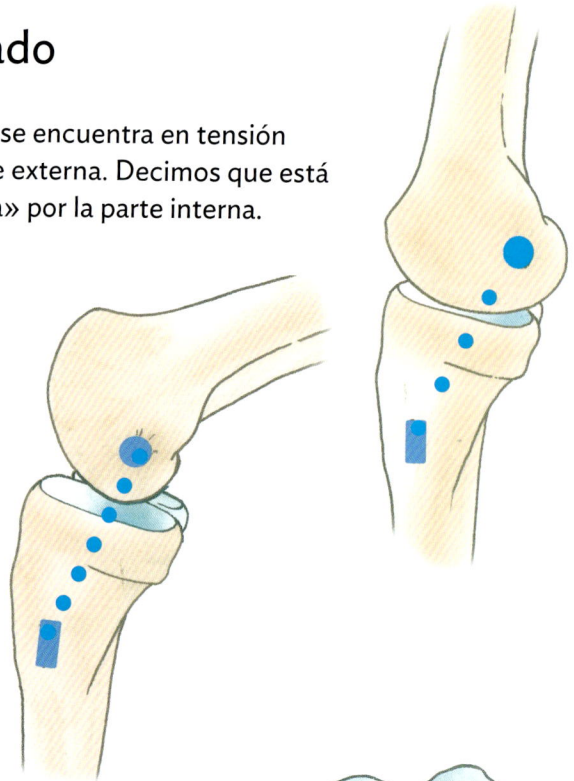

CUANDO LA RODILLA ESTÁ COMPLETAMENTE FLEXIONADA, la tuberosidad supracondílea se acerca a la pata de ganso.

El LLI se relaja aún más y entonces permite el movimiento de abducción de la tibia (véase la pág. 160).

Atención: aquí, igualmente, si ponemos la tibia en abducción, el ligamento vuelve a recuperar, progresivamente, la tensión.

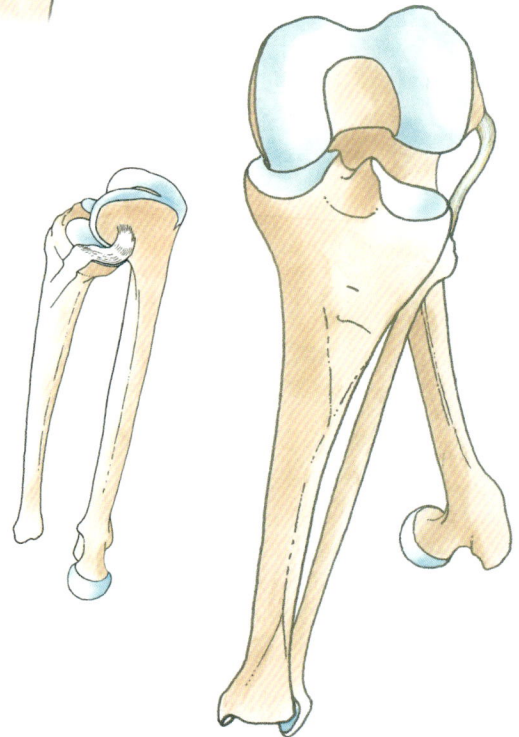

Así pues, este ligamento está especialmente implicado en las posturas en las que se produce una rotación externa de la tibia (véase la pág. 196), así como una abducción de la tibia (véase la pág. 160).

# El ligamento externo también es importante en yoga

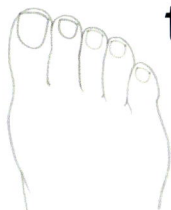

Este ligamento está situado en la *cara externa* de la articulación. Tiene forma de cordón.

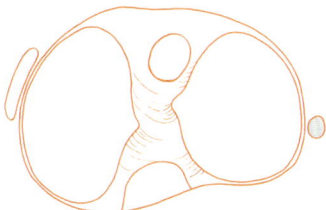

Aquí está representado solo, sin la cápsula. Para hacerlo visible, el dibujo muestra los huesos «separados», pero esta situación nunca se da en la realidad: hay que imaginarlo sobre los huesos juntos.

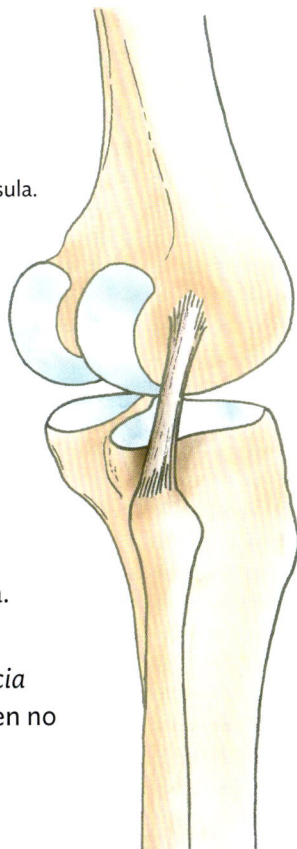

POR ARRIBA,
se adhiere a la tuberosidad supracondílea externa del fémur.

POR ABAJO,
termina al final del peroné (fíbula), en la parte externa de la rodilla.

Tiene una dirección algo oblicua: *desciende dirigiéndose un poco hacia atrás*. Eso es importante para explicar cómo se pone en tensión o en no tensión con los movimientos (véanse las páginas siguientes).

## QUÉ FUNCIÓN EJERCE
Este ligamento actúa como contención que mantiene sujeta la rodilla por la parte externa.

Se prolonga por detrás por el punto del *ángulo posteroexterno* (*PAPE*) (véase la pág. 109).

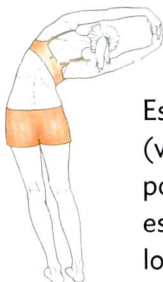

Este ligamento no es tan grueso como el LLI, ya que, debido al valgo (véase la pág. 115), la rodilla no tiene tendencia a «entreabrirse» por la parte externa. Aunque en la vida normal está menos expuesto, es fundamental conocerlo para la práctica de yoga, en la que ciertas posturas lo ponen en una tensión máxima.

Impide cualquier movimiento de aducción de la rodilla cuando está extendido.

Es importante protegerlo, a pesar de que no sea tan crucial como el LLI.

# El LLE no siempre está estirado

CUANDO LA RODILLA ESTÁ EN EXTENSIÓN, el LLE se encuentra en tensión completa. Equilibra la articulación por la parte externa. Decimos que está «bloqueado» o que «la rodilla está bloqueada» por la parte externa.

CUANDO EMPEZAMOS A FLEXIONAR LA RODILLA (más o menos a 30°), la tuberosidad supracondílea se acerca a la cabeza del peroné: ahora, el ligamento disminuye su extensión. Entonces, son posibles los movimientos de rotación de la tibia.

Atención: si colocamos la rodilla en posición de rotación externa, el ligamento vuelve a recuperar progresivamente la tensión.

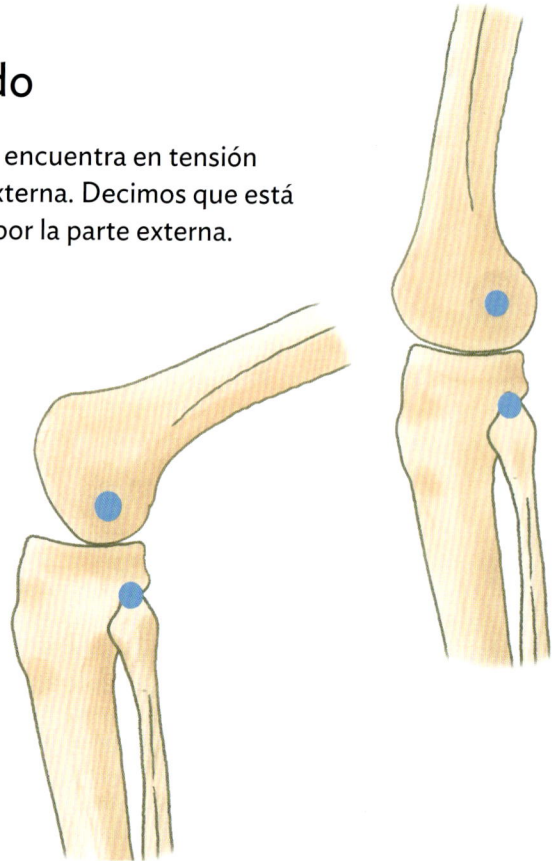

CUANDO LA RODILLA ESTÁ COMPLETAMENTE FLEXIONADA, la tuberosidad supracondílea se acerca todavía más al peroné. Entonces el LLE se relaja aún más y permite hacer el movimiento de aducción de la tibia.

Atención: también aquí, si ponemos la tibia en aducción, el ligamento vuelve a recuperar la tensión.

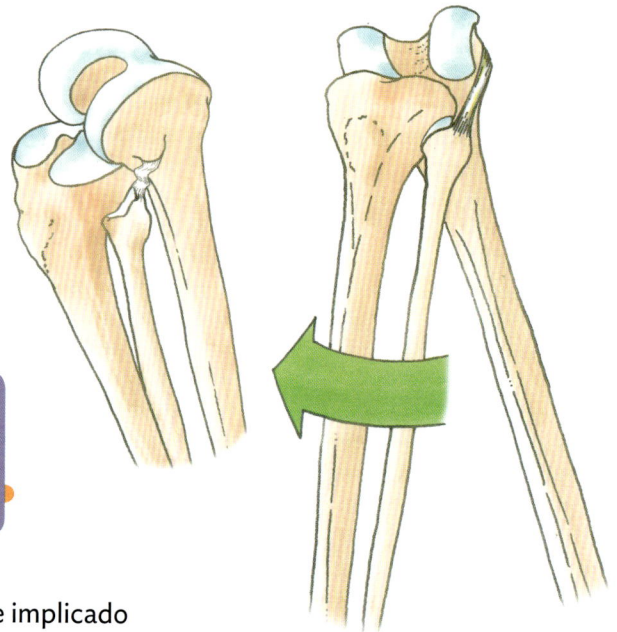

Así pues, este ligamento está especialmente implicado en las posturas en las que se realiza una rotación externa, así como una aducción de la tibia.

# Introducción a los ligamentos cruzados

Para describir estos ligamentos, recuperamos la imagen de los extremos de los huesos de la rodilla comparados a pirámides (véase la pág. 33). Como se ve en el dibujo, los ligamentos cruzados están *entre las bases de las pirámides*, es decir, en pleno centro de la articulación.

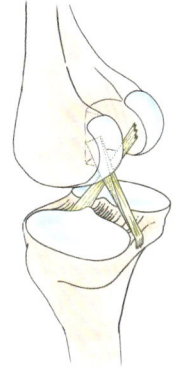

Para situarlos correctamente, hay que detenerse en un detalle anatómico: la **fosa intercondílea**, detrás del fémur, entre los dos cóndilos.

Esa fosa se puede describir como un espacio cúbico, con

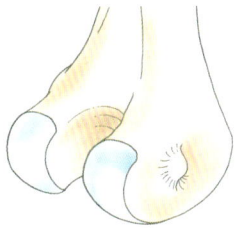

UNA CARA ANTERIOR (la parte más profunda de la fosa),

UNA CARA LATERAL formada por la cara interna del cóndilo externo.

UNA CARA INTERNA formada por la cara interna del cóndilo interno,

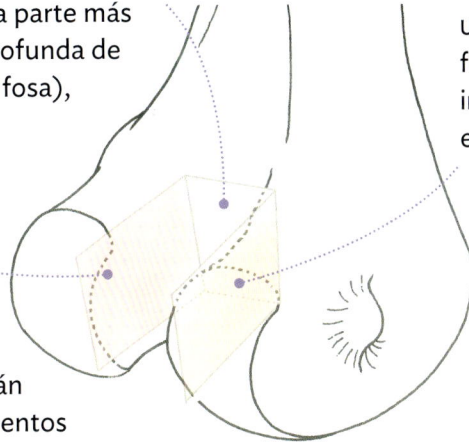

En las dos últimas caras es donde están las inserciones femorales de los ligamentos cruzados.

Estos ligamentos, dependiendo del punto de vista desde el que se miren, se ven cruzados o bien como si convergieran hacia arriba.

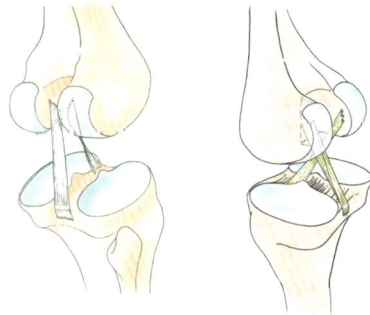

Contribuyen de manera importante a la estabilidad de la rodilla.
Es muy conveniente conocerlos, puesto que en ciertas posturas durante la práctica de yoga se ven sometidos a una tensión máxima.

# El ligamento cruzado anterior (LCA)

Tiene forma de *cinta gruesa*.

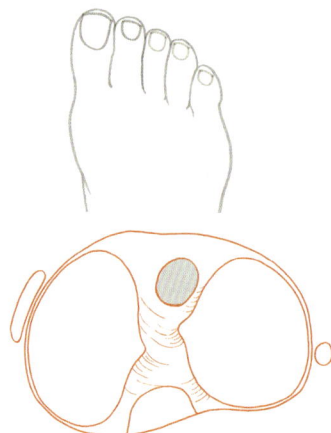

En el dibujo, se muestra solo, sin la cápsula y sin los meniscos, en una rodilla derecha vista desde atrás. Para hacerlo visible, el dibujo muestra los huesos «separados», pero en la realidad nunca es así: hay que imaginar el ligamento adherido a unos huesos que están muy juntos. Así mismo, el dibujo muestra el cóndilo interno, también para que se vea bien el ligamento.

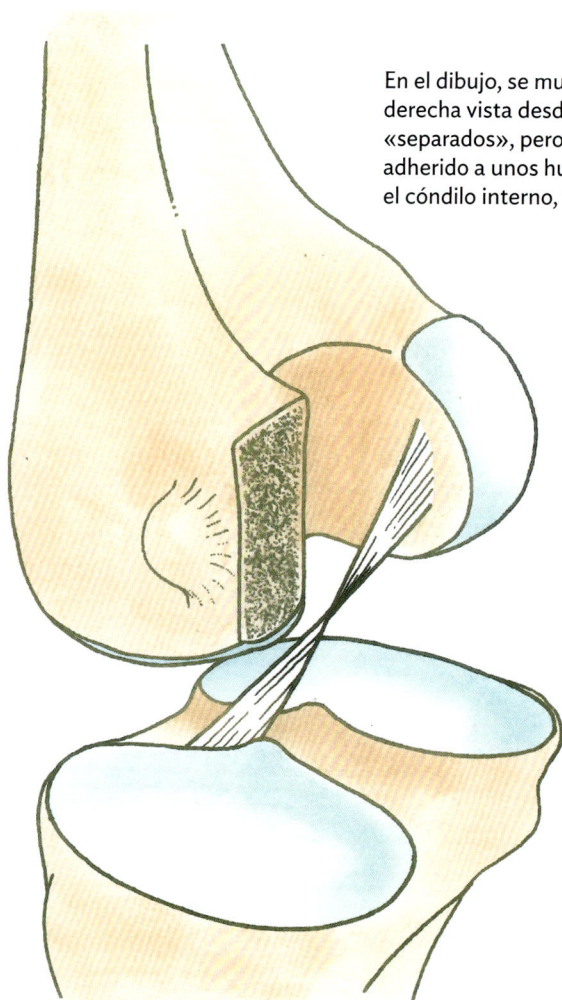

POR ARRIBA, está adherido a la cara externa de la fosa intercondílea.

POR ABAJO, está adherido a la cara preespinal, cerca de las espinas.

Su dirección es triplemente oblicua: *desciende dirigiéndose un poco hacia delante y hacia dentro.*

Este detalle es importante para explicar su puesta en tensión o en no tensión en los movimientos.

## QUÉ FUNCIÓN EJERCE

Este ligamento actúa a modo de freno que impide el deslizamiento (traslación) de los dos huesos en el plano sagital:

ya sea impidiendo que la tibia se deslice hacia delante,

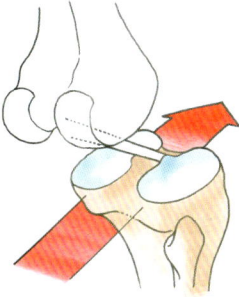

ya sea impidiendo que el fémur se deslice hacia atrás.

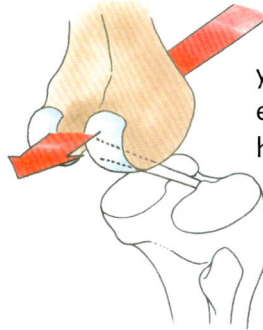

> Su disposición no impide los movimientos de flexión y extensión. Si los ligamentos impidieran las translaciones hacia delante y hacia atrás, la articulación no podría flexionarse.

Es importante proteger este ligamento para la estabilidad anteroposterior de la rodilla. Cuando este ligamento está dañado o roto, la tibia se desplaza hacia delante por debajo de los cóndilos femorales: es lo que se conoce como «cajón anterior».

El ligamento cruzado anterior casi siempre está tenso; está hipertenso en la rodilla recurvada.

Cuando la rodilla está en extensión, el ligamento está completamente en tensión completa. Decimos que está «bloqueado».

Cuando la rodilla está completamente flexionada, el ligamento se relaja un poco y entonces permite la rotación externa de la tibia.

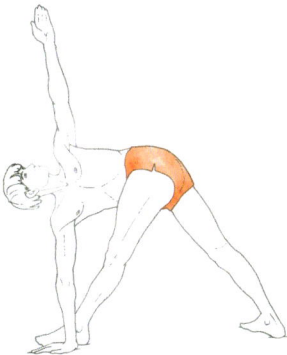

> Atención: si la rodilla adopta estos movimientos, el ligamento recupera de nuevo la tensión.

Si la rodilla está en hiperextensión, el ligamento cruzado anterior se pone en tensión.

# El ligamento cruzado posterior

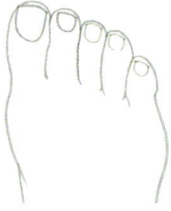

Tiene forma de *cinta gruesa y corta*.

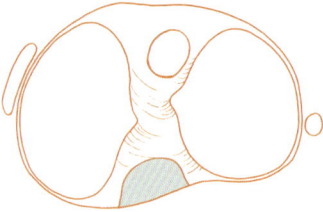

En el dibujo, se muestra solo, sin la cápsula y sin los meniscos. Para hacerlo visible, el dibujo muestra los huesos «separados», pero en la realidad nunca es así: hay que imaginar el ligamento adherido a unos huesos que están muy juntos. Así mismo, el dibujo muestra el cóndilo externo cortado, también para que se vea bien el ligamento.

POR ARRIBA, está adherido a la cara interna de la fosa intercondílea del fémur.

POR ABAJO, está adherido a la parte posterior de la superficie retroespinal y se superpone al borde posterior de la meseta tibial.

Su dirección es triplemente oblicua: *desciende dirigiéndose un poco hacia atrás y hacia fuera*.

Este detalle es importante para explicar su puesta en tensión o en no tensión en los movimientos.

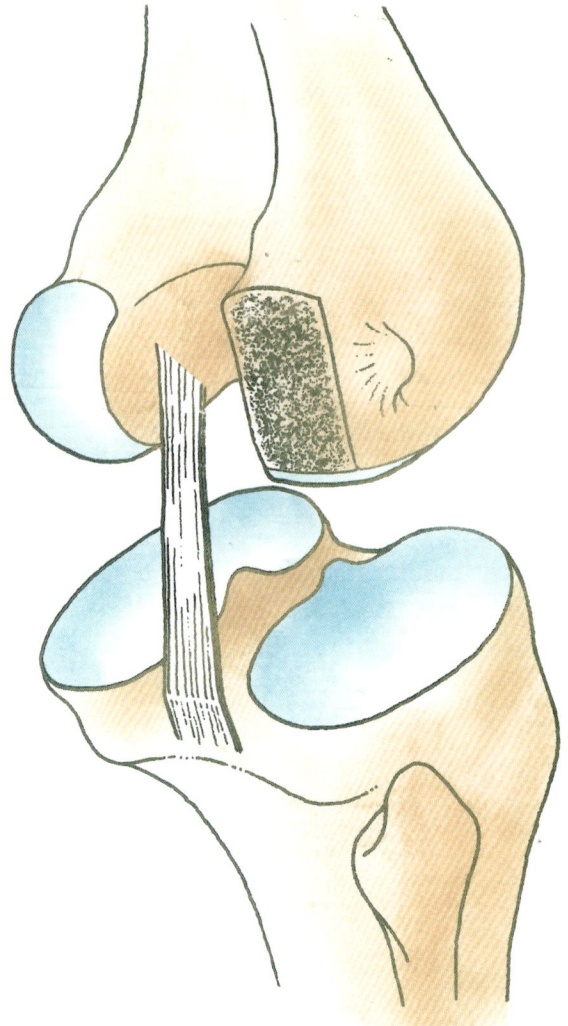

## Qué función ejerce

Este ligamento actúa como un freno que impide los deslizamientos (traslaciones) de los dos huesos en el plano sagital:

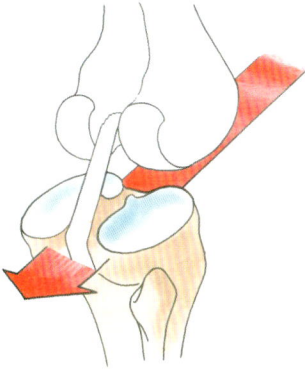

ya sea impidiendo que la tibia se deslice hacia atrás,

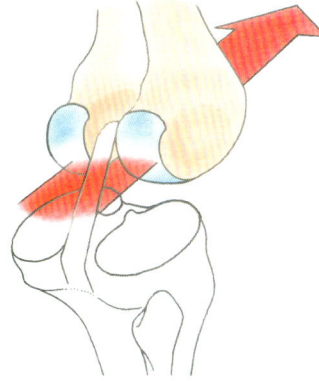

ya sea impidiendo que el fémur se desplace hacia delante.

Es importante proteger este ligamento para *la estabilidad anteroposterior de la rodilla.*

El ligamento cruzado anterior está casi siempre tenso, hiperextendido en el caso de rodilla recurvada.

Cuando la rodilla está en extensión, el ligamento está completamente en tensión. Decimos que está «bloqueado».

Cuando la rodilla está completamente flexionada, el ligamento se relaja un poco y entonces permite la rotación externa de la tibia.

Atención: si la rodilla adopta estos movimientos, el ligamento recupera de nuevo la tensión.

Si la rodilla está en hiperextensión, el ligamento cruzado posterior se pone en tensión.

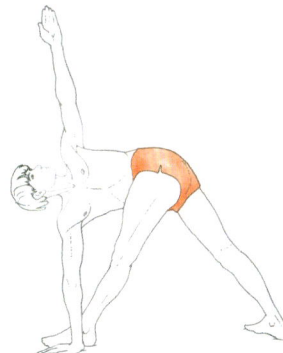

# Los ligamentos cruzados en la hiperextensión de la rodilla

Normalmente, la rodilla no puede efectuar una extensión más allá de la alineación rectilínea de los dos huesos largos. En el caso de que sea posible, se trata de una rodilla recurvada (véase la pág. 110).

Veamos lo que le ocurre a cada ligamento cruzado en el caso de una rodilla recurvada:

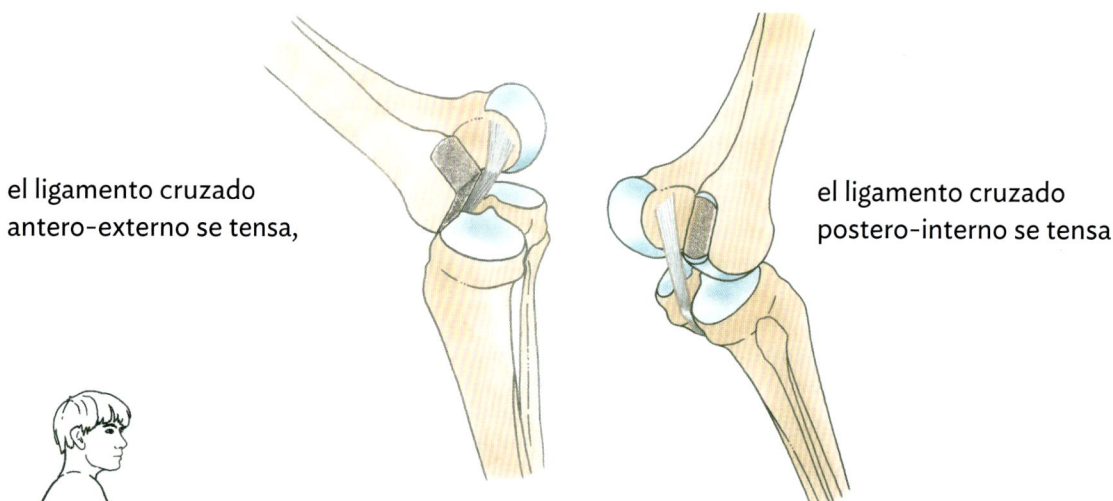

el ligamento cruzado antero-externo se tensa,

el ligamento cruzado postero-interno se tensa

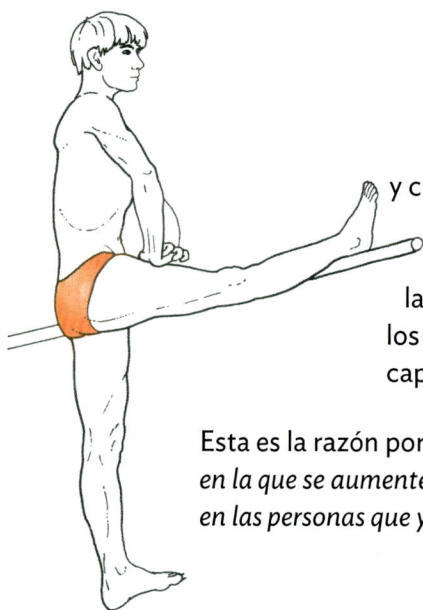

y cuando se tensan contribuyen a impedir que la hiperextensión se acentúe más.
Sin embargo, las circunstancias pueden hacer que se fuerce la hiperextensión y sobrepase su límite de resistencia. Entonces los ligamentos cruzados se distienden, lo cual puede alterar su capacidad de estabilizar la rodilla.

Esta es la razón por la que *nunca hay que crear una situación en la que se aumente pasivamente la hiperextensión de la rodilla en las personas que ya presentan una rodilla recurvada.*

Si no hay rodilla recurvada, y con más razón si estamos ante una rodilla flexa (véase la pág. 112), ocurre lo contrario: podemos trabajar la extensión pasiva de la rodilla, que no llegará a tensar lo suficiente los ligamentos cruzados para provocar una distensión.

Véase «Cuidar los ligamentos cruzados en la postura del Guerrero III y en la del Triángulo/Trikonasana», pág. 190.

# Los «cajones»: movimientos anormales que indican lesiones en los ligamentos cruzados

El **cajón anterior** suele examinarse en posición supina o sentada, con la rodilla que se examina flexionada aproximadamente en ángulo recto.
El terapeuta sujeta la parte superior de la tibia pasando los dedos por detrás de la pantorrilla y tira de la tibia hacia delante (hacia sí mismo).

Normalmente, la tibia no se mueve. Pero si la tibia se desplaza un mínimo de ½ cm, entonces se produce un cajón anterior.
Se puede ver que la tibia se mueve y forma un escalón por delante y por debajo del fémur.

Cuando vemos un cajón anterior, significa que hay una lesión en el *ligamento cruzado anterior*.

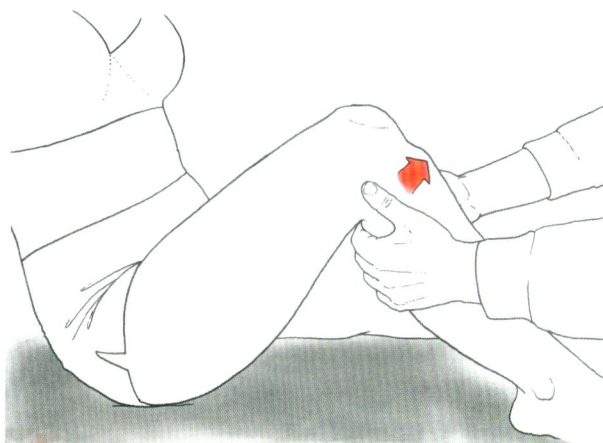

El **cajón posterior** suele examinarse en la misma posición, supina o sentada, pero en lugar de tirar de la tibia, la empujamos hacia atrás.

Veremos un cajón posterior si la tibia se desplaza un mínimo de ½ cm hacia atrás. En este caso, veremos que el fémur muestra un gran volumen en relación con la tibia, que ha retrocedido.

Cuando vemos un cajón posterior, significa que hay una lesión en el *ligamento cruzado posterior*.

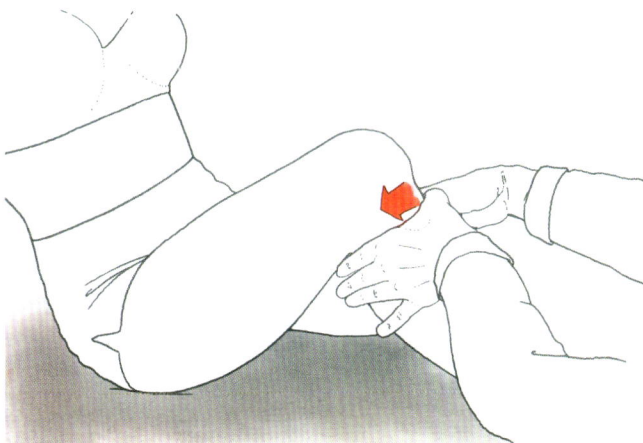

# Las cáscaras condíleas

Como hemos visto en la pág. 35, la parte posterior de la cápsula es más gruesa frente a cada cóndilo. Estas zonas fibrosas y muy resistentes se denominan **cáscaras condíleas**.

Su cara profunda está recubierta de *cartílago*, lo que permite a los cóndilos deslizarse sobre ellas durante los movimientos de flexión.

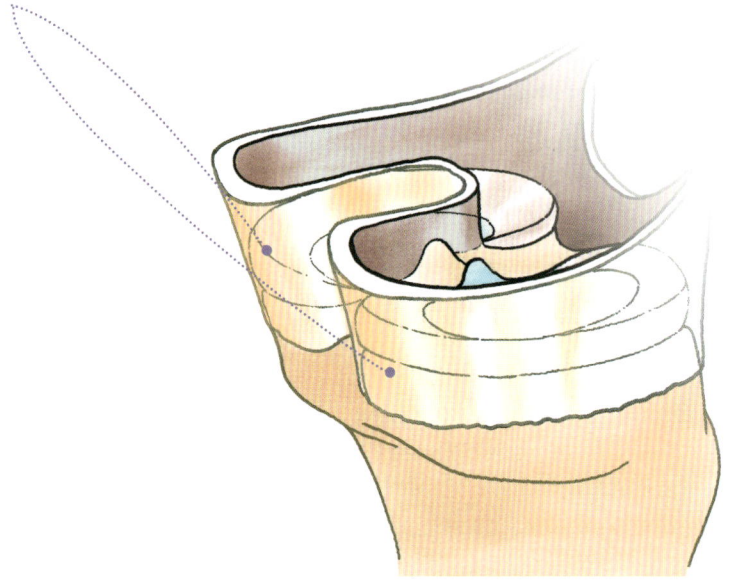

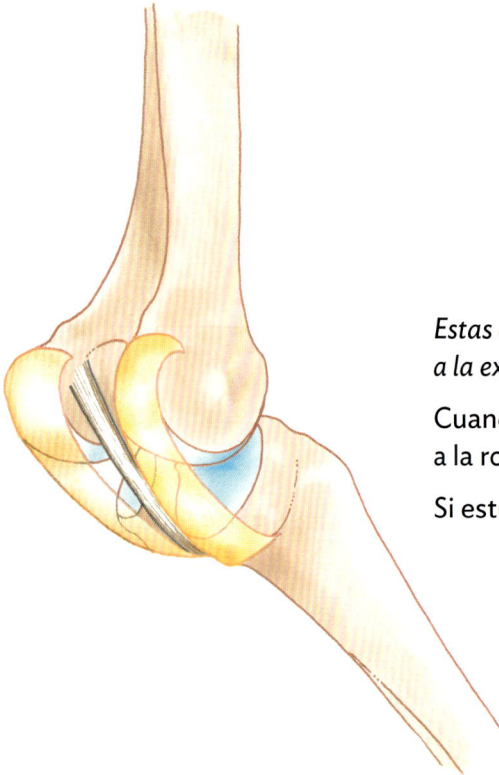

*Estas cáscaras condíleas son el freno más importante a la extensión de la rodilla.*

Cuando son demasiado largas, hay tendencia a la rodilla recurvada.

Si estuvieran rotas, la rodilla recurvada no se vería retenida.

Por lo tanto, nunca debe acentuarse, de manera pasiva, una rodilla recurvada (preexistente) y, así, distender las cáscaras condíleas: es importante entender que estas cáscaras son las que protegen los ligamentos cruzados de una rodilla recurvada.
Son comparables a unas «murallas» protectoras de los ligamentos cruzados.

# Diferentes situaciones pasivas o activas

En determinadas posturas, la extensión de la rodilla se produce por la *gravedad* (es decir, sin músculos) y las cáscaras condíleas la frenan.

Es el caso de la postura en plancha boca arriba (en la que las rodillas tienden a la extensión y son retenidas por las cáscaras condíleas hacia atrás) o de la postura del Saltamontes.

Decimos que la extensión es «pasiva».

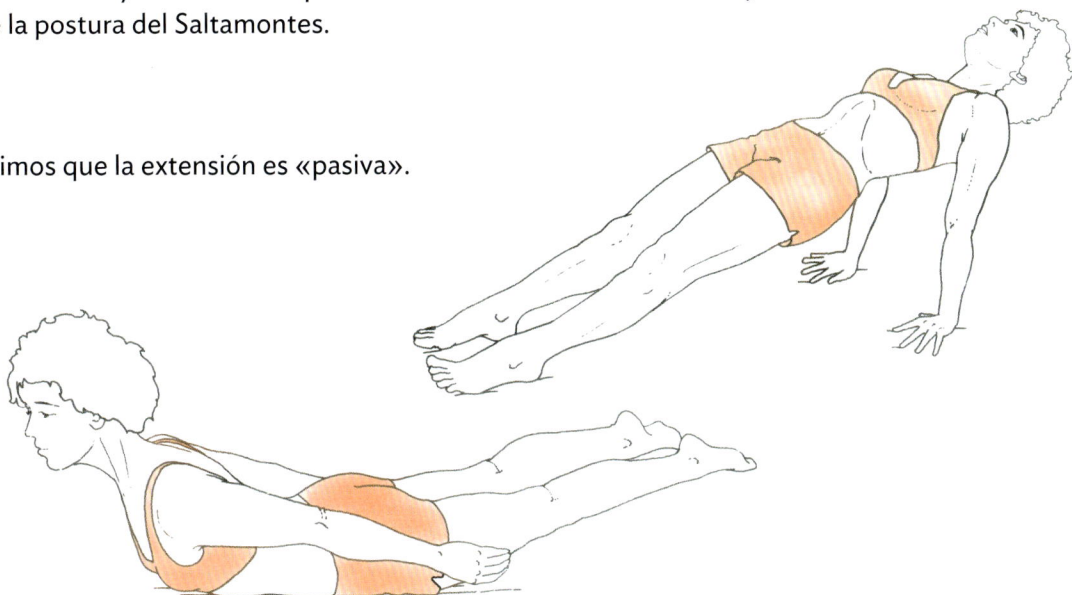

Ocurre lo contrario en la plancha boca abajo, en la que la gravedad empuja las rodillas a la flexión y hay que *contraer el cuádriceps* para mantenerlas bien extendidas.

Decimos que la extensión es «activa».

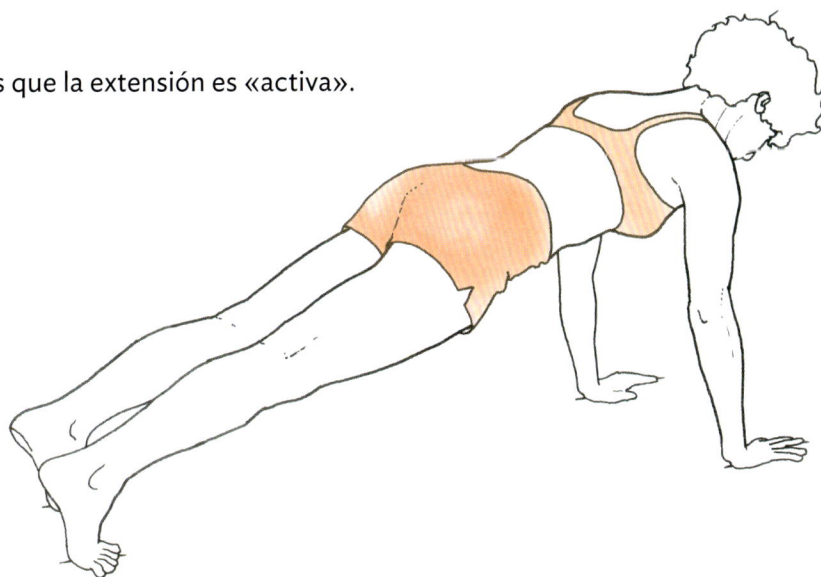

# Un músculo, un hueso, una articulación: el «sistema extensor de la rodilla»

Hemos visto que el principal movimiento de la rodilla es la *flexión* (y su retorno, la extensión). Sin embargo, este movimiento se produce a menudo cuando el peso del tronco se carga sobre las piernas (véase la pág. 73).

Entonces hay que *frenar* la flexión —o *remontarla*— *transportando un peso importante*. Para ello la rodilla dispone de un dispositivo especial:

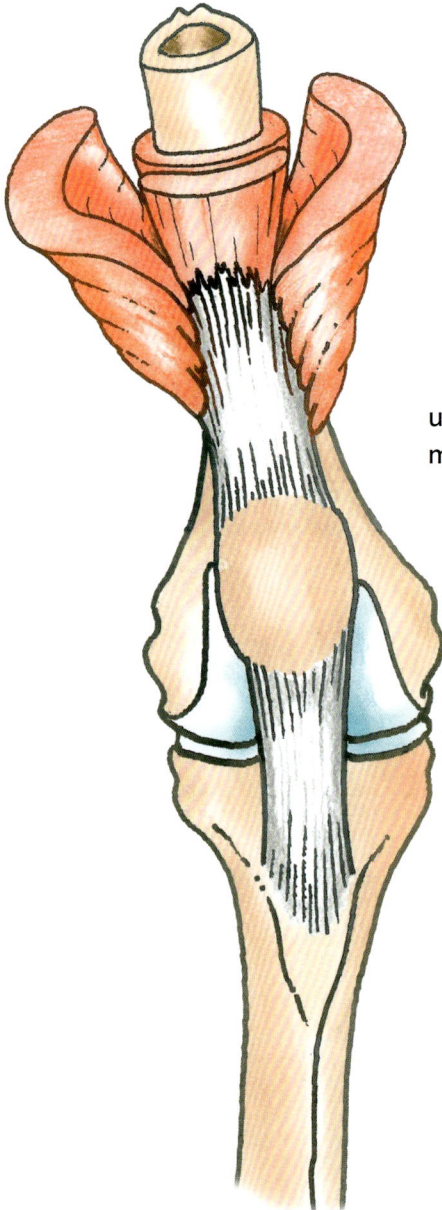

un músculo muy potente, el **cuádriceps**,

un hueso que protege el tendón de este músculo, la **rótula**,

una articulación entre la rótula y el fémur: la articulación **femororrotuliana**.

# El cuádriceps

Es un *músculo muy grande* situado *en la parte de delante del muslo*.
Está formado por cuatro haces (también llamados «cabezas»), de diferente profundidad.
Observemos en primer lugar la inserción superior de las cuatro cabezas.

La más profunda es el **vasto medio** o **crural**.

Está adherido a la cara anterior del eje femoral por una inserción ancha
(no es visible en este dibujo).

Está recubierto por dos cabezas que provienen de la parte de atrás del hueso,
insertadas en la línea áspera (véase la pág. 114):

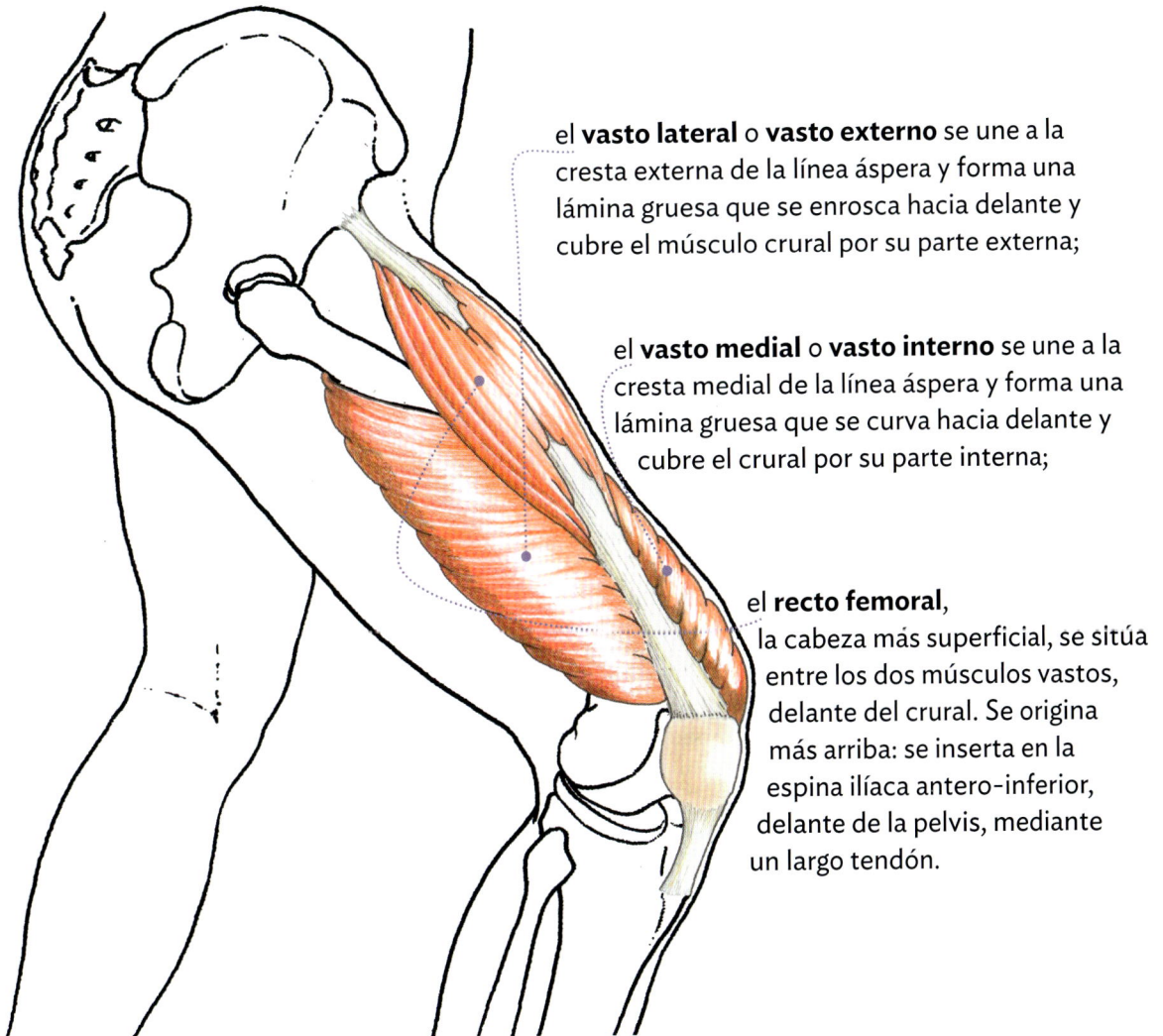

el **vasto lateral** o **vasto externo** se une a la
cresta externa de la línea áspera y forma una
lámina gruesa que se enrosca hacia delante y
cubre el músculo crural por su parte externa;

el **vasto medial** o **vasto interno** se une a la
cresta medial de la línea áspera y forma una
lámina gruesa que se curva hacia delante y
cubre el crural por su parte interna;

el **recto femoral**,
la cabeza más superficial, se sitúa
entre los dos músculos vastos,
delante del crural. Se origina
más arriba: se inserta en la
espina ilíaca antero-inferior,
delante de la pelvis, mediante
un largo tendón.

# La terminación del cuádriceps

Las cuatro cabezas del cuádriceps
terminan en un *tendón común* que nace
a mitad del muslo.

Este tendón desciende y se inserta en el borde
superior de la rótula.

Algunas fibras continúan
por los lados de la rótula.
Otras fibras continúan
por delante de la rótula,
ya sea directa u oblicuamente.

En el borde inferior de la rótula,
encontramos un tendón que alarga
la parte descrita anteriormente.
Es un tendón grueso, de varios centímetros
de ancho, que desciende hasta la tibia
y se inserta sobre la *tuberosidad anterior* de esta
(véase la pág. 104).

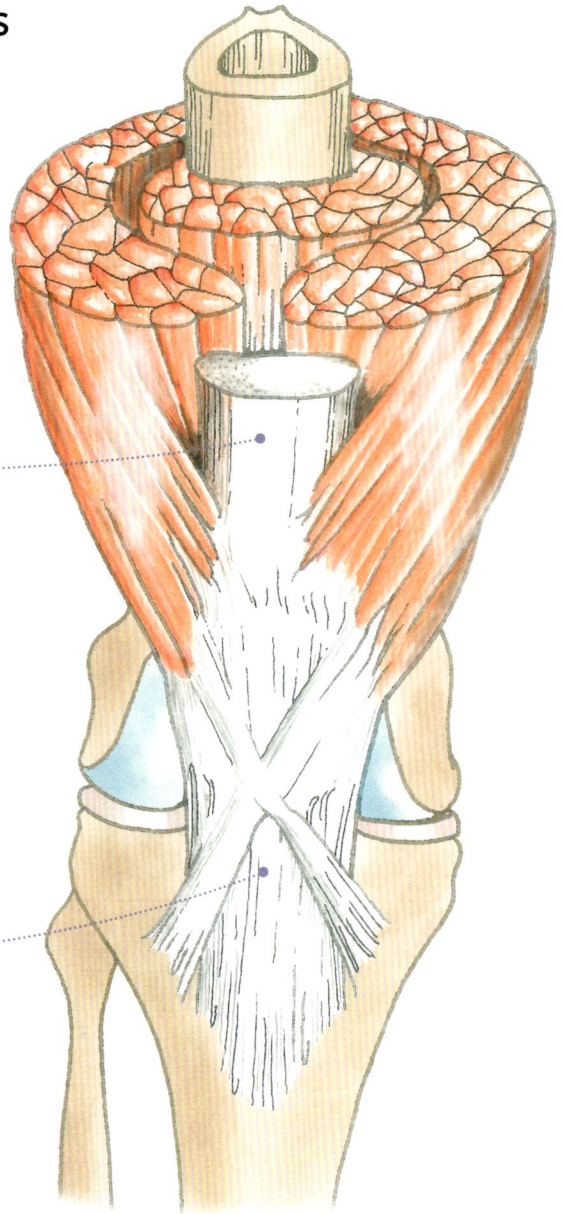

El tendón del cuádriceps parece como si tuviera dos partes:

- el **tendón suprarrotuliano**, por encima de la rodilla, enredado en las masas
  contráctiles del músculo;
- el **tendón subrotuliano**, por debajo de la rodilla, conectado a la tuberosidad
  anterior de la tibia.

Entre las dos partes, la rótula es como un *elemento intermediario* que desempeña
varias funciones (véase la pág. 78).

# La acción del cuádriceps

El cuádriceps es el principal *extensor de la rodilla*.
Actúa con una *fuerza considerable...*

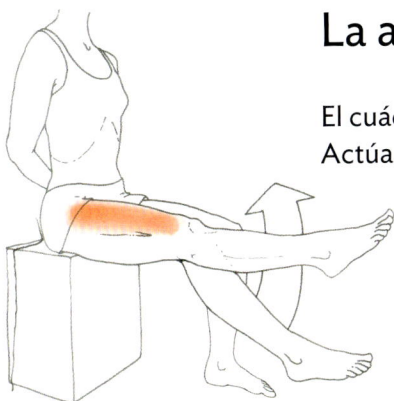

... que no es indispensable cuando la extensión
de la rodilla solo es para levantar el pie,

... que es imprescindible cuando la extensión de la rodilla
es necesaria para levantar el tronco, cuando flexionamos las rodillas
o cuando volvemos de una flexión.

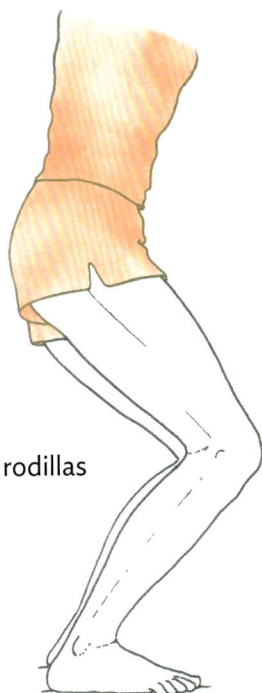

Lo vemos en situaciones en las que *la rodilla debe mantenerse recta contra la fuerza
del peso del tronco,* que haría que se flexionara, como en la postura de la plancha boca
abajo, sobre todo si nos apoyamos sobre un solo pie...

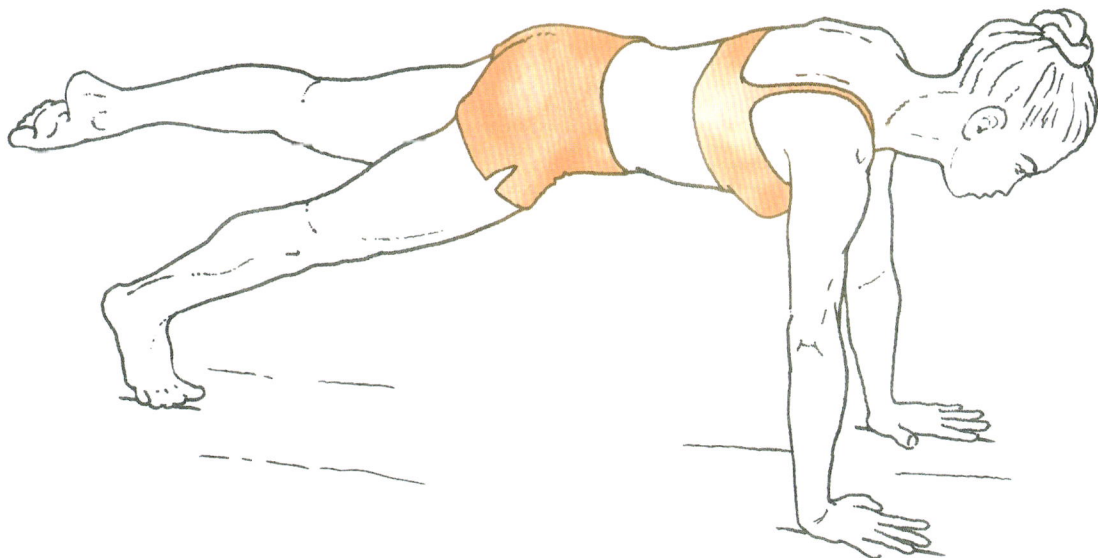

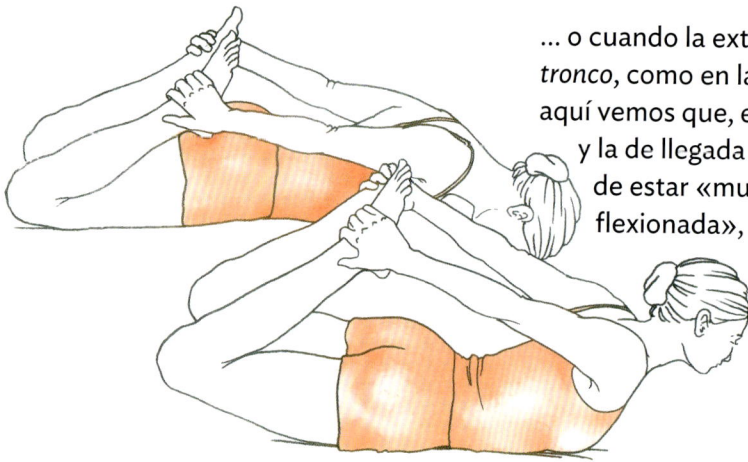

... o cuando la extensión sirve para *levantar el tronco*, como en la postura del Arco/Dhanurasana: aquí vemos que, entre la posición de salida (arriba) y la de llegada (abajo), la rodilla ha pasado de estar «muy flexionada» a estar «menos flexionada», es decir, que ha realizado una extensión que ha tirado del tronco;

... sobre todo, cuando esta extensión se hace a partir de una gran flexión, como en la postura de la Silla/Utkatasana al bajar.

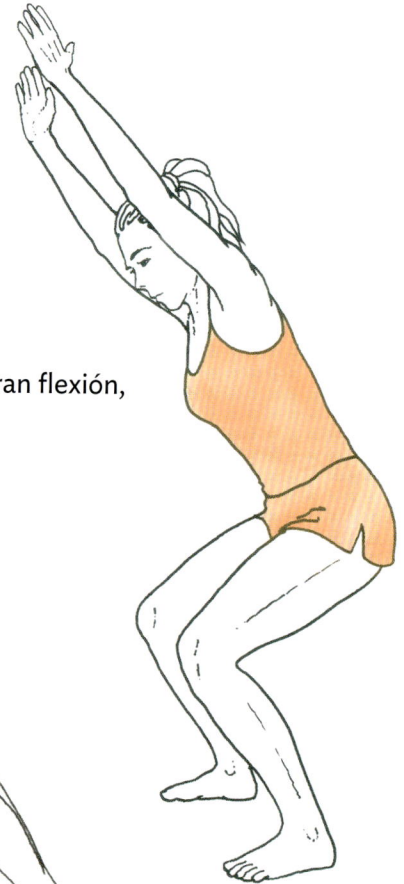

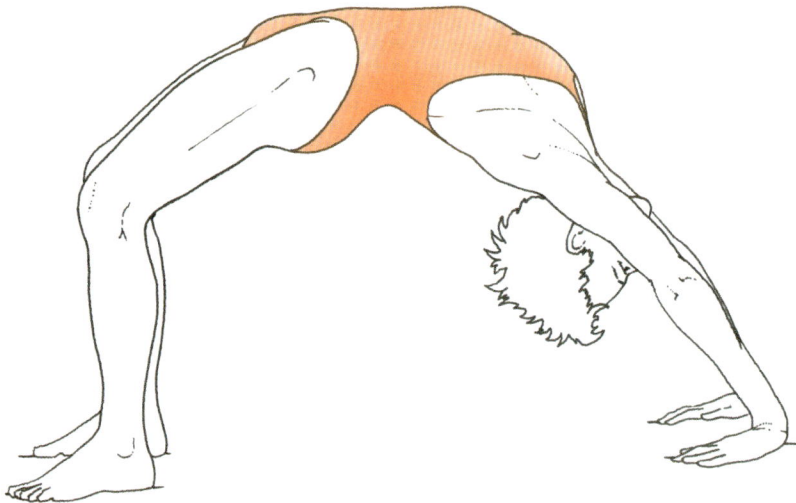

El cuádriceps también puede frenar o detener una postura en semiflexión, por ejemplo, cuando mantenemos el ángulo de flexión en el Puente.

# Dentro del cuádriceps, la función particular del recto femoral

El recto femoral es el más largo de los cuatro haces.
Se origina en la pelvis. Por tanto, cruza la cadera. Al nivel de la cadera, su acción es la flexión.

Así, este músculo puede ser *a la vez* extensor de la rodilla y flexor de la cadera, como en la postura del Barco/Navasana.

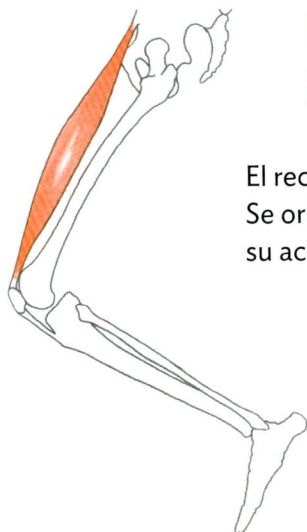

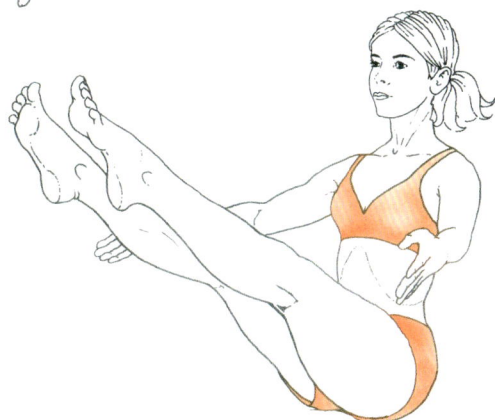

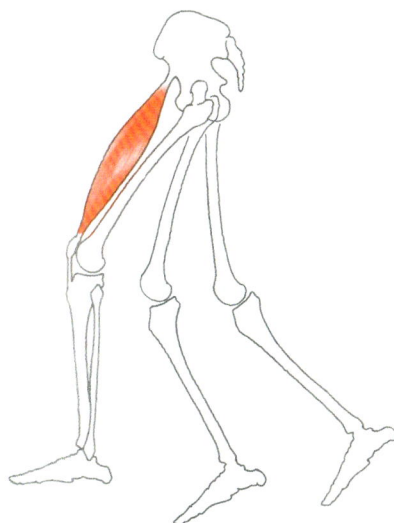

También puede *frenar a la vez* una flexión de rodilla y una extensión de cadera, como en la postura del Camello/Ustrasana.

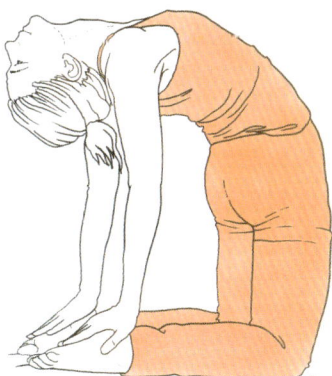

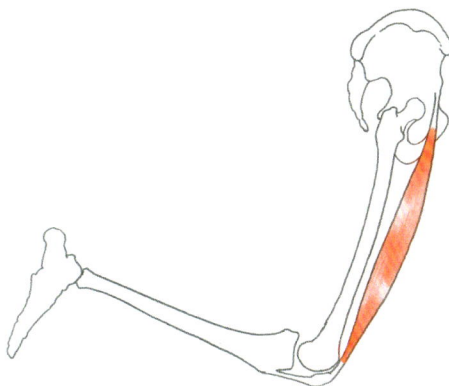

# La rótula

La rótula, también llamada patela, es un hueso situado en la *parte de delante de la rodilla*.

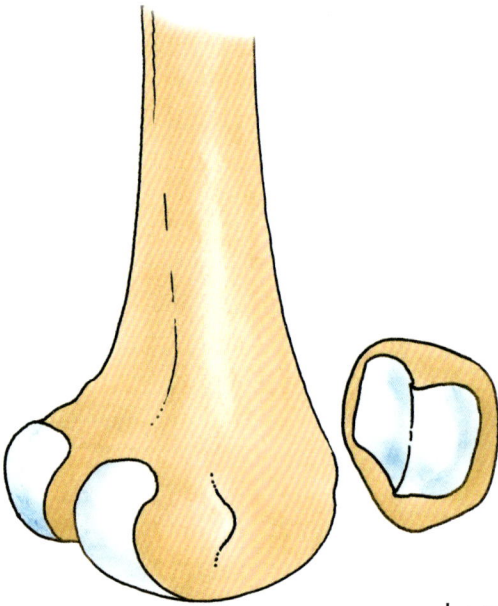

Lo podemos observar fácilmente en nuestra rodilla y palpar su contorno con los dedos.

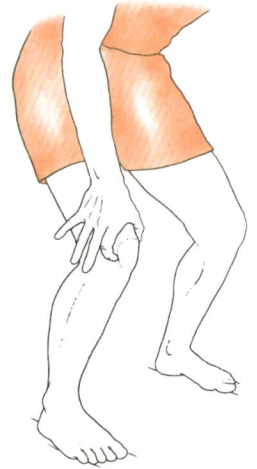

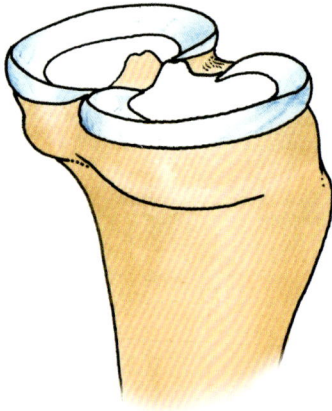

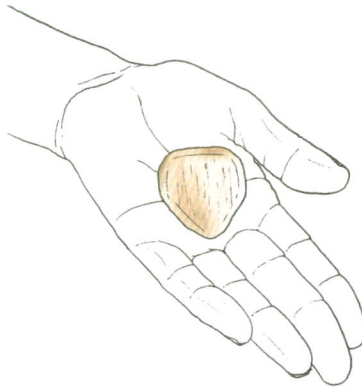

Se trata de un hueso pequeño. Parece que sea plano, pero en realidad tiene cierto grosor que no nos imaginamos de entrada.

## Visto en detalle...

Tiene forma redondeada, con dos caras y cuatro bordes.
Su CARA ANTERIOR está casi debajo de la piel.
Está separada de esta por unas fibras del tendón del cuádriceps y por una fina bolsa sinovial situada entre el tendón y el hueso.

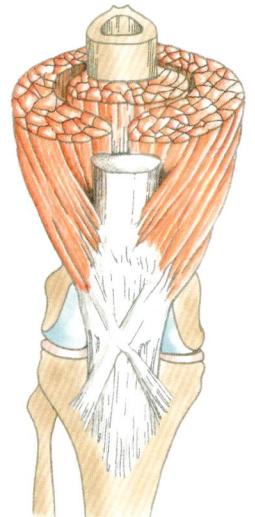

Su cara posterior presenta una parte articular formada por dos superficies separadas por una cresta. Estas dos superficies son algo cóncavas de dentro hacia fuera. Están situadas en dos planos diferentes, orientadas a 90° la una respecto a la otra.

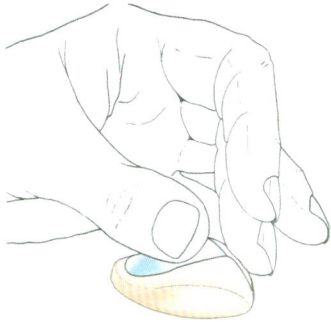

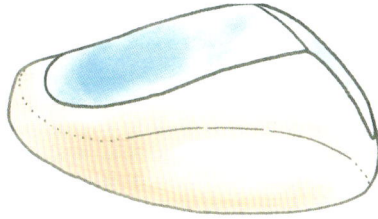

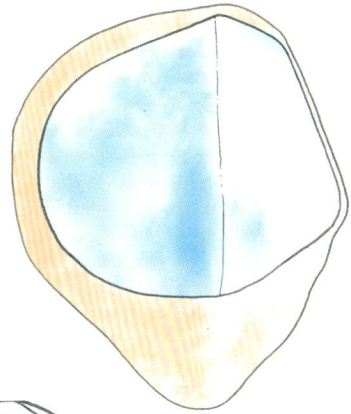

Están revestidas de un cartílago muy grueso (el más grueso de todo el cuerpo).

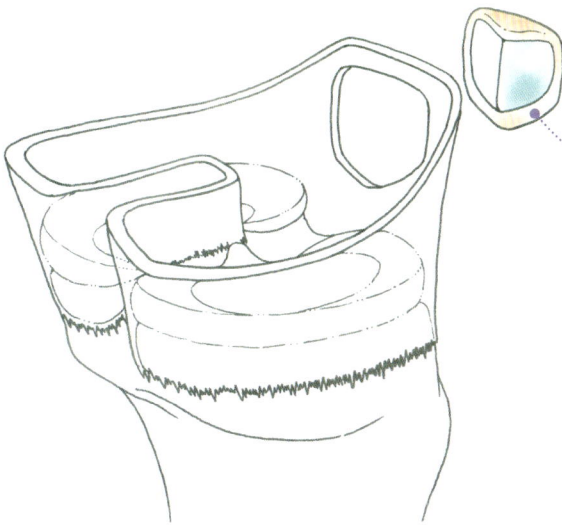

El contorno de esta parte articular es óseo y a ella se adhiere la cápsula de la rodilla.

En el borde superior de la rótula se encuentra la inserción del tendón suprarrotuliano del cuádriceps.

Los bordes laterales se prolongan en ciertas fibras del tendón del cuádriceps y en los ligamentos.

El borde inferior es ligeramente puntiagudo. Es donde se inserta el tendón subrotuliano del cuádriceps.

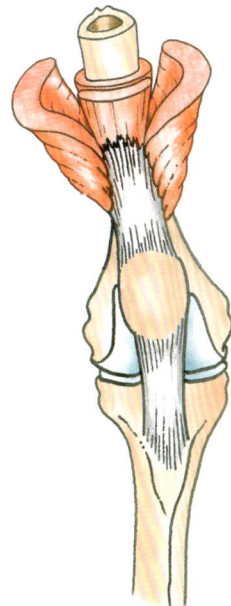

# Las funciones de la rótula

La rótula ejerce una *triple función* en la articulación de la rodilla.

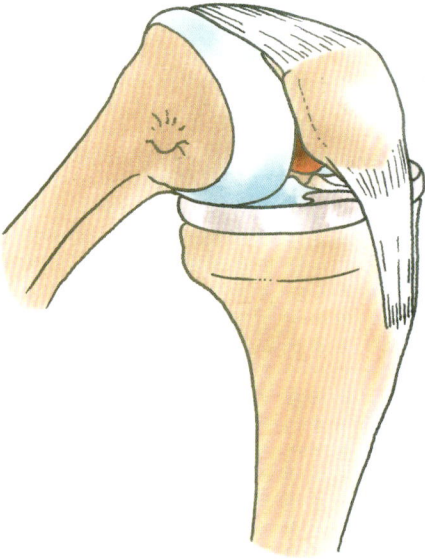

## PROTEGE EL TENDÓN DEL CUÁDRICEPS

Está situada en el punto donde el tendón del cuádriceps se acoda en la polea femoral, de tal modo que protege tanto a la polea como al cartílago de las fricciones del tendón durante los movimientos de flexión y extensión.

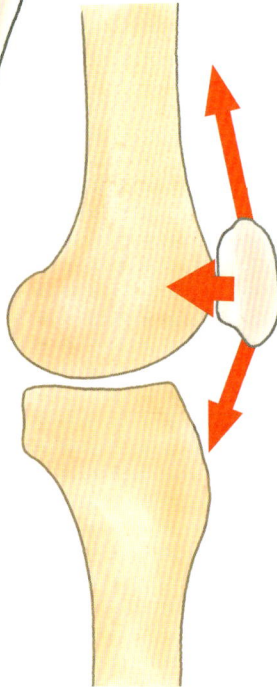

## MEJORA LA ACTUACIÓN DEL CUÁDRICEPS

Al desplazar el tendón del centro de la articulación, *aumenta su efecto de palanca*, de modo que se requiere menos esfuerzo muscular para obtener la misma fuerza de extensión.

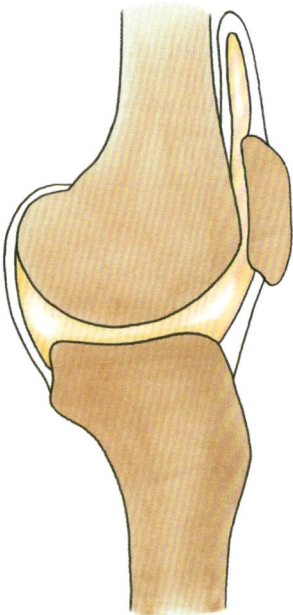

## FORMA UN ESCUDO

La rótula protege la superficie cartilaginosa de la tróclea y los cóndilos de los *impactos* y otros traumatismos.

# La articulación femororrotuliana

En la página 35 hemos visto que el fémur, la tibia
y la rótula se encuentran dentro de una misma cápsula.

Partiendo de aquí, se considera que la articulación
femororrotuliana es la parte de dicha gran articulación
que concierne a la rótula.

La rótula *solo se articula con el fémur*, nunca está en
contacto con la tibia.

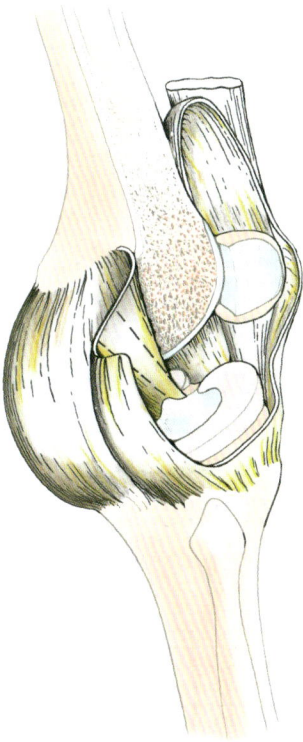

Esta articulación tiene sus propios ligamentos:

**Las aletas rotulianas**
Estos ligamentos van desde los bordes laterales
de la rótula hasta las tuberosidades supracondíleas
del fémur a cada lado. Estos ligamentos aseguran
la *estabilidad lateral de la rótula* tirando cada uno
de su lado.

La aleta interna es importante para evitar
la subluxación interna de la rótula.

**Los ligamentos meniscorrotulianos**
Son los ligamentos que van desde los bordes laterales
de la rótula hasta las caras laterales de cada menisco.
Estos ligamentos aseguran *a la vez la estabilidad
lateral de la rótula y la de los meniscos.*

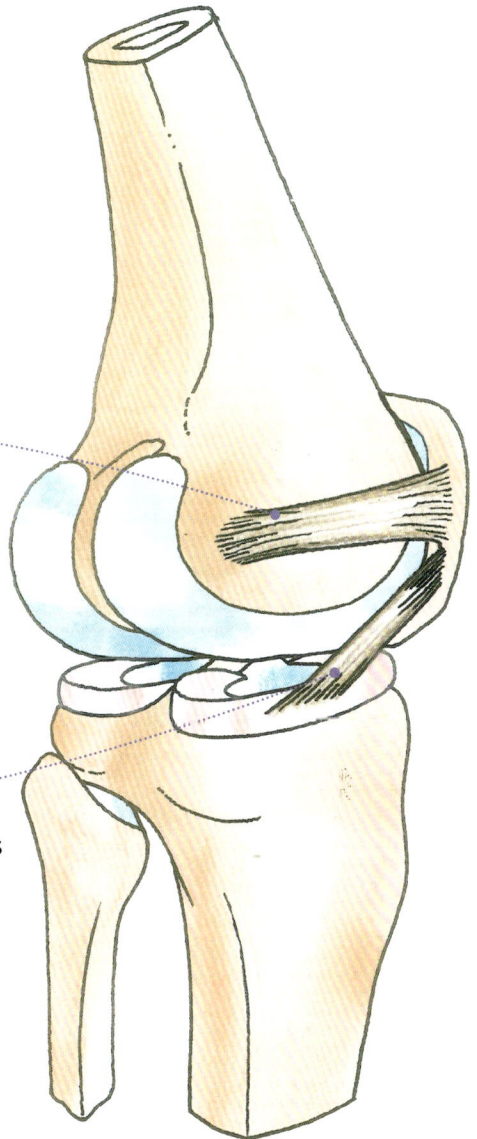

# Cómo está integrada la rótula
# en el aparato extensor de la rodilla

**EN LA PARTE PROFUNDA**
La cápsula de la rodilla tiene un *orificio* en el lugar de la rótula.
Esta se une a la cara posterior del hueso, alrededor de la región cartilaginosa.
Es como si la rótula estuviera *incrustada* en la cápsula de la rodilla.

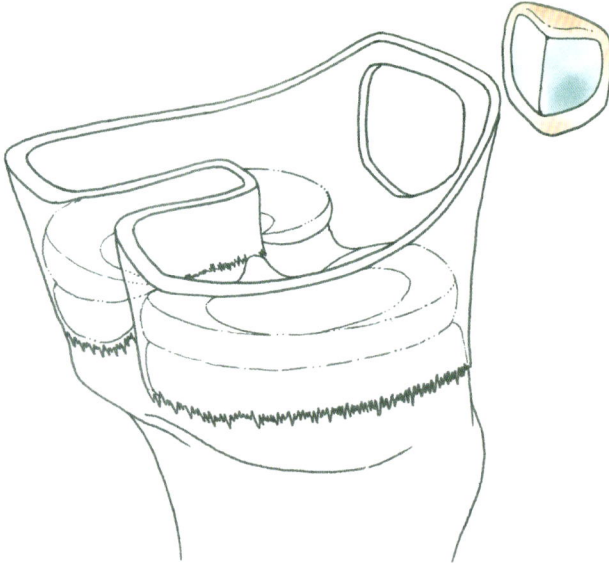

Por ello, las dos caras de la rótula están situadas de una forma muy diferente.

La *cara posterior* está en contacto con *el interior de la cápsula de la rodilla.* Es intraarticular y está en contacto con la sinovia, cerca de los meniscos; en cambio, la *cara anterior* está bajo la piel, o sea, está situada muy cerca de la superficie.

**MÁS CERCA DE LA SUPERFICIE**
En los bordes de la rótula están las inserciones del *tendón del cuádriceps*: es como si la rótula también estuviera *incrustada en el tendón del cuádriceps.*

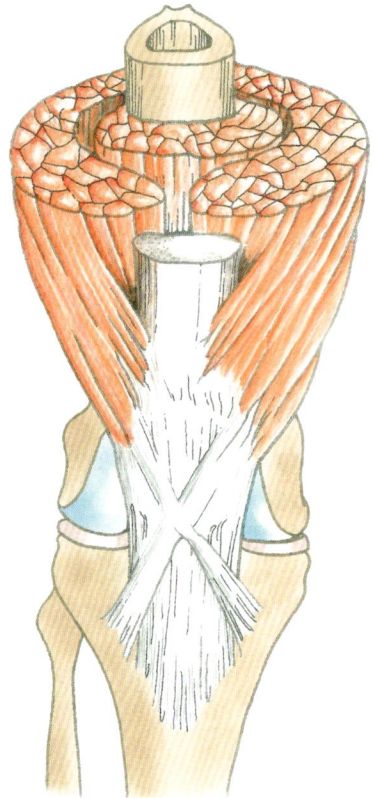

# Cómo se coloca la rótula
# en la flexión y la extensión de la rodilla

**EN LA EXTENSIÓN**

La rótula se sitúa *frente a la tróclea*.

Las carillas se articulan con la tróclea. La cresta
se sitúa en el surco de la tróclea.

La articulación *está poco trabada*: si la extensión tiene lugar
con el cuádriceps relajado, es posible mover (ligeramente)
la rótula hacia la derecha y hacia la izquierda.
Véase el movimiento sinovial de la rótula
en las págs. 138-139.

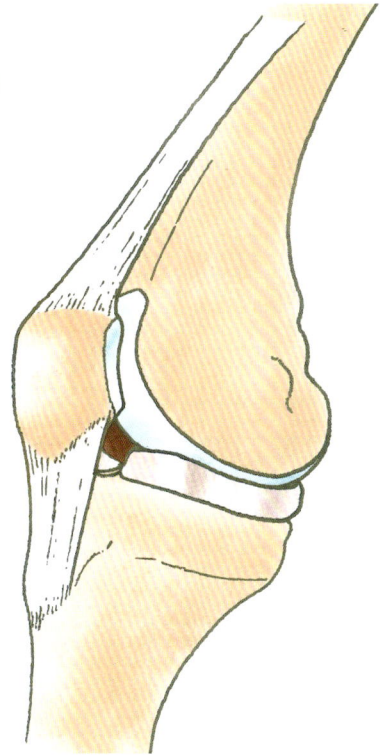

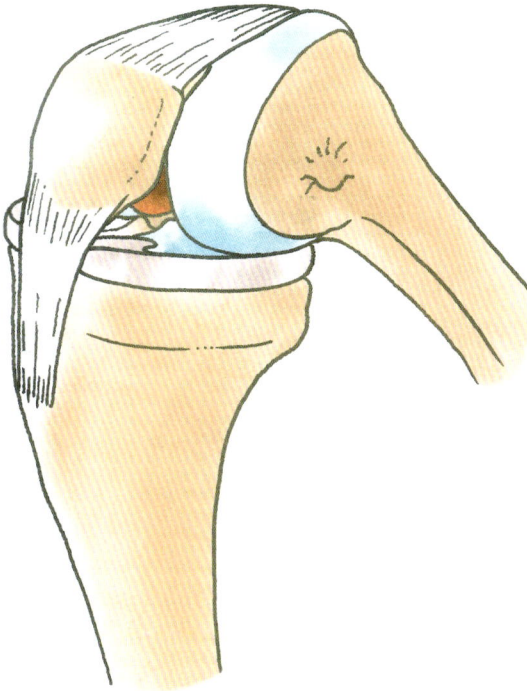

**EN LA FLEXIÓN**

El tendón rotuliano mantiene la rótula a una distancia fija de la tibia.
El fémur se desplaza hacia atrás. *Lo que ahora se articula con la rótula son
los cóndilos* (la parte inferior de los cóndilos).
La rótula está mucho más encajada entre los cóndilos de lo que lo estaba
con la tróclea: ya no es posible moverla de derecha a izquierda.
Véase esto en la práctica descrita en la pág. 138.

# Cómo se coloca la rótula en las rotaciones de la rodilla

Observaremos las rotaciones de la tibia (a) y del fémur (b).

Cuando la rodilla hace una rotación interna, la tuberosidad anterior tibial (TAT) se orienta hacia el interior.

El tendón subrotuliano va hacia *el interior*.

La rótula presiona con más fuerza contra la carilla interna de la tróclea o contra el cóndilo interno.

Esto es lo que ocurre en la postura del Loto/Padmasana (véase la pág. 168).

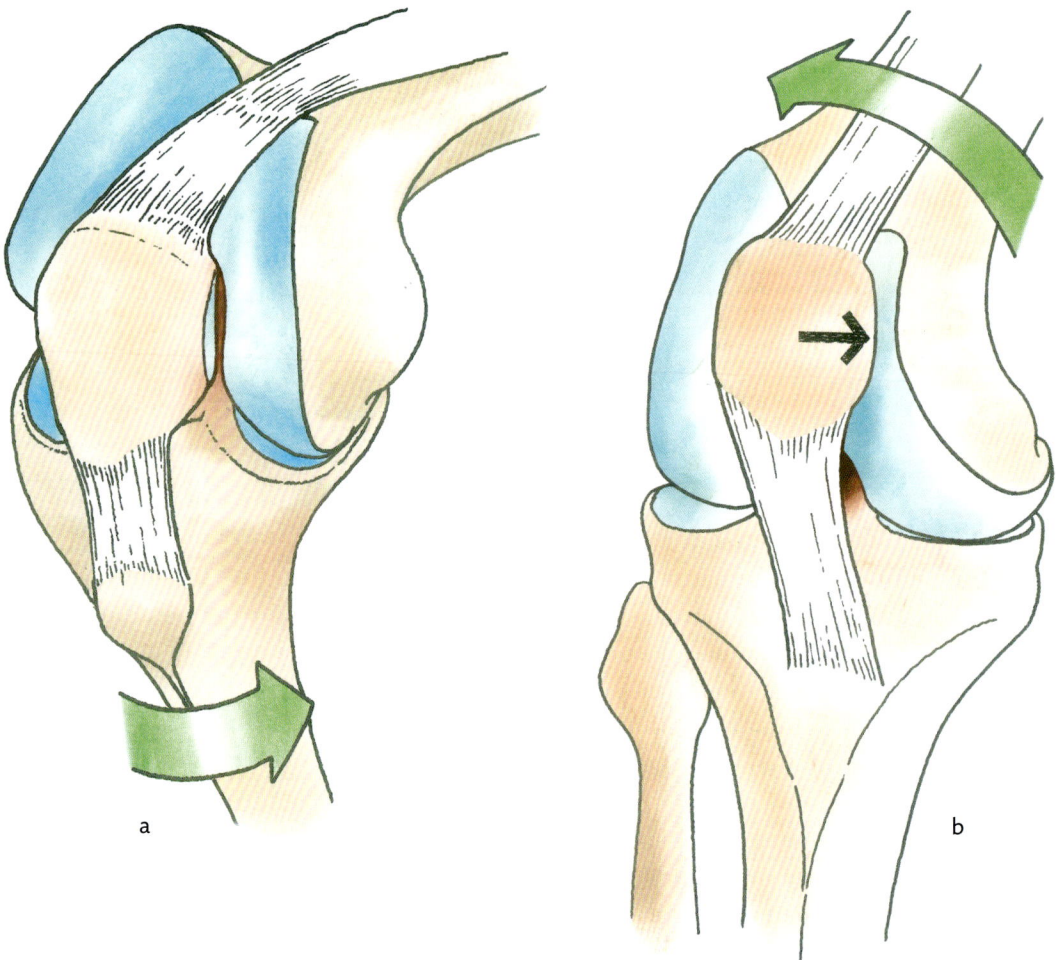

a

b

Las figuras muestran una rodilla derecha vista por delante.
Para simplificar la imagen, no se muestran los meniscos.

Cuando la rodilla hace una rotación externa, la TAT se orienta hacia el exterior.

El tendón subrotuliano va hacia *el exterior*.

La rótula presiona con más fuerza contra la carilla externa de la tróclea
o contra el cóndilo externo.

Esto es lo que ocurre en la postura del Héroe/Virasana (véase la pág. 160).

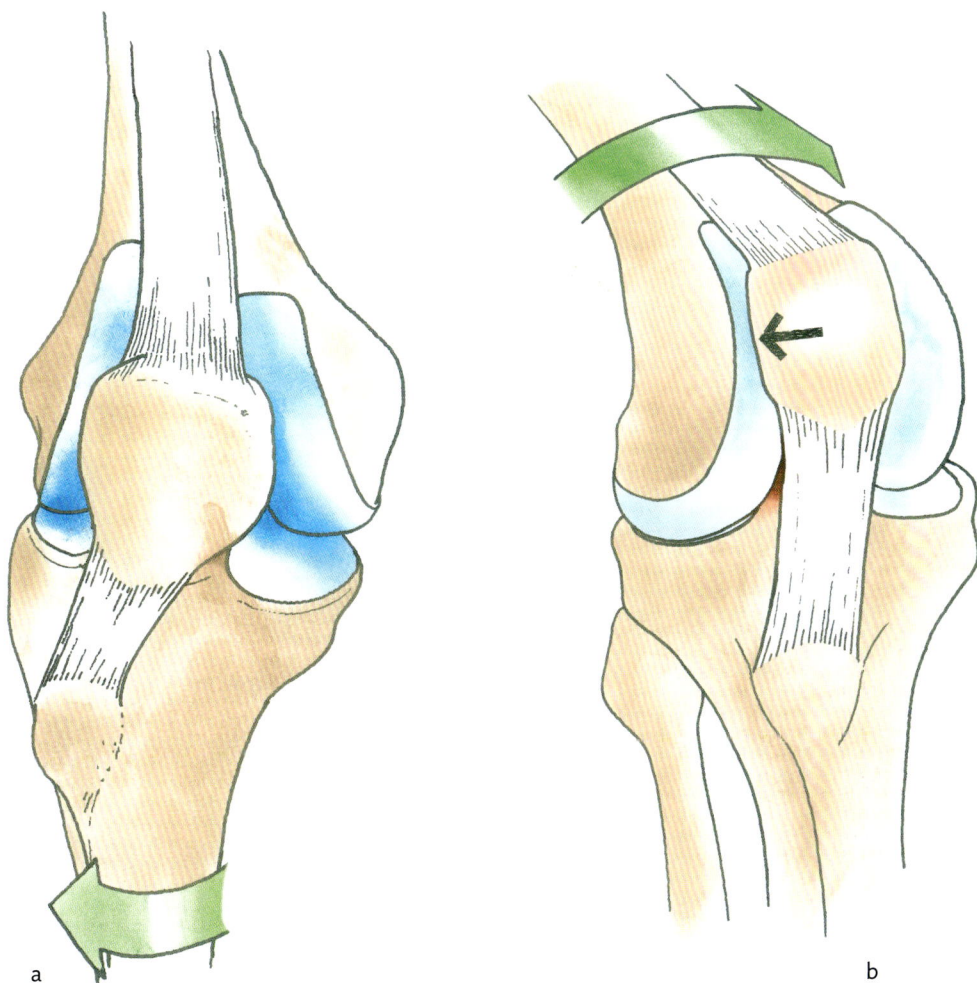

a

b

Las figuras muestran una rodilla derecha vista por delante.
Para simplificar la imagen, no se muestran los meniscos.

# Las compresiones sobre la rótula

Este es un capítulo importante. En efecto, a pesar de que el hueso es muy pequeño, el cartílago de la rótula es el más grueso del cuerpo, y hay una buena razón para ello: *está sometido a presiones muy intensas.*

Estas compresiones son de tipos muy diferentes:
según el tipo de movimientos: extensión, flexión, rotación;
según las circunstancias de acción de músculos activos o en reposo;
según las circunstancias de apoyo: sobre ambos pies o sobre uno solo.

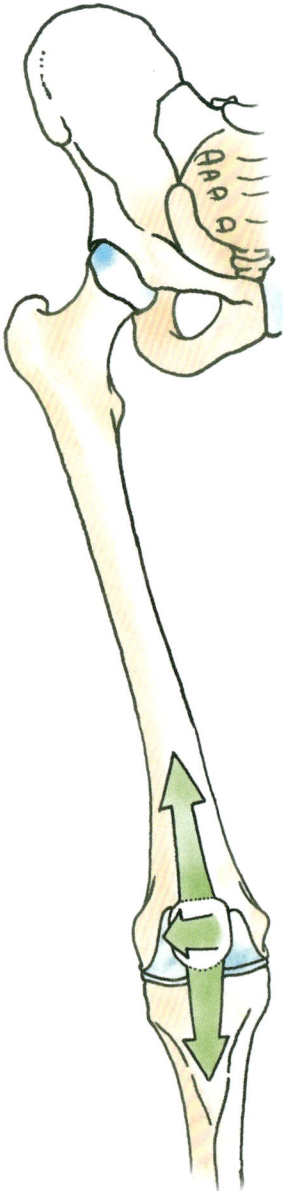

## Cuando la rodilla está en extensión

De nuevo, aquí es donde las compresiones son menores. Sin embargo, debido al valgo fisiológico de la rodilla, la rótula tiende sistemáticamente a apoyarse más contra la *carilla lateral de la tróclea*, que generalmente está más comprimida.

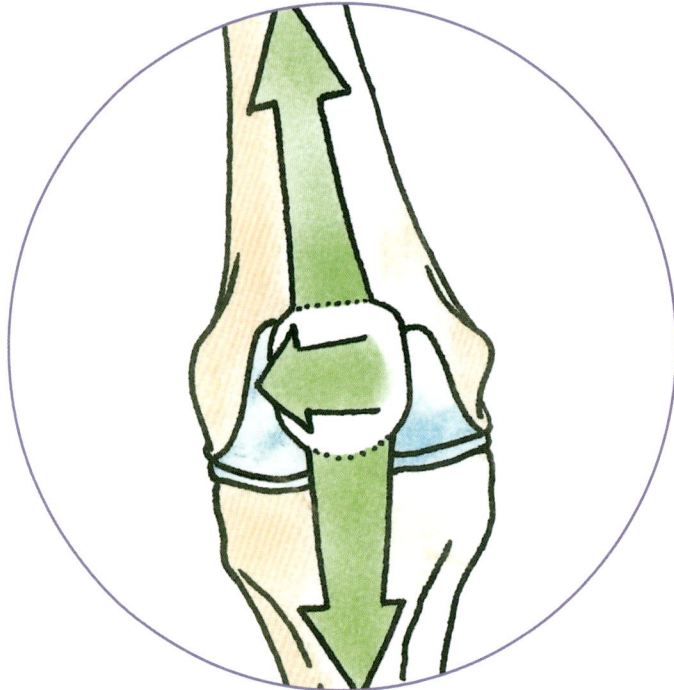

# En flexión amplia

El tendón suprarrotuliano del cuádriceps (flecha verde superior) se tensiona, al igual que el tendón subrotuliano (flecha verde inferior).

Cada uno de estos tendones tira de la rótula, uno hacia arriba y el otro hacia abajo.

*Los dos tendones tiran de la rótula hacia atrás*, lo cual comporta una *compresión* de los cartílagos (flecha verde grande).

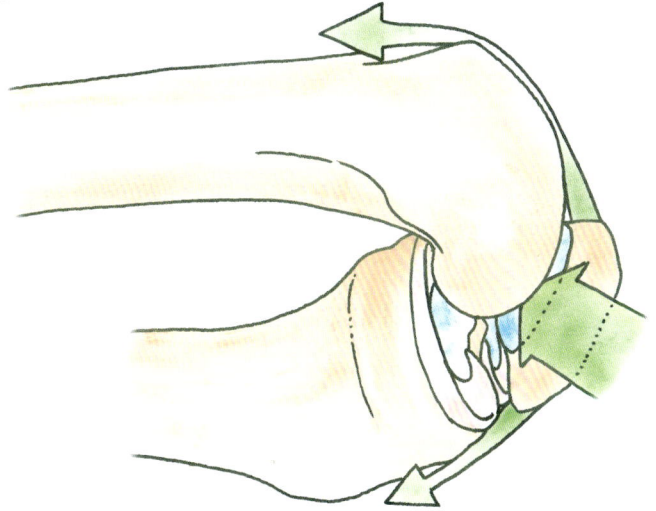

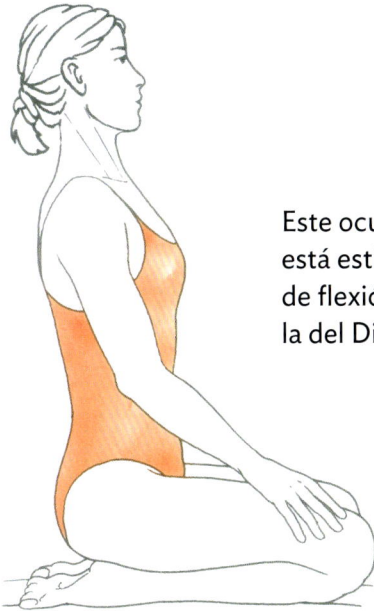

Este ocurre cuando el cuádriceps está estirado en posturas de flexión intensa, como la del Diamante/Vajrasana,

o, *más intensa aún*, la del Héroe tumbado/Supta Virasana, o la de la Rana/Bhekasana. ¿Por qué? Porque aquí el *recto anterior se pone en tensión* por la posición de la cadera en extensión. Esta tensión del recto se suma a la de las otras cabezas del cuádriceps.

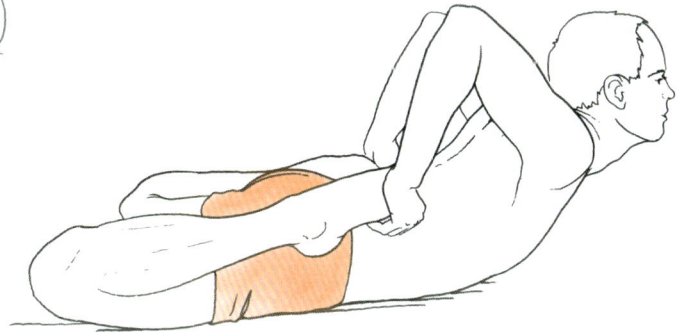

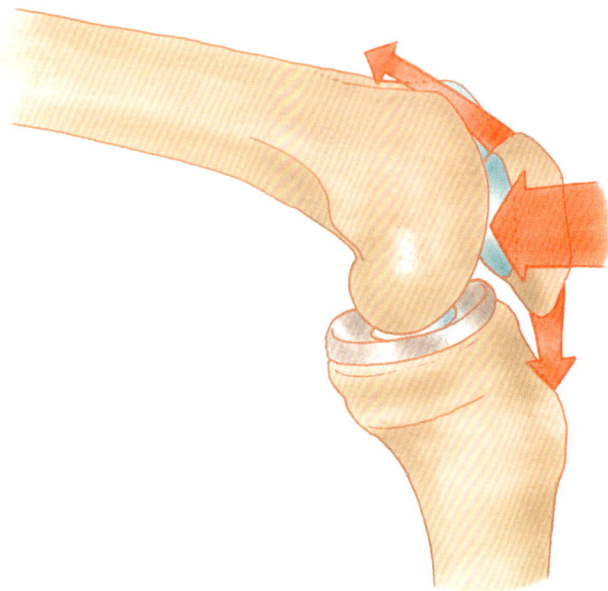

El efecto es *más intenso si el cuádriceps está contraído* (independientemente del ángulo de flexión, que en el dibujo se representa con las flechas que ahora son rojas): ahora *la tracción de la contracción se añade* a la de la simple puesta en tensión.

Eso es lo que ocurre al *bajar con las rodillas flexionadas* desde la posición de pie, pero también si nos quedamos en la posición flexionada o si *subimos desde la flexión*, como en la postura de la Silla/Utkatasana.

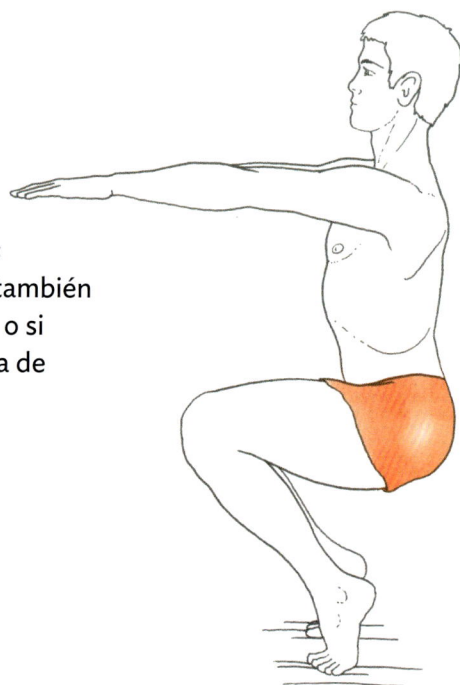

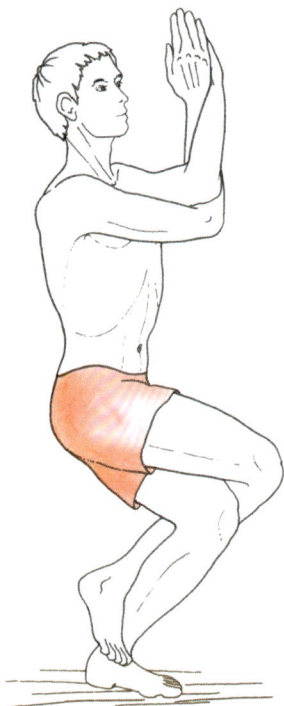

También ocurre, con más intensidad todavía, si bajamos apoyándonos sobre *un solo miembro inferior flexionado*, como en la postura del Águila/Garudasana.

Si la rodilla está en carga, *la compresión aumenta al mismo tiempo que la flexión*, por dos razones:

- cuanto más intensa es la flexión, más se orientan hacia el fémur las fuerzas ejercidas sobre la rótula (contracción del cuádriceps y tracción del tendón rotuliano), que, por lo tanto, lo presionan;
- cuanto más intensa es la flexión, más fuerza necesitamos en el cuádriceps para mantener la posición, lo que a su vez aumenta la tensión sobre la rótula.

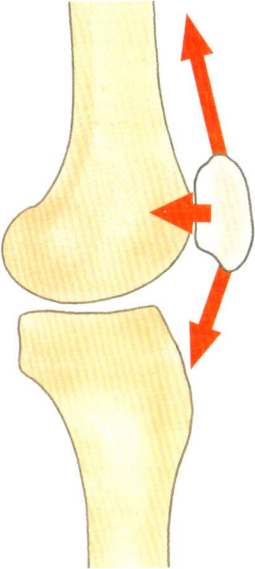

Veamos tres diagramas que nos muestran la rodilla de perfil.

Observamos que:

CON LA RODILLA EN EXTENSIÓN
las dos fuerzas son casi verticales y de intensidad baja.
La resultante es mínima.

En estos tres dibujos, se muestran tres flechas sobre la rótula:

- una representa la tracción del cuádriceps,
- otra, la tracción del tendón rotuliano,
- la tercera, la resultante de estas dos fuerzas, que es la compresión de la articulación femororrotuliana.

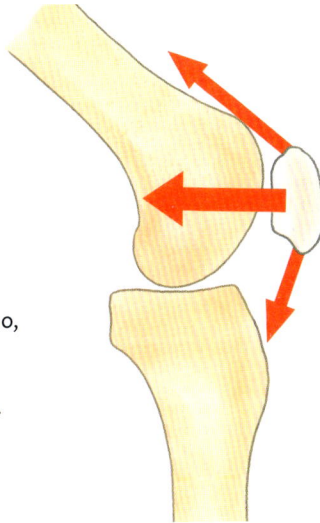

CON LA RODILLA FLEXIONADA A 45°
las dos fuerzas se vuelven oblicuas, lo cual *aumenta* la resultante y, además, sus valores globales aumentan porque el cuádriceps se ha contraído aún más.

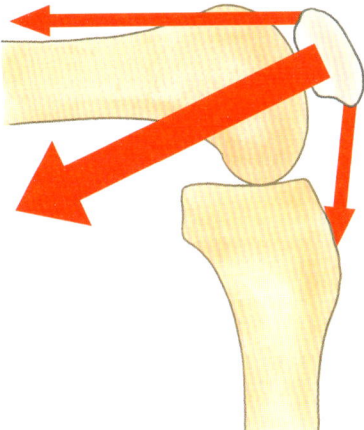

CON LA RODILLA FLEXIONADA A 90°
todo lo observado en el dibujo anterior se *ha acentuado todavía más, lo cual ha aumentado la compresión sobre la rótula* (que puede alcanzar un valor de 400 kg).

# En flexión/rotación externa

Todo lo dicho anteriormente se repite
con un detalle adicional: la rótula
se va hacia la parte externa de la tróclea.
En efecto, la tibia, que se ha girado
hacia fuera, se lleva consigo el tendón rotuliano
(véase la pág. 72), que a su vez tira de la rótula.

El dibujo muestra la rótula apoyada
sobre la carilla externa de la tróclea
(lo que vemos es una rodilla derecha
observada en flexión desde arriba).

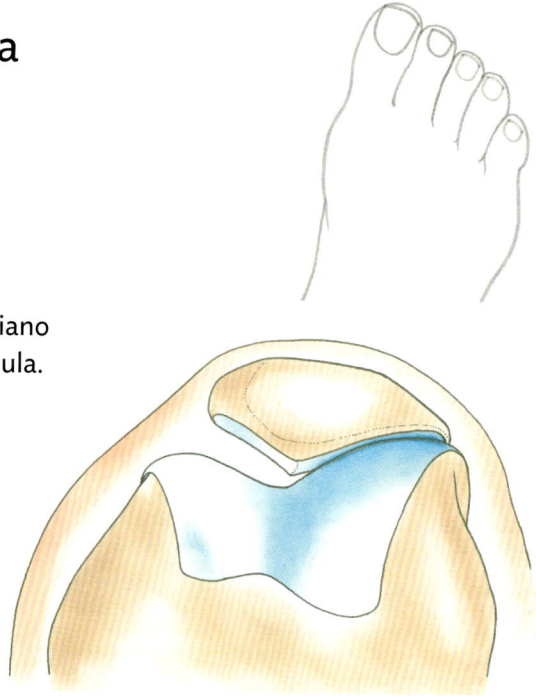

Esto es lo que ocurre en las posturas del Héroe/Virasana, y todavía más
si la flexión es completa. La presión se ejerce en la parte externa de la articulación.
Esta compresión externa se acentúa cuando la flexión/rotación es *activa*
(se mantiene por las contracciones musculares).

La presión aumenta aún más si el apoyo
se produce sobre un solo pie.

Esto es lo que ocurre en la postura
del Águila/Garudasana si no alineamos
la rodilla con la vertical del pie.

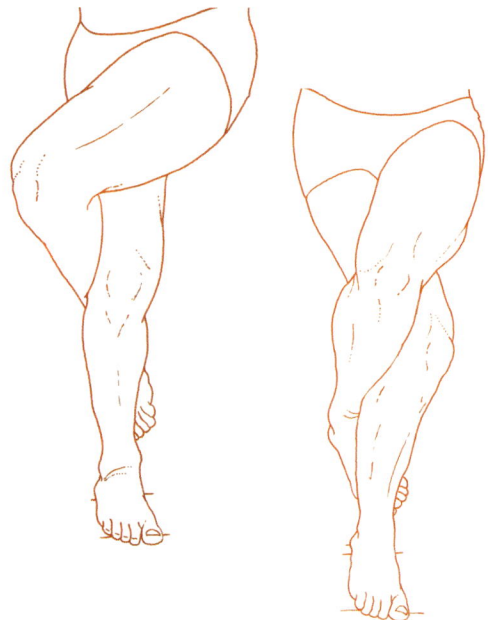

# Los músculos que flexionan la rodilla

En general, se necesita ejercer menos fuerza para flexionar la rodilla que para extenderla. ¿Por qué? Porque *en la vida cotidiana*, muy a menudo, *la fuerza de la gravedad es la que se encarga de la flexión*. Muchos de los músculos flexores están *detrás del muslo*.

**EN EL LADO INTERNO,** hay dos:

• El **músculo semimembranoso**, que se une por arriba al isquion, desciende y se inserta por abajo en la parte posterior de la meseta tibial;

• El **músculo semitendinoso**, que se une por arriba al isquion, desciende y se inserta por abajo en la zona de la pata de ganso (véase la pág. 102).

Estos dos músculos *flexionan la rodilla*. Al tirar de la cara interna de la tibia, también provocan la rotación interna de esta.

**EN EL LADO EXTERNO,** se aloja el bíceps femoral:

Como su nombre indica, este músculo tiene dos haces, o dos «cabezas»:

• el **bíceps corto**, que se une a la línea áspera por encima de la rodilla, desciende y se une por abajo mediante un tendón a la cabeza del peroné;

• el **bíceps largo**, que nace más arriba: se une por arriba al isquion, desciende y se inserta por abajo, mediante un tendón común con el bíceps corto, en la cabeza del peroné.

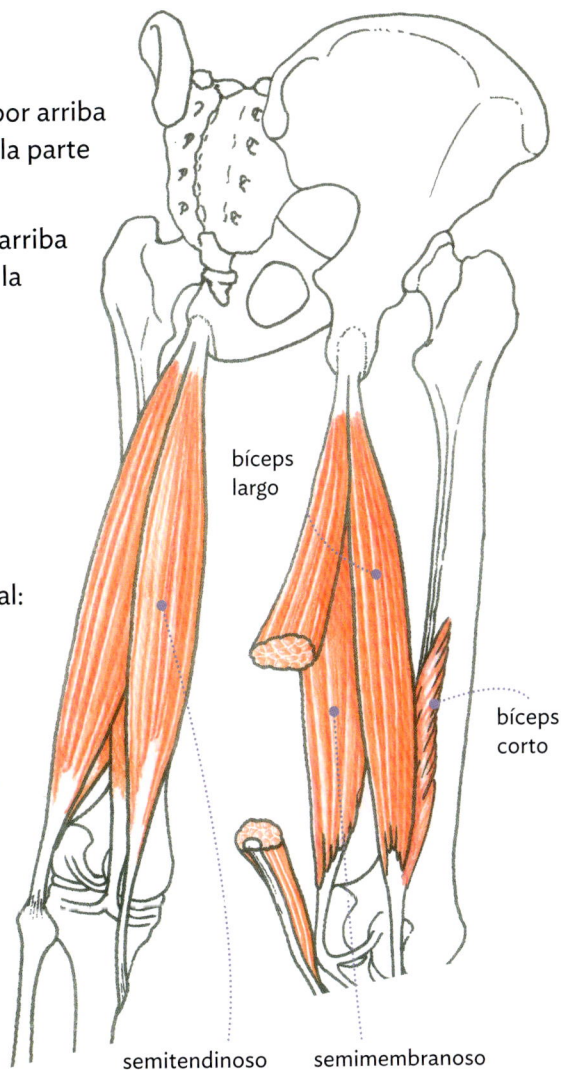

Estos dos músculos *flexionan la rodilla*. Al tirar de la pierna desde el peroné (fíbula), en el lado externo, también provocan la *rotación externa* de la pierna.

bíceps largo

bíceps corto

semitendinoso

semimembranoso

# Los músculos isquiotibiales

De los cuatro músculos descritos anteriormente, tres tienen una *unión común con la parte inferior de la pelvis.*

Se extienden desde el isquion hasta los huesos de la pierna, lo que da lugar al nombre de **grupo isquiotibial**. Además de la rodilla, también cruzan la articulación de la cadera.

En estos tres músculos, *la acción sobre la rodilla (flexión) se combina con la acción sobre la cadera (extensión).*

El estiramiento de estos músculos es el responsable de la extensión de la rodilla y a la vez de la flexión de la cadera.

Estos músculos intervienen en la postura del Bastón/Dandasana,

en la postura del
Perro boca abajo/Adho Mukha Svanasana

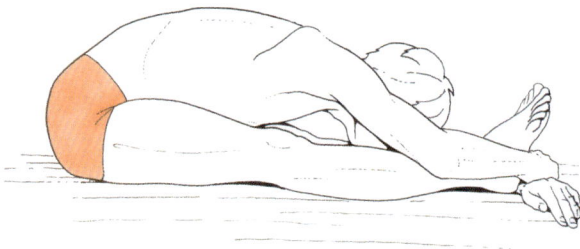

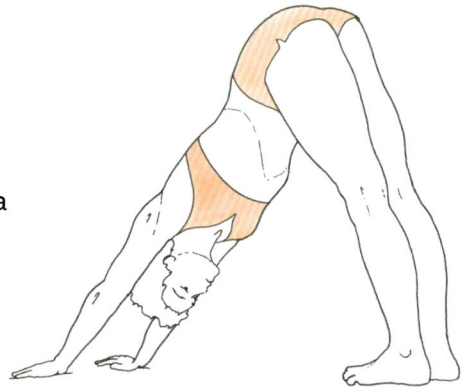

y en la postura
de la Pinza/Paschimottanasana.

# Las «riendas» de la rodilla:
# los músculos isquiotibiales y el bíceps corto

En posición sentada, si doblamos la rodilla a 90°, notaremos los tendones isquiotibiales, lo que nos ayuda a comprender cómo se comportan ciertos músculos que nacen en el muslo, que hacen *girar la tibia* a modo de unas riendas que hicieran girar al caballo.

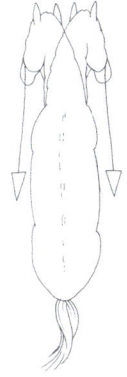

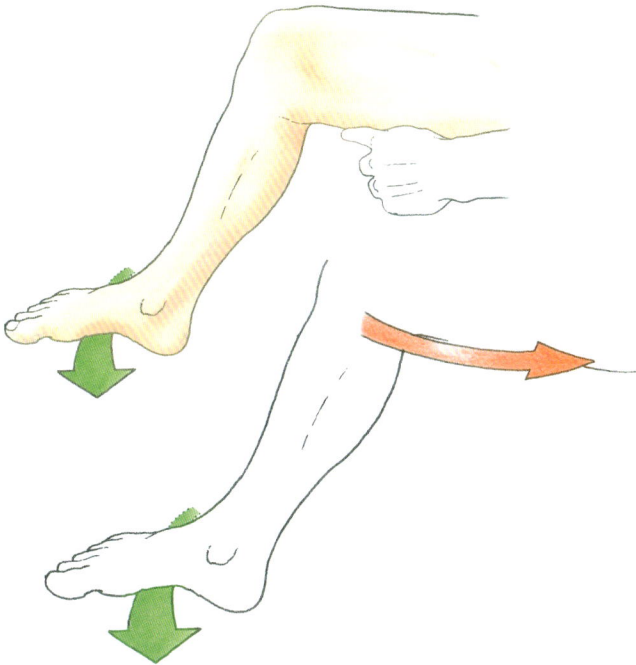

## POR EL LADO INTERNO

El semimembranoso y el semitendinoso hacen girar la tibia en *rotación interna*.

Se puede añadir el músculo sartorio.

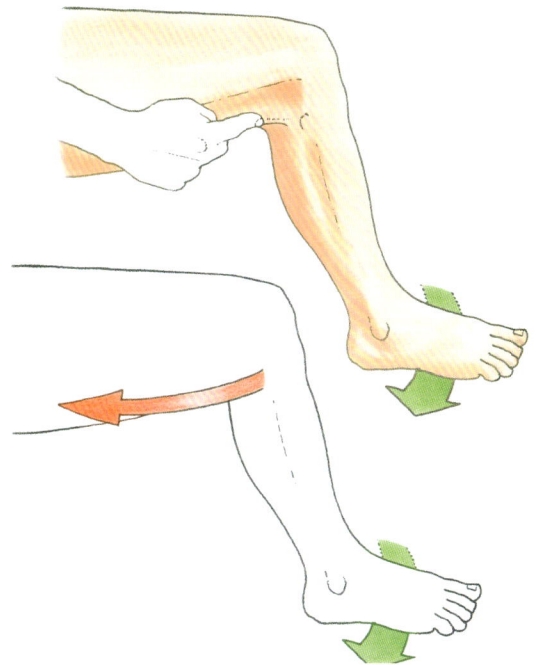

## POR EL LADO EXTERNO

El bíceps corto y el bíceps largo hacen girar la tibia en *rotación externa*.

Se puede añadir la fascia lata (que cuenta por dos).

(Véase «Equilibrar los isquiotibiales en la postura del Guerrero II/Virabhadrasana II»).

# Los músculos gastrocnemios o gemelos de la pantorrilla

Estos músculos se encuentran en la *pierna*. Pertenecen a un grupo muscular más grande, el **tríceps sural**, formado por tres cabezas que se fusionan por abajo en un único tendón llamado **tendón de Aquiles**.

Este tendón se une al hueso del *talón*, el **calcáneo**.
Este músculo tiene una cabeza profunda, el **sóleo**, que no cruza la rodilla.

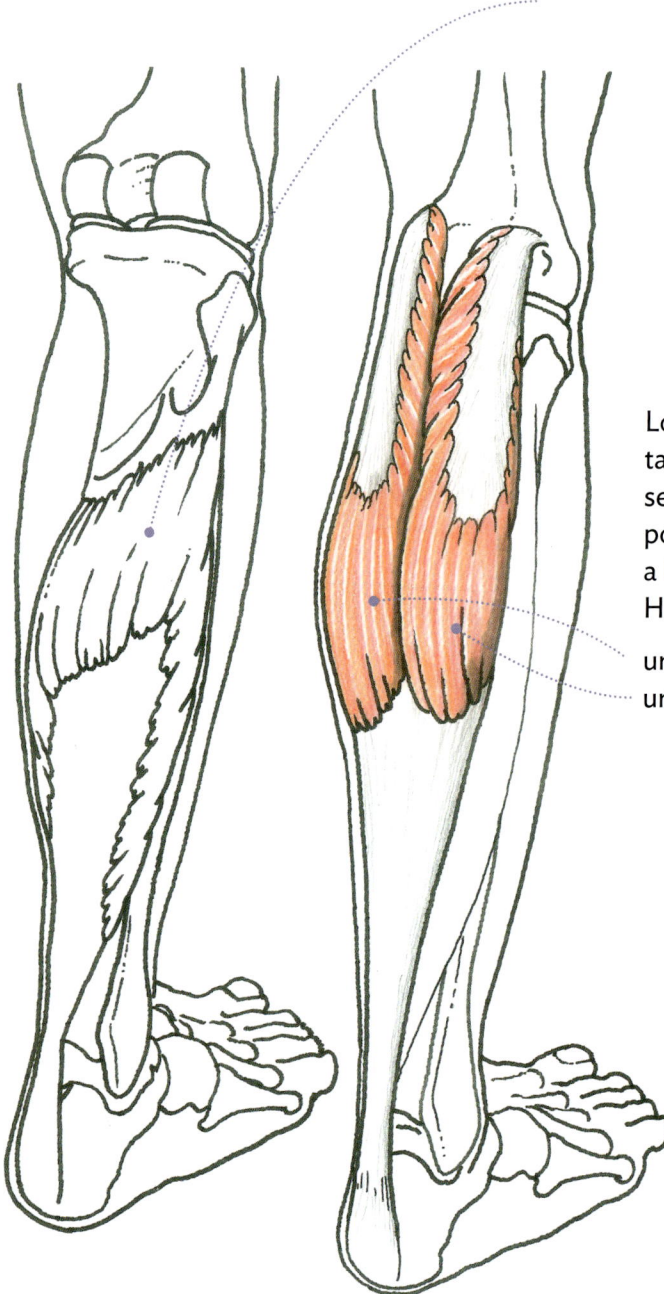

Los dos músculos gastrocnemios, también llamados **gemelos**, se originan más arriba: se insertan por encima de los cóndilos femorales, a los que cubren por completo. Hay dos gemelos:

un **gemelo interno** y
un **gemelo externo**.

## LA ACCIÓN DE LOS GASTROCNEMIOS

Su acción es la de *flexión de la rodilla*.
Pero, como también cruzan el tobillo, esta flexión
se combina con la flexión plantar del tobillo
(apuntando el pie).

Contribuyen a la estabilidad posterior de la rodilla,
ya que *evitan la rodilla recurvada* (véase el análisis
del Ángulo inclinado/Parivrrta Trikonasana en la p. 192).

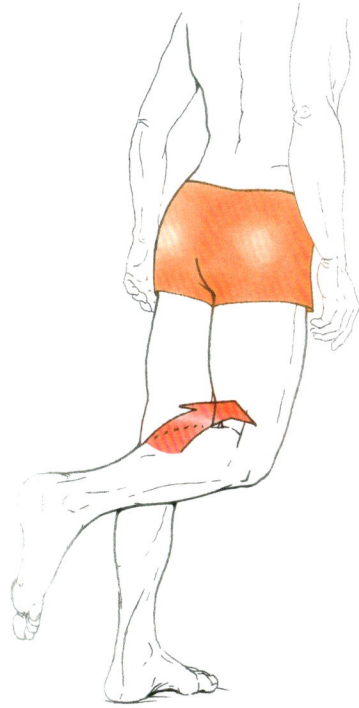

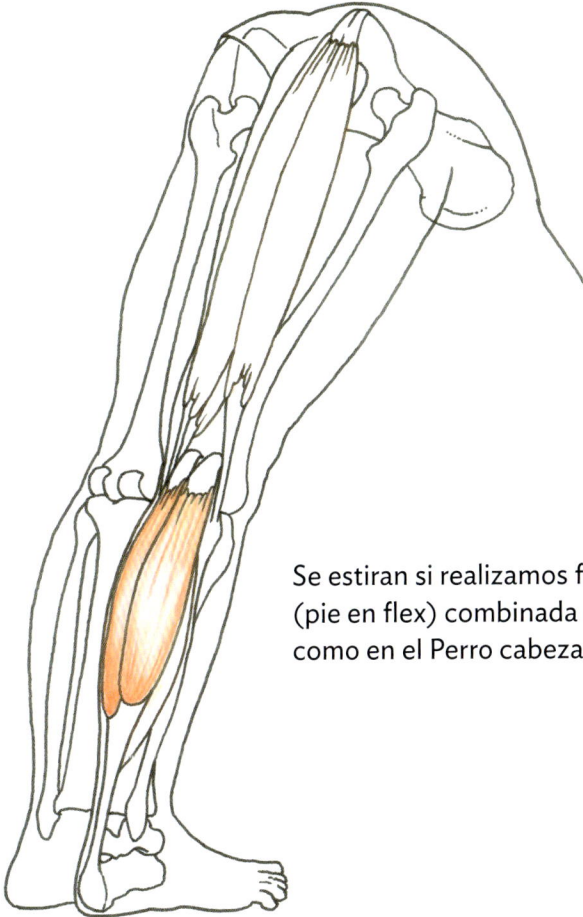

Se estiran si realizamos flexión dorsal del tobillo
(pie en flex) combinada con una extensión de rodilla,
como en el Perro cabeza abajo/Adho Mukha Svanasana.

Si la rodilla está flexionada, participan en la rotación de la tibia:
el *gemelo interno* hace la *rotación interna*, el *gemelo externo* hace la *rotación interna*,
Son, por tanto, rotadores de la rodilla.

# Los músculos flexores pueden ser extensores

En la rodilla...

... los músculos isquiotibiales son flexores, actúan desde atrás.

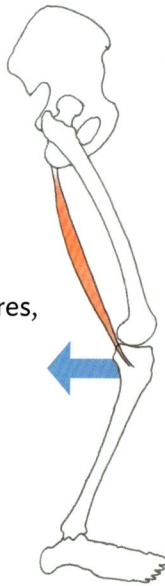

... los músculos gastrocnemios son flexores, actúan desde atrás.

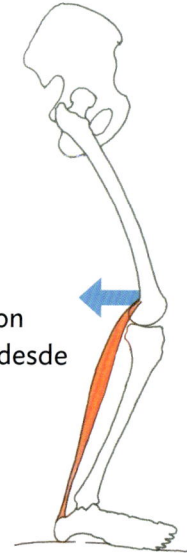

Existe una situación en la que estos músculos, si actúan conjuntamente, pueden *invertir su acción*:

Para ello, el pie debe pasar a ser un *punto fijo*.
Si fijamos firmemente el talón apoyándolo en el suelo, la acción del gastrocnemio se ejerce *del pie hacia el fémur*. Esta acción contribuye a *desplazar los cóndilos hacia atrás*. Esto provoca la *extensión de la rodilla*.

Los isquiotibiales completan este movimiento contrayéndose *desde el isquion hacia la tibia*. Vemos que esta acción contribuye a *mover la meseta tibial hacia atrás*. Esto provoca *la extensión de la rodilla*.

Las dos acciones combinadas pueden así extender la rodilla «desde atrás».

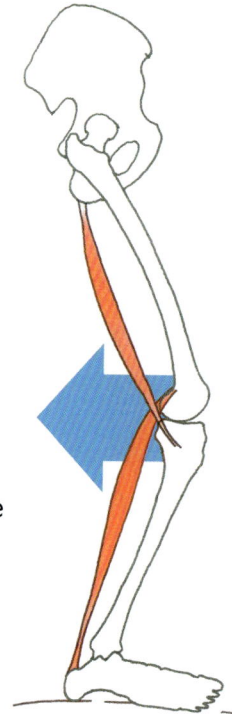

Podemos notarlo perfectamente cuando subimos un tramo de escaleras, cargando el peso sobre un pie apoyado por el talón: notamos que la acción que extiende la rodilla se produce en la parte posterior de la pierna y del muslo, y no en la parte de delante (cuádriceps).

# El músculo grácil

En la parte interna del muslo, tenemos el grupo
de músculos **aductores**.

Son músculos de la cadera, salvo uno: el **músculo grácil**
o **recto interno**, que cruza la cadera y la rodilla.
Este músculo se une por arriba al pubis, desciende
en línea recta a lo largo del interior del muslo
y se une por abajo a la pata de ganso de la tibia.

## SU ACCIÓN

La acción del grácil es *flexionar* la rodilla.
Al estar inserto en la pelvis, cruza la cadera
y produce al mismo tiempo la *aducción*
de la cadera.

Se estira por la doble acción de abducción
de la cadera y extensión de la rodilla.

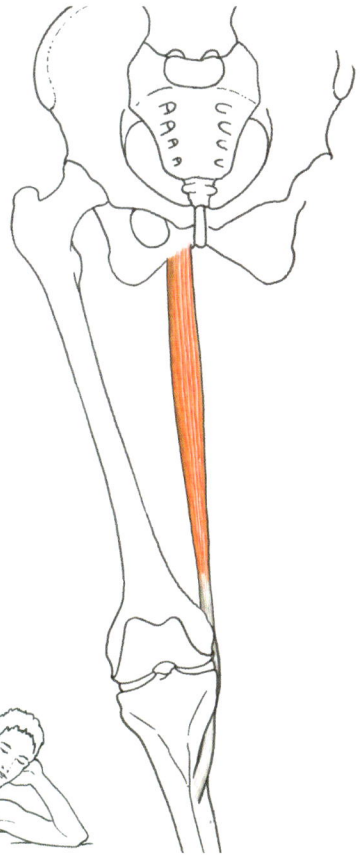

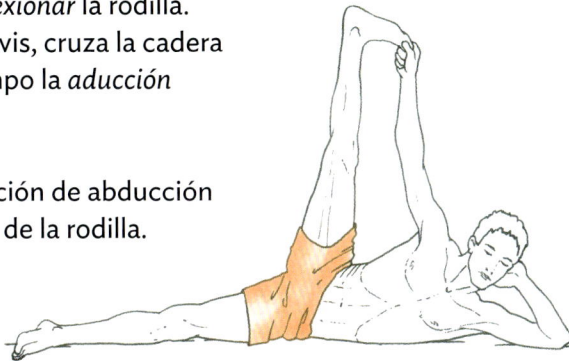

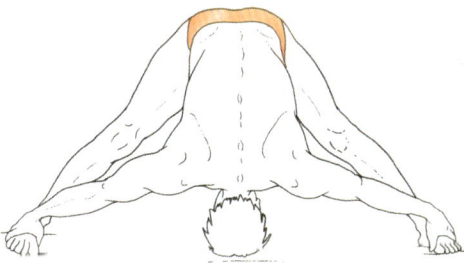

Esto ocurre en las posturas en las que los muslos se
separan y las rodillas están extendidas, como en la Pinza
de pie con piernas abiertas/Prasarita Padottanasana
(véase la pág. 194) y en la Torsión del tronco con la
cabeza a la rodilla/Parivrtta Janu Sirsasana.

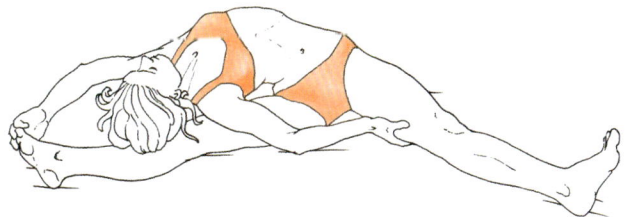

Si la rodilla está flexionada, hace que la
pata de ganso gire hacia atrás: produce la rotación interna de la rodilla.

Con el resto de músculos de la pata de ganso, forma una *cinta contráctil en el interior
de la rodilla*: participa en la estabilización interna y completa activamente la función del
ligamento lateral interno (LLI, véase la pág. 199).

# La fascia lata y su músculo tensor

La **fascia lata** es una banda ancha y plana tendinosa que recorre la parte lateral del muslo.

Se une por arriba a la cresta ilíaca, a la altura de la tuberosidad glútea*, desciende por la cadera y recorre todo el muslo y la rodilla.

Se une por abajo al tubérculo de Gerdy, en la parte externa de la meseta tibial.

Esta fascia conecta la parte más alta de la pelvis con la rodilla. Su función es coordinar las acciones laterales de la cadera y la rodilla.

*Engrosamiento del hueso que está unos 5 cm hacia atrás del borde anterior de la cresta ilíaca (la espina ilíaca anterior).

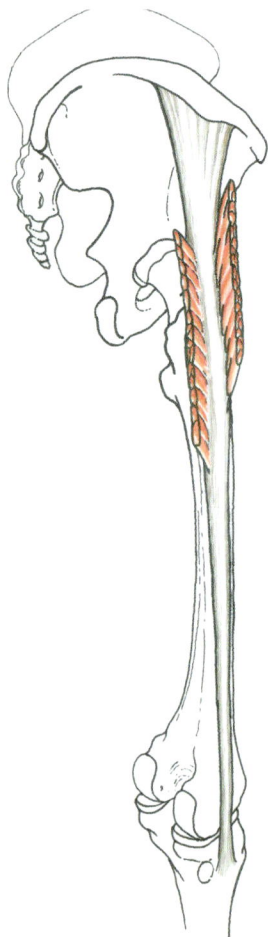

### El músculo tensor de la fascia lata

Se trata de un par de músculos que tiran de la fascia lata. Están situados en la región de la cadera, pero su acción afecta a la rodilla, sobre la que ejercen un control remoto.

### POR DELANTE: EL TENSOR DE LA FASCIA LATA

se une por arriba a la cresta ilíaca, entre la espina ilíaca anterosuperior y la tuberosidad glútea.
Desciende hacia atrás y se inserta en la fascia lata, en la región de la pelvis (es decir, muy lejos de la rodilla).

Ejerce una acción sobre la cadera: arrastra el fémur en abducción y rotación interna, y un poco en flexión. Se estira por una acción combinada de aducción, rotación externa y flexión del muslo.

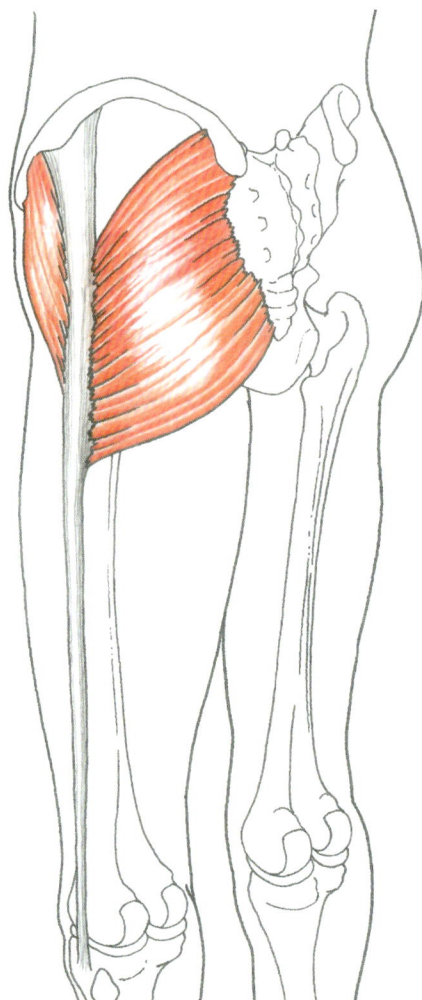

## Por detrás: el glúteo mayor

El plano superficial de este músculo
se une en su parte superior al borde
externo de la cresta ilíaca, a la fosa
ilíaca externa y a la parte inferior
del sacro.

Desciende hacia delante y se une
al borde posterior de la fascia lata
en la región pélvica, de modo que
también está muy lejos de la rodilla.

Actúa sobre la cadera: arrastra el fémur
en extensión, abducción y rotación
externa.

Se estira por una acción combinada
de flexión, aducción y rotación interna
del muslo.

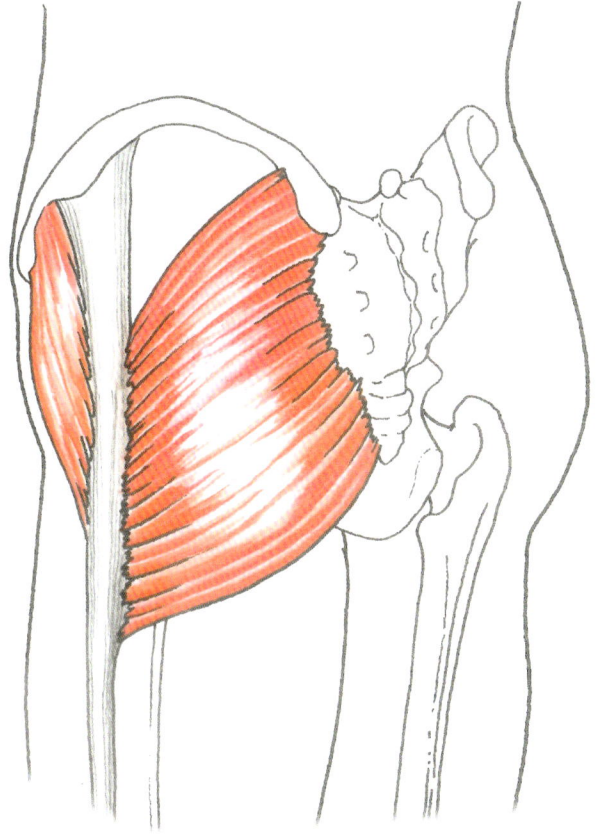

## Los dos músculos combinan su acción sobre la fascia lata:

la acción de flexión de la fascia lata
y la acción de extensión del glúteo mayor se equilibran y (en la cadera) se anulan.
En la rodilla, estas acciones tiran de toda la fascia.

La acción de rotación interna del tensor de la fascia lata y la de rotación externa
del glúteo mayor se equilibran y (en la cadera) se anulan.
En la rodilla, estas acciones tiran de toda la fascia.

Queda la abducción, común a ambos músculos, que hace del músculo tensor
de la fascia lata un potente sistema de abducción de la cadera.
En la rodilla, esta acción tira de toda la fascia.

## Resumen de todas estas acciones sobre la rodilla

*Estos músculos tiran del tubérculo de Gerdy.*
*El conjunto forma un sistema de tracción —activo a distancia— para la rodilla externa,*
*que complementa la del ligamento lateral externo (LLE, véanse las págs. 59 y 210).*

# El músculo sartorio

Este músculo largo y sinuoso se une por arriba a la espina ilíaca anterosuperior de la pelvis.

Por abajo se inserta en la *pata de ganso*, en la cara interna de la parte superior de la tibia.

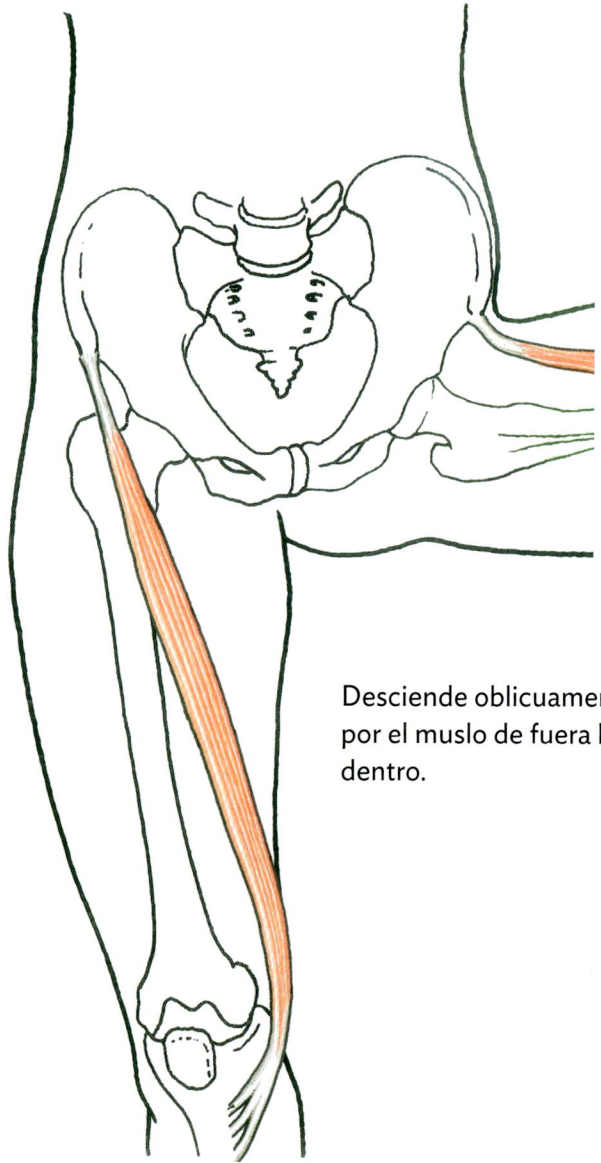

Desciende oblicuamente por el muslo de fuera hacia dentro.

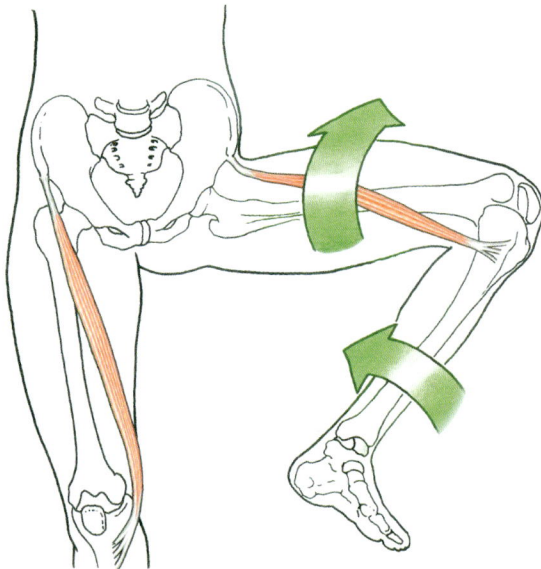

**SU ACCIÓN** sobre la rodilla es la flexión. Si la rodilla está flexionada, se convierte en *rotador interno de la tibia.*

Más arriba, cuando cruza la cadera, tiene una acción de flexión, abducción y rotación externa del muslo.

# El músculo poplíteo

El poplíteo es un pequeño músculo triangular
situado en la *parte posterior de la rodilla*.
Se une por abajo a la cara posterior de la tibia,
en su parte más alta.

Las fibras del poplíteo forman un abanico que reúne sus
fibras hacia arriba y hacia fuera, y luego forma un *tendón
intracapsular* (lo que significa que pasa por el interior
de la cápsula) que emerge de la envoltura condilar externa
para unirse a la *parte inferior del fémur* por la parte externa
del cóndilo lateral.

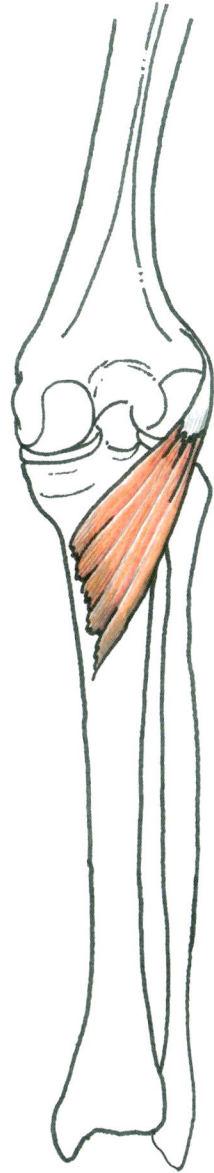

**Su acción**
Realiza la *flexión de la rodilla*
y la *rotación interna de la tibia*.

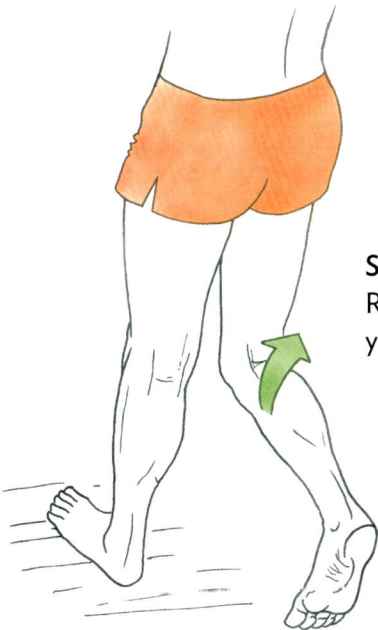

Al estar tan cerca de la articulación, se considera
que desempeña una función de «ligamento activo»,
estabilizando la rodilla, impidiendo sobre todo la rotación
externa de la tibia.

Su tendón contribuye a formar el punto de ángulo
posterolateral (PAPE) (véanse los detalles en la pág. 109).

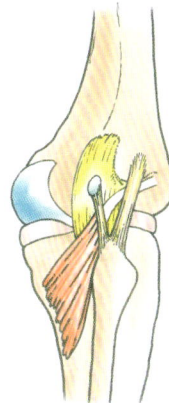

99

# 4

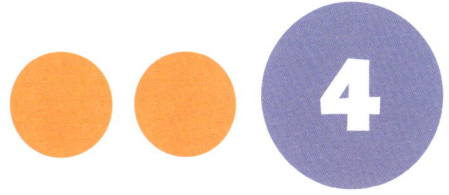

# La rodilla
# en todos sus estados

*Observamos la rodilla
desde una perspectiva más amplia.
Estudiamos regiones de la rodilla
que reúnen varias estructuras.
Observamos lo visible de la rodilla en flexión
y en extensión desde diferentes puntos de vista.
Estudiamos cómo palpar la rodilla.*

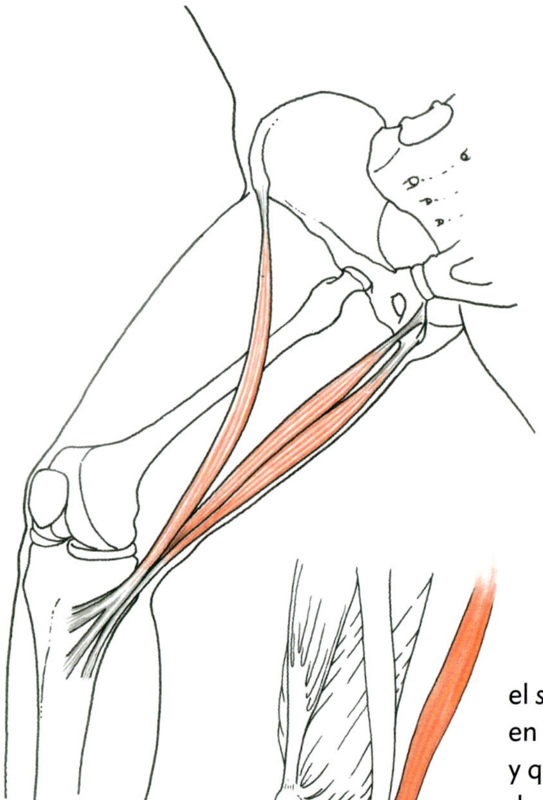

# La pata de ganso

La pata de ganso se sitúa sobre una superficie plana en la cara interna de la tibia (justo debajo de la meseta tibial).

Es fácil de palpar, a menudo dolorosa al tacto porque es el punto de inserción de un ligamento y varios músculos:

- el *ligamento lateral interno* (o LLI), descrito en la pág. 56;
- tres músculos llamados «músculos de la pata de ganso». Son estos:

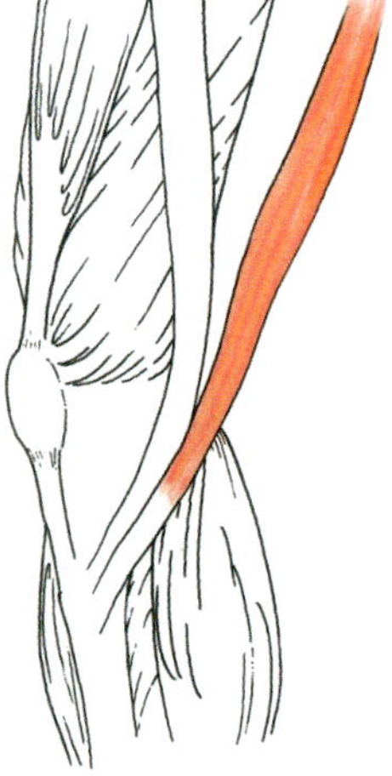

el *semitendinoso*, que se origina en el isquion (véase la pág. 89) y que también forma parte del grupo de los isquiotibiales;

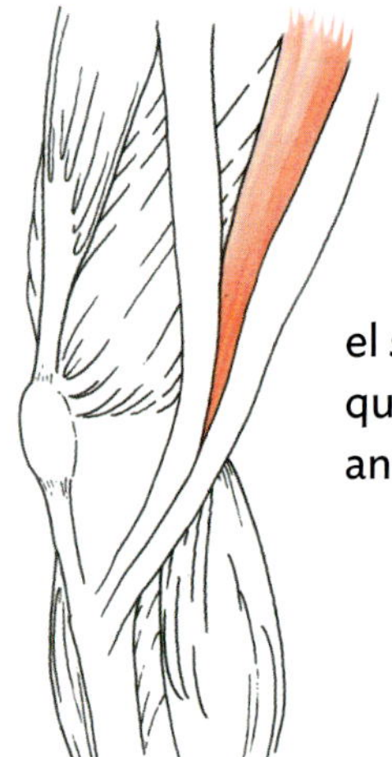

el *sartorio*: el más anterior, que se origina en la espina ilíaca anterosuperior (véase la pág. 98);

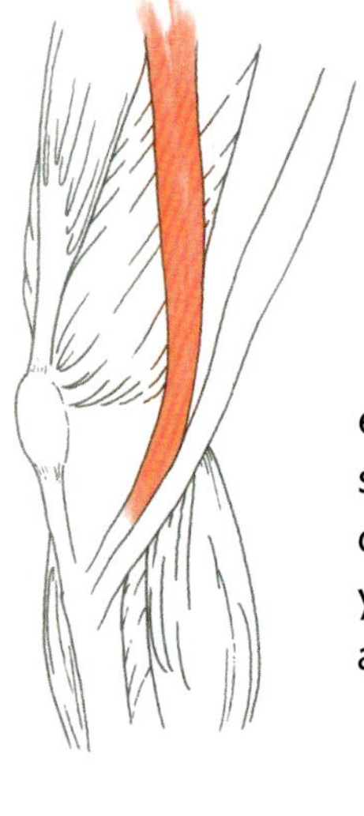

el *grácil*, situado en la cara interna del muslo, que se origina en el pubis (véase la pág. 95) y que también forma parte de los músculos aductores de la cadera.

Estos tres músculos son *poliarticulares* y actúan tanto sobre la rodilla como sobre la cadera. El grácil participa en la aducción de la cadera. Por último, el sartorio, cuya función es la más completa, se encarga de la flexión, la abducción y la rotación externa de la cadera. En la rodilla, cada uno de ellos lleva a cabo una acción individual específica.

**AQUÍ PODEMOS VER SU FUNCIÓN COMO ESTABILIZADORES ACTIVOS**

Como puede verse en el dibujo, los tendones terminales de estos tres músculos forman como tres «dedos» (de ahí el nombre de *pata de ganso*), que *revisten el ligamento lateral interno* y se insertan en la *misma terminación*.

Por lo tanto, cuando se contraen, «cierran» la cara interna de la rodilla.

*Completan así la acción estabilizadora del LLI*: hacen activamente lo que el LLI hace pasivamente, por lo que se denominan «estabilizadores internos activos» de la rodilla.

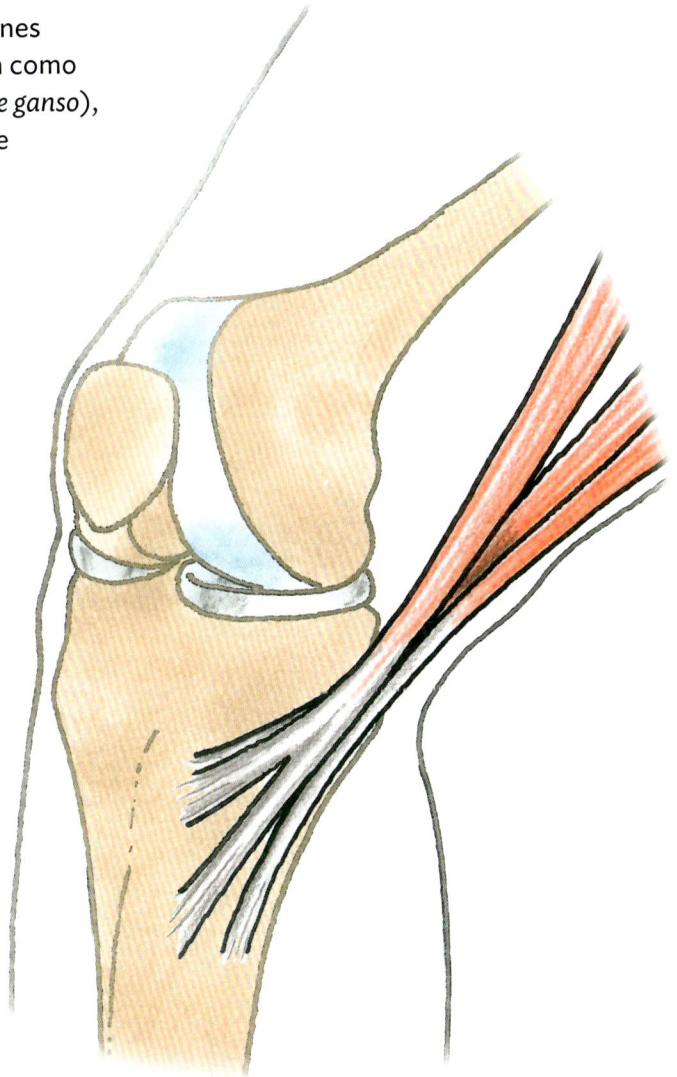

# La TAT

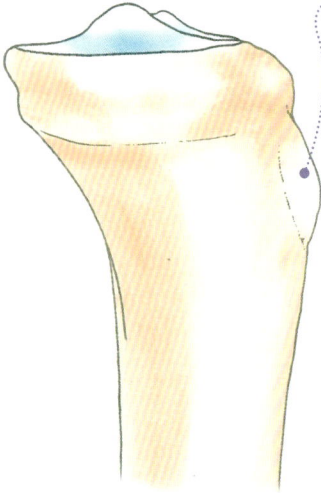

La *tuberosidad anterior de la tibia* (TAT)
(véase la pág. 37), situada en la cara
anterior del hueso, es una protuberancia
grande y redondeada.

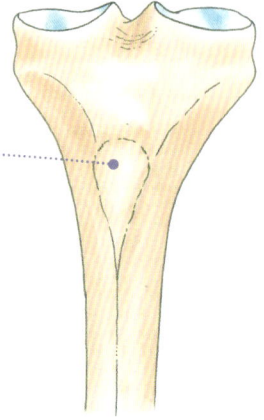

**PALPACIÓN**
Es fácil palparla debajo de la piel: en posición sentada,
con el pie en el suelo y los cuádriceps relajados, buscamos
el borde inferior de la rótula.
Después, por debajo, palpamos un hueco ocupado por el
tendón del cuádriceps (véase la pág. 119). A continuación,
palpamos esta protuberancia.

La TAT *se forma por la tracción del cuádriceps*. Es comprensible que la tracción
de este músculo tan fuerte genere este gran engrosamiento óseo.

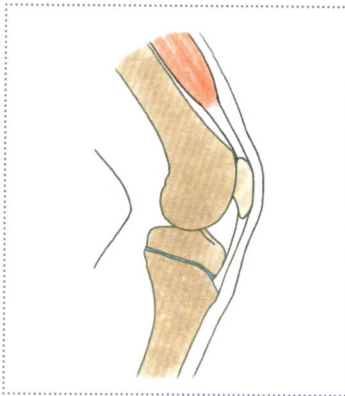

A veces su nivel corresponde al del cartílago de
crecimiento de la rodilla. Si durante la infancia o la
adolescencia el músculo cuádriceps se sobrecarga
(por un entrenamiento físico intensivo, sobre todo
por el salto, que requiere la acción del cuádriceps de
forma potente y repetitiva), el punto de inserción
del tendón puede inflamarse (síndrome de Ozgood y
Schlatter).

El volumen de la TAT es variable. Apoyarse en ella,
sobre todo durante largos periodos de tiempo,
puede ser *incómodo* o incluso doloroso, como en la postura
del Gato/Marjariasana (véase la pág. 174) o, más aún,
en la postura de la Bisagra/Parighasana.

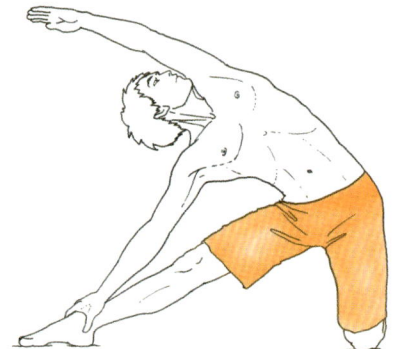

# El peroné, vecino de la rodilla

Este hueso largo y delgado forma parte del esqueleto de la pierna y la recorre de arriba abajo. Se sitúa en la parte *exterior* de la tibia.

## LA ARTICULACIÓN TIBIA/PERONÉ

En la cara externa y parte superior de la tibia, hay una *pequeña superficie articular* plana, redondeada y revestida de cartílago.

Es donde se aloja la **articulación tibioperonea**: la extremidad superior del peroné (provista de una superficie cartilaginosa idéntica) se articula con la tibia.

Esta articulación no forma parte *anatómicamente* del complejo articular de la rodilla, en el sentido de que la (pequeña) cápsula que la rodea es independiente de la gran cápsula de la rodilla.

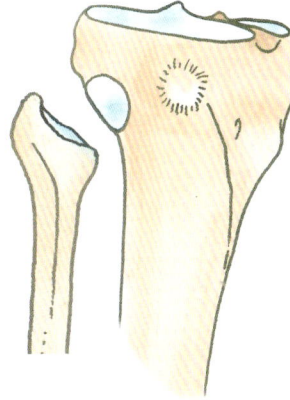

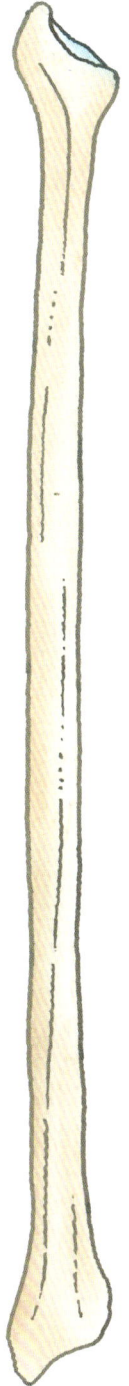

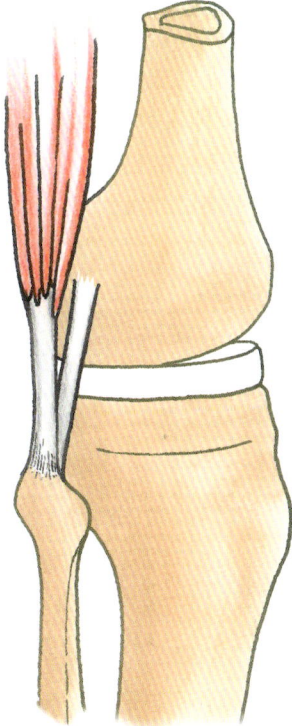

En este punto terminan dos elementos de la rodilla:

- el **ligamento lateral externo** (descrito en la pág. 59),
- el **tendón del músculo bíceps largo** (descrito en la pág. 89).

Por lo tanto, se considera que esta articulación, cercana a la rodilla, está unida funcionalmente al conjunto de esta.

# La fosa poplítea

La fosa poplítea corresponde al pliegue de la flexión de la rodilla.
Es visible en la parte posterior de esta.

Cambia de forma con facilidad y, en ciertos momentos, cuando la rodilla se flexiona activamente (por ejemplo, en el Medio puente/Setu Bandha) se vuelve muy hueca, o, por el contrario, *se abomba* si la rodilla está estirada (por ejemplo, en la postura del Árbol/Vrikshasana, debido a la pierna estirada).

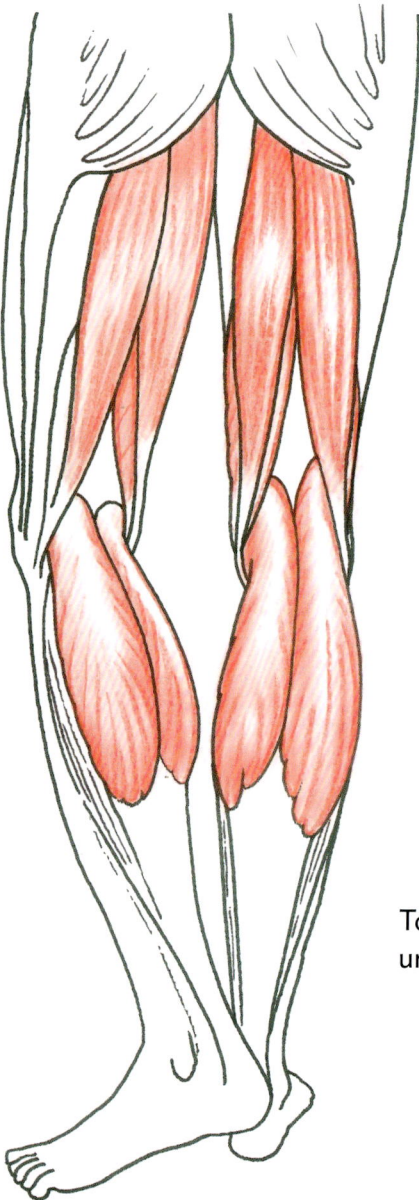

La fosa poplítea está limitada por músculos:

POR ARRIBA, por los *isquiotibiales* (véase la pág. 90), cuyas partes carnosas se han adelgazado y separado, y dejan un espacio en forma de punta;

POR ABAJO, por los músculos gemelos (véase la pág. 92), que se originan en la pantorrilla y el tendón de Aquiles, y se sitúan, separándose ligeramente, entre los tendones isquiotibiales.

Todos estos músculos dan a esta fosa una forma romboide.

En el fondo de esta fosa, más profundamente,
nos encontramos en la parte inferior del fémur,
que en este punto presenta la fosa intercondílea,
que no se puede palpar (véase la pág. 38).

Este es el *conducto principal por donde pueden
pasar los vasos y nervios* que luego cruzarán
la rodilla protegidos de impactos
y distensiones, en particular
la **arteria poplítea**,
la **vena poplítea**
y el **nervio ciático**,
que se divide en dos ramas.

Esta cavidad también contiene numerosos
**vasos** y **ganglios linfáticos** (no representados
en el dibujo).

Todos estos elementos se mantienen unidos
por **tejido de relleno adiposo**.

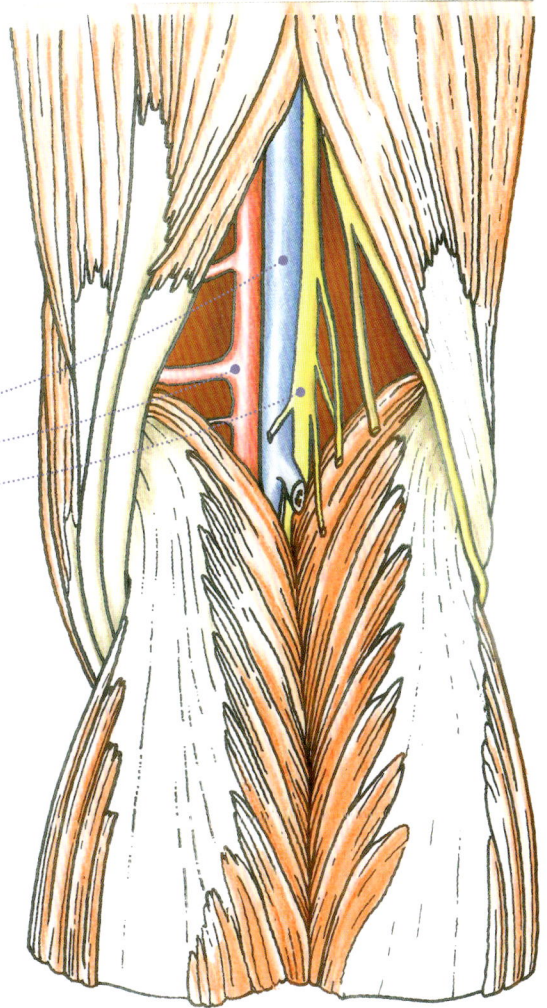

Para que toda esta zona esté en buenas condiciones, es necesario que tenga *movimiento*. Para
drenar bien el tejido adiposo, es importante que de vez en cuando *el movimiento sea más amplio*:
de la flexión completa a la extensión completa (véanse ejercicios preparatorios en la pág. 140).

# Los puntos de ángulo posteriores

La rodilla *se estabiliza principalmente por la parte de atrás*. Los puntos angulares son *zonas de refuerzo* en la parte posterior y a ambos lados de la rodilla.
Estas zonas reúnen parte de la cápsula, del menisco, de los ligamentos y de los músculos. Son elementos estabilizadores de la rodilla.

## Punto angular posterointerno, también conocido como PAPI

Se trata de una zona situada *detrás del ligamento lateral interno*. En ella se encuentra principalmente:

el *ligamento lateral interno* (véase la pág. 56);

y el ligamento menisco-rotuliano interno (no representado).

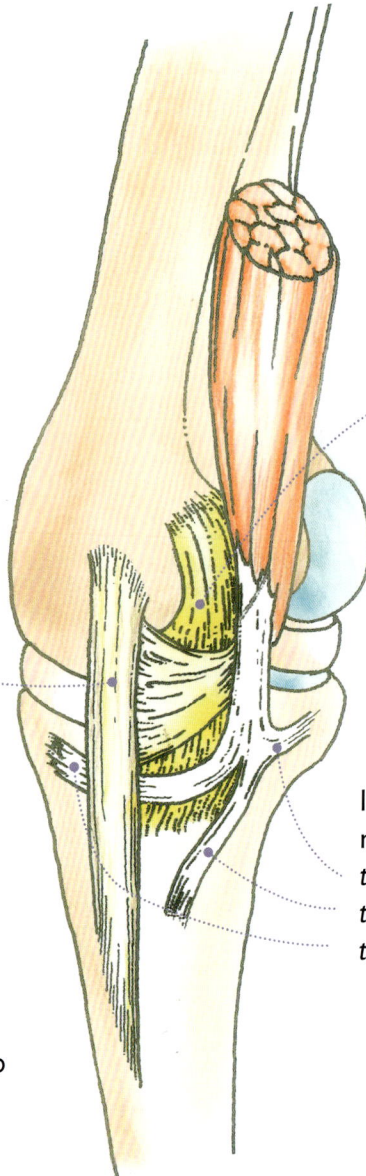

la parte posterior de la cápsula, que forma la *cáscara condílea interna* (pág. 68);

la parte posterior del *menisco interno* (que aquí queda oculto por la cáscara condílea);

los tendones de inserción del músculo semimembranoso: *tendón recurrente, tendón directo, tendón reflejo;*

# Punto angular posteroexterno, también conocido como PAPE

Se trata de una zona situada *detrás del ligamento lateral externo*.
En ella se encuentra principalmente:

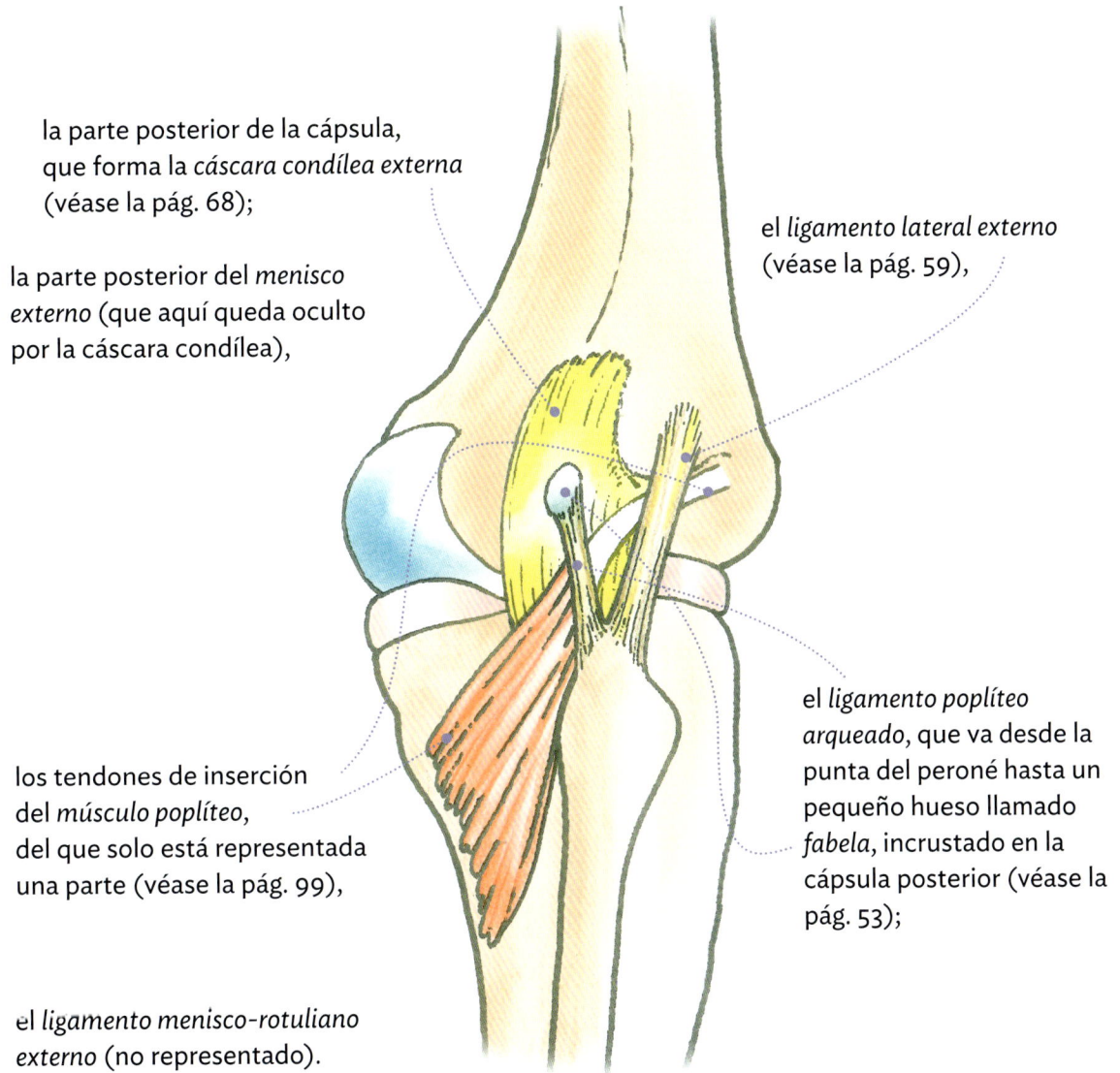

la parte posterior de la cápsula,
que forma la *cáscara condílea externa*
(véase la pág. 68);

la parte posterior del *menisco
externo* (que aquí queda oculto
por la cáscara condílea),

el *ligamento lateral externo*
(véase la pág. 59),

los tendones de inserción
del *músculo poplíteo*,
del que solo está representada
una parte (véase la pág. 99),

el *ligamento poplíteo
arqueado*, que va desde la
punta del peroné hasta un
pequeño hueso llamado
*fabela*, incrustado en la
cápsula posterior (véase la
pág. 53);

el *ligamento menisco-rotuliano
externo* (no representado).

Todos estos elementos se entrecruzan y se adhieren entre sí en mayor
o menor medida, lo cual constituye un *refuerzo* de la zona.

# Genu recurvatum o rodilla recurvada

Así se denomina una posibilidad de la rodilla consistente en una hiperextensión que la desvía de la alineación rectilínea del fémur y la tibia.

En bipedestación, por la parte posterior, el pliegue de flexión desaparece por completo y la zona de la fosa poplítea está curvada.

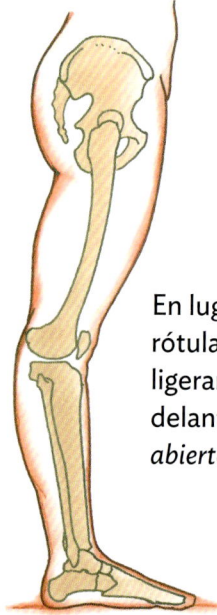

En lugar de ver la rótula sobresaliendo ligeramente hacia delante, vemos un *ángulo abierto hacia delante*.

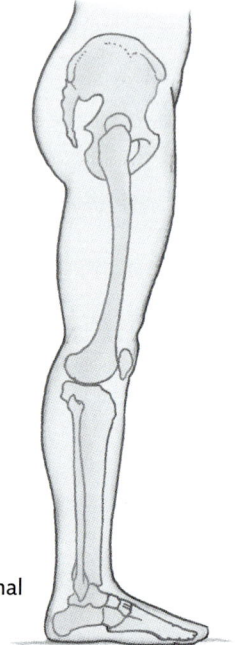

rodilla recurvada

rodilla normal

Para entender la rodilla recurvada, hay que recordar las tres estructuras que limitan la hiperextensión de la rodilla:

## POR DETRÁS, LA CÁPSULA

Es corta, gruesa y está incrustada de cartílago (cáscaras condíleas, véase la pág. 68). Se tensa cuando se extiende la rodilla y normalmente impide que la tibia se aleje en hiperextensión.

## ADEMÁS DE LA CÁPSULA, LOS LIGAMENTOS CRUZADOS

• el ligamento cruzado anterior, en la fosa intercondílea, se apoya en el fondo de la fosa cuando la rodilla está en hiperextensión;

• el ligamento cruzado posterior, debido a su orientación similar a la cápsula, también se tensa cuando se produce la hiperextensión.

## MÁS SUPERFICIALMENTE Y DE FORMA MÁS ACTIVA, LOS MÚSCULOS FLEXORES

En algunas personas, estas estructuras son más largas, lo que permite a la rodilla extenderse más allá de la posición anatómica: aquí es donde se produce la hiperextensión de la rodilla o rodilla recurvada.

Así pues, contrariamente a lo que se suele pensar, los frenos a la hiperextensión de la rodilla se encuentran detrás y no delante. Una de las instrucciones para proteger la parte posterior de la rodilla, que se oye a menudo en las clases de yoga, es «subid las rótulas». Sin embargo, esta acción, de la que se encarga el cuádriceps —el extensor de la rodilla— no contrarresta en absoluto la hiperextensión (incluso la acentuará). Si queremos proteger la rodilla de la hiperextensión, debemos evitar esta instrucción.

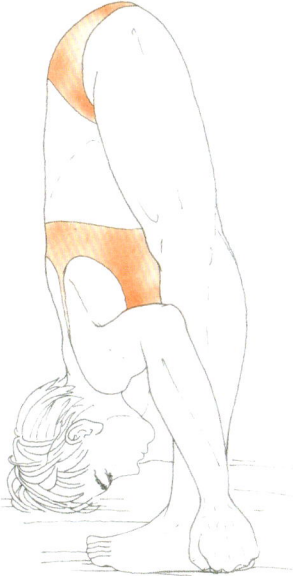

Si el ángulo es de una amplitud moderada (hasta 15°), la hiperextensión no se considera una patología. No obstante, a menudo crea una dinámica particular en la postura:

cuando la rodilla está extendida, la persona tiende a la hiperextensión porque le da la sensación de un bloqueo estable, mientras que si mantiene el fémur alineado con la tibia la sensación es extraña (como si la rodilla estuviera flexionada) o demasiado activa (reclutamiento de los músculos flexores).

Además, mientras que en la posición anatómica la rodilla es naturalmente estable (los segmentos se apilan uno encima del otro), en la hiperextensión, la parte superior del fémur tiene tendencia a ir hacia delante: las estructuras que impiden la hiperextensión se ven sometidas a una mayor tensión y requieren más vigilancia.

En una sesión de yoga, cuando hay una hiperextensión, deben evitarse todos los movimientos y posturas que la aumenten pasivamente, es decir, todo lo que contribuya a una *hiperextensión pasiva de la rodilla.*

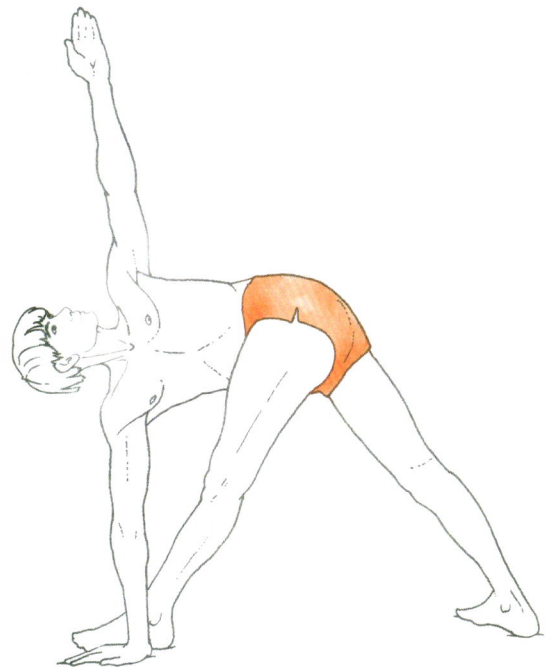

# Genu flexum o rodilla flexa

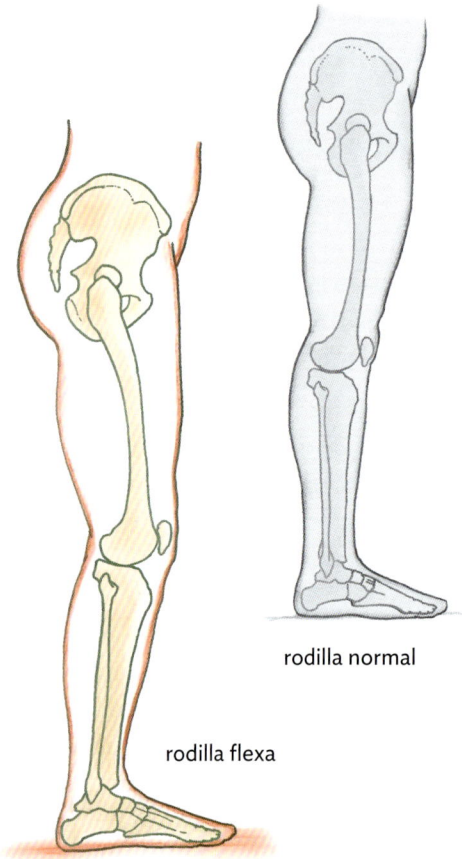

El **genu flexum** o **rodilla flexa** es lo contrario de la rodilla recurvada. Se produce cuando la articulación *no se puede extender completamente*, de modo que siempre está en flexión.

La amplitud del ángulo de la rodilla flexa es variable.

No debe confundirse la rodilla flexa, que es una posición flexa permanente, con el hecho de no poder extender las rodillas puntualmente en una postura determinada.

rodilla normal

rodilla flexa

Por ejemplo, en la postura de la Cigüeña/Uttasana, puede resultar difícil extender completamente las rodillas debido a la tensión de los músculos isquiotibiales. Pero si la flexión solo se produce durante la postura, no significa que sea una rodilla flexa.

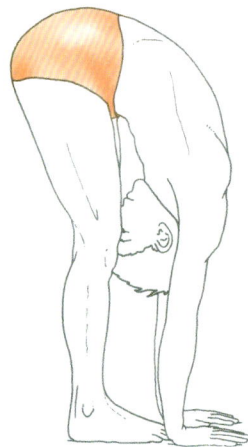

En el caso anterior, es útil comprobar la extensión de la rodilla en posturas en las que no se sometan a tensión ni los isquiotibiales ni los gastrocnemios. Por ejemplo, las posturas del Cadáver/Shavasana o de la Montaña/Tadasana.

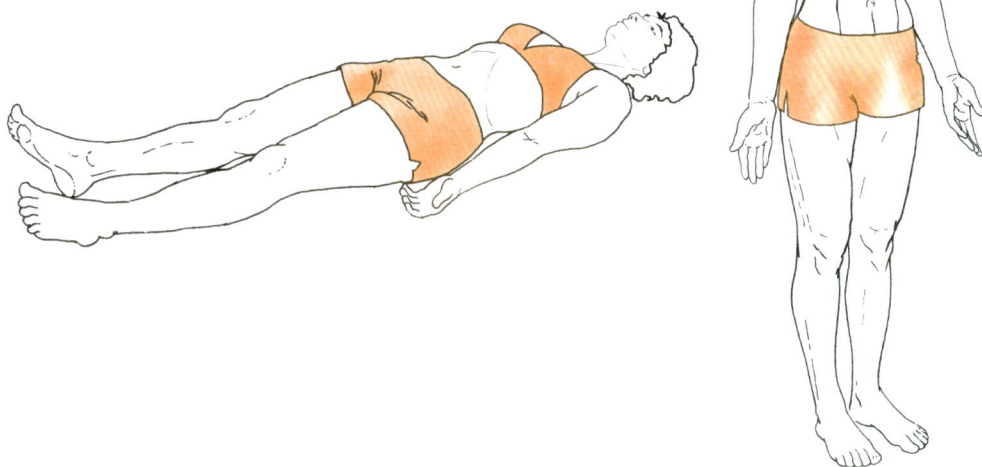

Las causas de la rodilla flexa son *múltiples*. Pueden ser:

• un acortamiento de las cáscaras condíleas (véase la pág. 68);
• un cuádriceps poco tonificado (véase la pág. 71).

Pero la causa también es *indirecta*.
La flexión de la rodilla a menudo está vinculada a la flexión de la cadera: cuando la cadera está ligeramente flexionada, las rodillas se flexionan espontáneamente para restablecer la verticalidad general del cuerpo.

Atención: cuando hay rodillas flexas, *conviene trabajar la extensión pasiva de la rodilla. Es exactamente lo contrario de la situación de la rodilla recurvada.*

# *Genu valgum* o rodilla valga y *genu varum* o rodilla vara

Si observamos el esqueleto del miembro inferior visto de frente, constatamos que el fémur no presenta una alineación rectilínea con la tibia. Los dos huesos forman un ángulo cerrado hacia el exterior:

es el **valgo fisiológico de la rodilla** (fisiológico porque de 170° a 175° se considera normal). Es lo que se denomina **genu valgum** o **rodilla valga**.

Como consecuencia del valgo fisiológico, la rodilla (vista de frente) está naturalmente «curvada»: se orienta hacia el interior.

Esta curva ya existe cuando alargamos las piernas en posición estirada, igual que en la postura del Cadáver. No tenemos conciencia de ello porque se trata de una disposición ósea, y en esta zona el fémur está revestido de los músculos del muslo, que lo ocultan completamente.

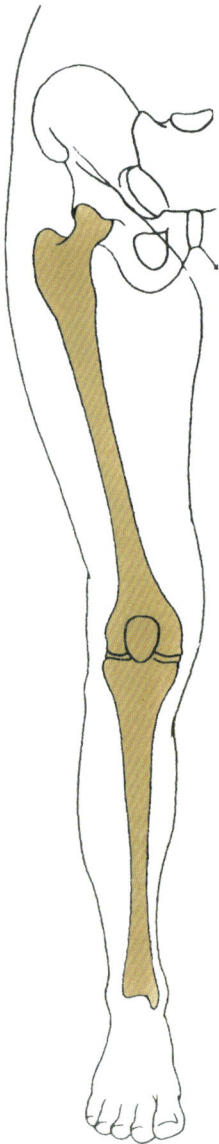

**PODEMOS HACER LA EXPERIENCIA SIGUIENTE:**

Sostenemos una hoja de papel con ambas manos.

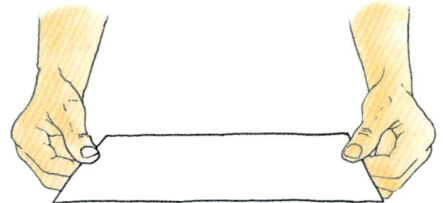

Acercamos las manos como si quisiéramos comprimir la hoja a lo largo. Enseguida veremos que la hoja se curva y se dobla en dos.

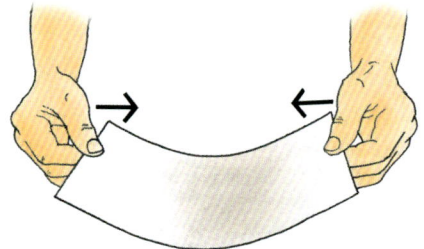

Este fenómeno de *transformación de una tensión de compresión a una tensión de flexión* se conoce como **pandeo**.

Está muy presente en el cuerpo humano: cada vez que un hueso, un segmento o una articulación se ven sometidos a una tensión de compresión, una parte de dicha tensión tiende a hacer flexionar la estructura.

Es lo que ocurre en la rodilla:
Por ejemplo, en bipedestación, como en la postura de la Montaña/Tadasana, las rodillas soportan carga.

Entonces se produce un pandeo debido al peso del cuerpo y naturalmente tiende a acentuar esta curvatura, con tres consecuencias:

• hace que la cara interna de la rodilla se «entreabra»;

• ejerce tensión sobre el ligamento lateral interno de la rodilla (razón por la cual este ligamento es mucho más grueso y ancho que el de la cara externa);

• por el contrario, en la parte externa de la articulación, aporta más compresión (sobre los extremos óseos, los cartílagos y el menisco).

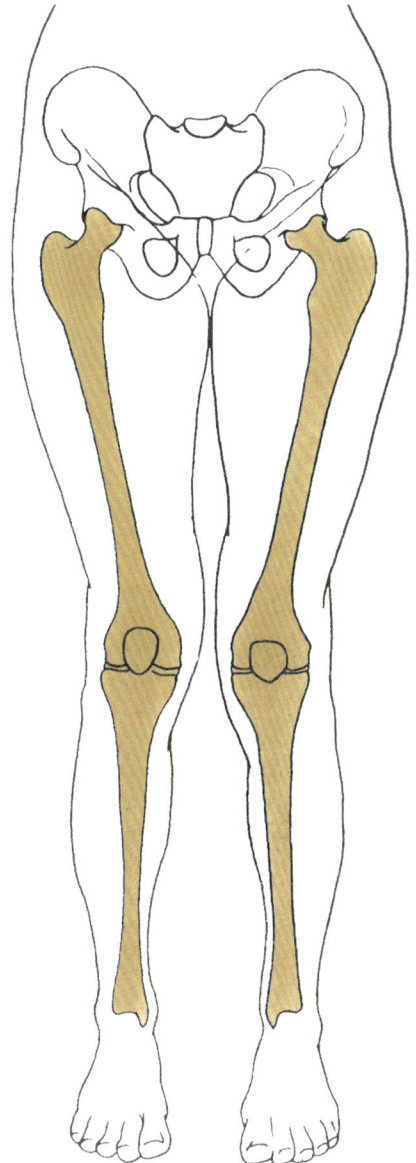

*El ángulo de la rodilla valga no es igual en todas las personas.*
Puede superar (a veces por mucho) los 175° mencionados antes.
En este caso, en bipedestación, con las piernas estiradas y las rodillas tocándose,
hay un espacio entre los pies, que no pueden juntarse.

Cuanto mayor sea el valgo, inicialmente, mayor será el pandeo y más se acentuarán
las tres consecuencias vistas anteriormente.

¡Atención! El ángulo de la rodilla valga se debe observar siempre
de frente, con las rodillas rectas. ¿Por qué? Porque si la rodilla está
flexionada (aunque sea un poco), puede confundirse fácilmente con
un movimiento combinado de rotación interna de la cadera/rotación
externa de la rodilla.

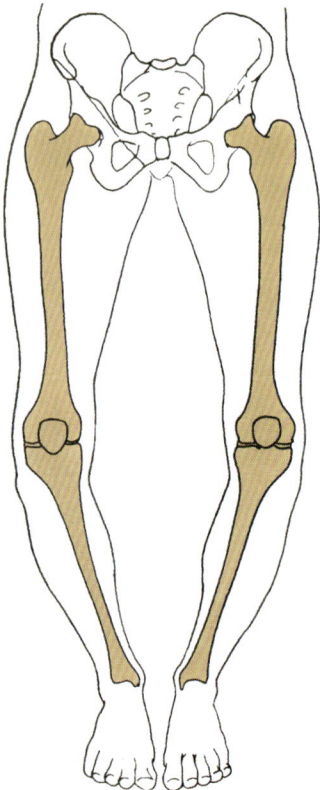

En algunas personas, el ángulo puede estar *invertido*
(es decir, cerrado hacia dentro). Esto se denomina **genu
varum** o rodilla vara.

Visualmente, es fácil verlo en bipedestación, con las piernas
rectas y los pies juntos: se aprecia una separación entre las
rodillas, que no pueden juntarse.

*Particularidad del pandeo descrito más arriba*: si volvemos a
la hoja de papel y la precurvamos por el otro lado, veremos
que esta vez se dobla hacia el otro lado: el pandeo siempre
tiende a aumentar las curvas ya presentes en la estructura.

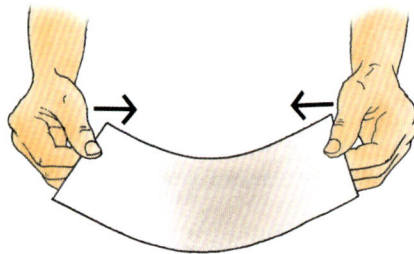

También vemos que, cuando la curvatura del miembro inferior está invertida en una rodilla
vara, el pandeo tiende a provocar que el lado externo se entreabra y ejerza tensión sobre el
ligamento lateral externo.

Por lo tanto, *las sensaciones de una persona con rodilla vara* durante las posturas de pie *pueden ser muy diferentes de las de una persona con rodilla valga.* Podemos observarlo en la postura de la Pinza de pie con piernas separadas/Prasarita Padottanasana.

En una persona que presenta rodilla valga, esta postura, en la que las piernas están abiertas y el peso del tronco no está en vertical respecto a la rodilla, tiende a acentuar el efecto de pandeo de la rodilla valga.

Esto provoca a menudo una *sensación de tensión* (que puede llegar a ser de tirón intenso) en la *cara interna* de la rodilla. Estos signos corresponden a la tensión ejercida sobre el ligamento interno. La sensación será más intensa cuanto más separadas estén las piernas.

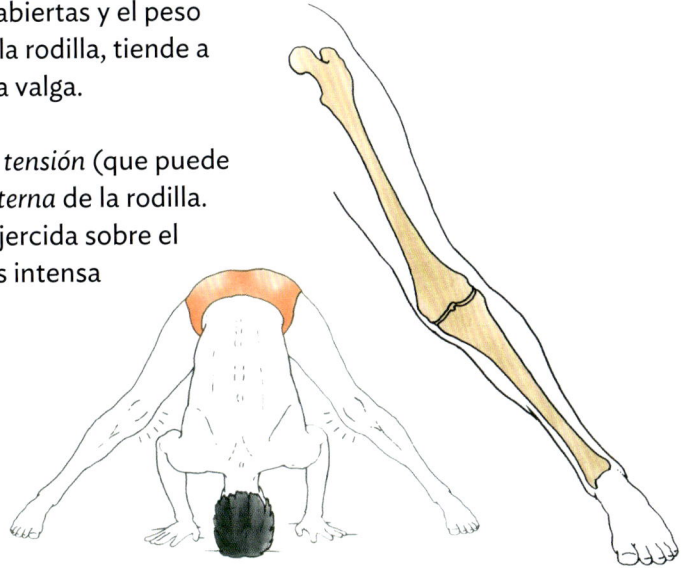

En una persona que presenta rodilla vara, en cambio, se observa a menudo el fenómeno contrario: el peso del tronco tiende a acentuar el efecto de pandeo en varo.

Es el ligamento externo el que está sometido a tensión, con una *sensación* de estiramiento en la *cara externa* de la rodilla.

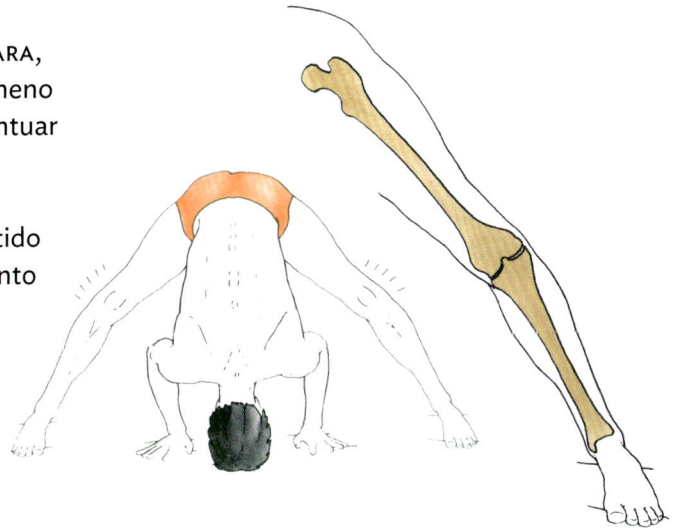

En ambos casos, la sensación no corresponde a un funcionamiento fisiológico de la articulación (no es un estiramiento del *músculo*, sino del *ligamento* (lo cual nunca es deseable) y es mejor reequilibrar. La solución más fácil es disminuir la abertura de las piernas, de manera que se reduzca el brazo de palanca, así como la intensidad del pandeo.

# Localizaciones en nuestra propia rodilla

En estas páginas proponemos un recorrido que nos ayudará a situar los elementos más importantes para la palpación.

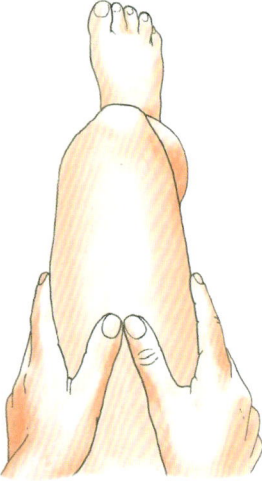

## Palpación del muslo

En primer lugar, siéntese y, con las rodillas flexionadas a 90°, ponga las manos sobre los muslos.
Notará que la zona que está palpando es esencialmente muscular: puede ser que la note blanda bajo las manos, quizás tensa, pero no dura. Esta es la zona de los músculos anteriores del muslo: el cuádriceps y el sartorio (descritos en las págs. 98 y 71).

A más profundidad, se encuentra la parte central —la más delgada— del fémur: la *diáfisis*.

## Palpación de la parte inferior del fémur

Siga la palpación hacia delante y notará, hacia el final del muslo, que emerge un relieve óseo: es donde el fémur se ensancha para formar su extremo óseo macizo (véanse las págs. 33 y 38). Se puede distinguir:

LA CARA ANTERIOR:
aquí notará como dos protuberancias, que corresponden al punto donde comienzan los **cóndilos**.

LA CARA INTERNA:
aquí notará una protuberancia que sobresale hacia el interior, es la tuberosidad supracondílea interna o epicóndilo medial (véase la pág. 36).

LA CARA EXTERNA:
aquí notará una protuberancia que sobresale hacia el exterior; es la *tuberosidad supracondílea externa* o *epicóndilo lateral* (véase la pág. 36).

Todo estos elementos pertenecen al fémur.

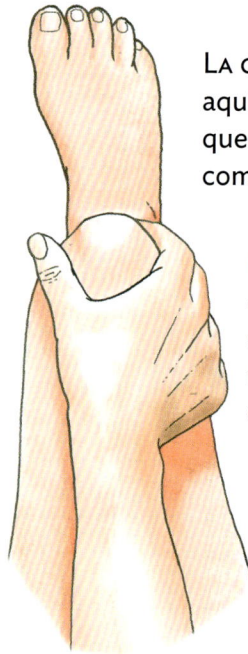

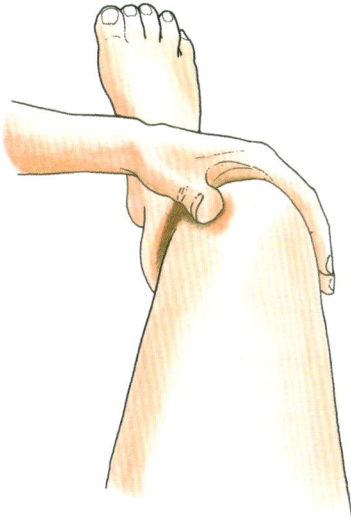

# Palpación de la rótula

Si sigue palpando hacia delante, más o menos en el centro, encontrará la rótula, cuyos cuatro bordes puede reseguir con la palpación.

# Palpación de la interlínea articular anterior...

A ambos lados del borde inferior de la rótula, hay unos «huecos» en los que podemos colocar los dedos: cada uno de ellos corresponde a la *interlínea femorotibial*.

En la parte superior de cada «hueco», estará sobre los *cóndilos*.
En la parte inferior, estará sobre el borde de la *cavidad glenoide tibial*.
Entre los dos, al fondo del hueco, estará sobre el borde anterior de los meniscos.
En el centro, entre los dos huecos, notará el *tendón inferior del cuádriceps*.

Si mueve los dedos un poco hacia abajo, identificará más claramente este tendón. Para que se ponga de relieve, levante un poco el pie del suelo: el tendón se endurece porque el cuádriceps se contrae.

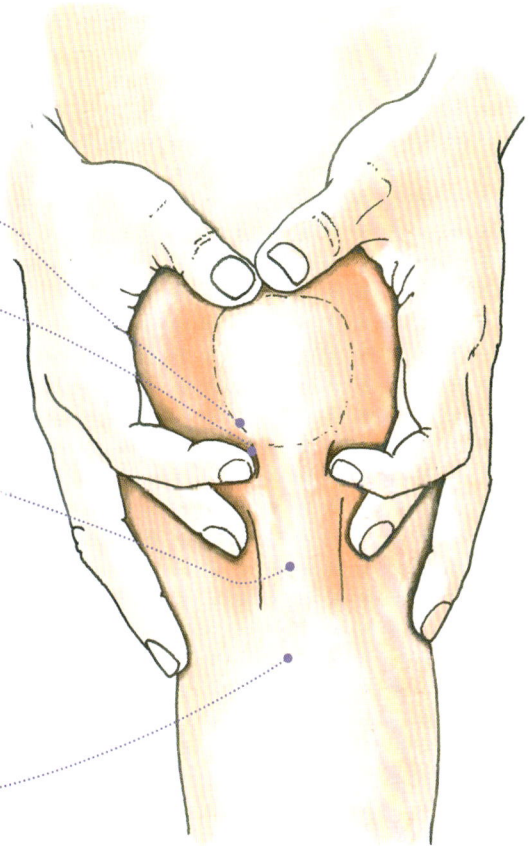

# ... palpación de la tibia

Más abajo, el tendón llega hasta la *TAT*, y podrá ubicar claramente su protuberancia y sus bordes laterales.

# Palpación de la interlínea interna

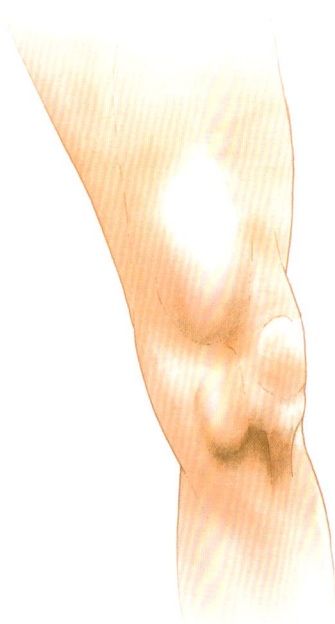

Volvamos al «hueco» interior.

Desde aquí, si va hacia atrás, rodeará, por arriba, el borde superior del *cóndilo interno* y, por debajo, el *borde interno de la meseta tibial*.

Podrá seguir la interlínea articular de un hueso al otro si lleva la palpación un poco hacia atrás por la cara interna de la rodilla.

A medio camino, podrá notar que la interlínea articular está recubierta por el *LLI*.

Reanude la palpación por la cara interna y, unos 4 cm más abajo, encontrará la *pata de ganso*.

Si continúa hacia atrás, podrá palpar los tendones de los músculos de la pata de ganso.

Luego, si sigue rodeando la rodilla, palpará la cara posterior.

# Palpación de la interlínea externa

Volvamos al «hueco» exterior.

Desde aquí, si va hacia atrás, rodeará, por arriba, el borde del *cóndilo externo* y, por debajo, el *borde externo de la meseta tibial*, donde encontrará, a unos 5 cm hacia atrás de la TAT, la protuberancia de la *tuberosidad de Gerdy*.

Luego, puede seguir la interlínea articular pasando de un hueso al otro, si se mueve un poco hacia atrás por la cara interna de la rodilla.

Por detrás, notará la cabeza del *peroné* y, si la resigue, encontrará, en la parte superior, su punta.

Si desde esta punta se desplaza hacia el epicóndilo externo del fémur, encontrará el *LLE*.

Notará el *tendón del bíceps femoral* si desde esa misma punta va hacia atrás.

Después, si sigue bordeando la rodilla, palpará la cara posterior.

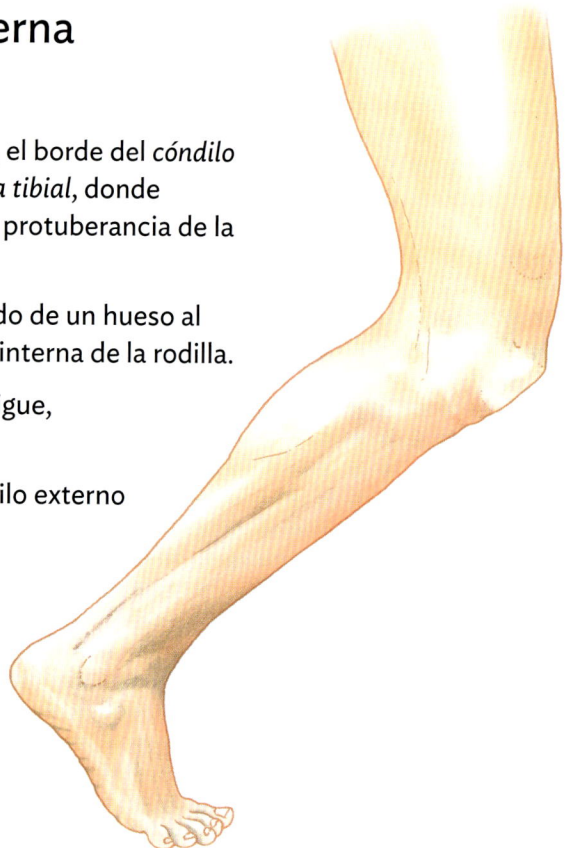

# Palpación de la cara posterior

Entre los tendones de la pata de ganso y del bíceps,
se halla en la *fosa poplítea*,

en la que puede palpar, sin presionarlo, el pliegue de flexión.

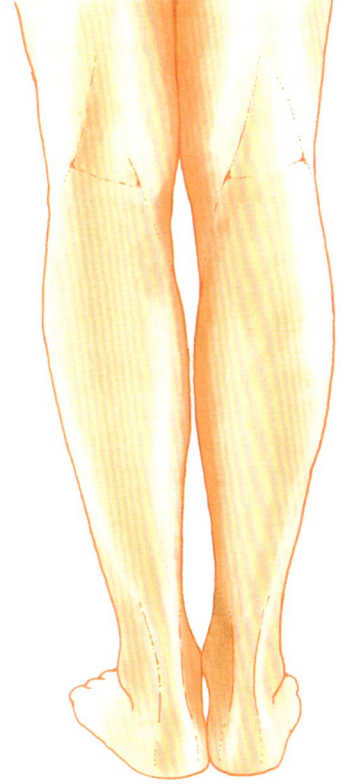

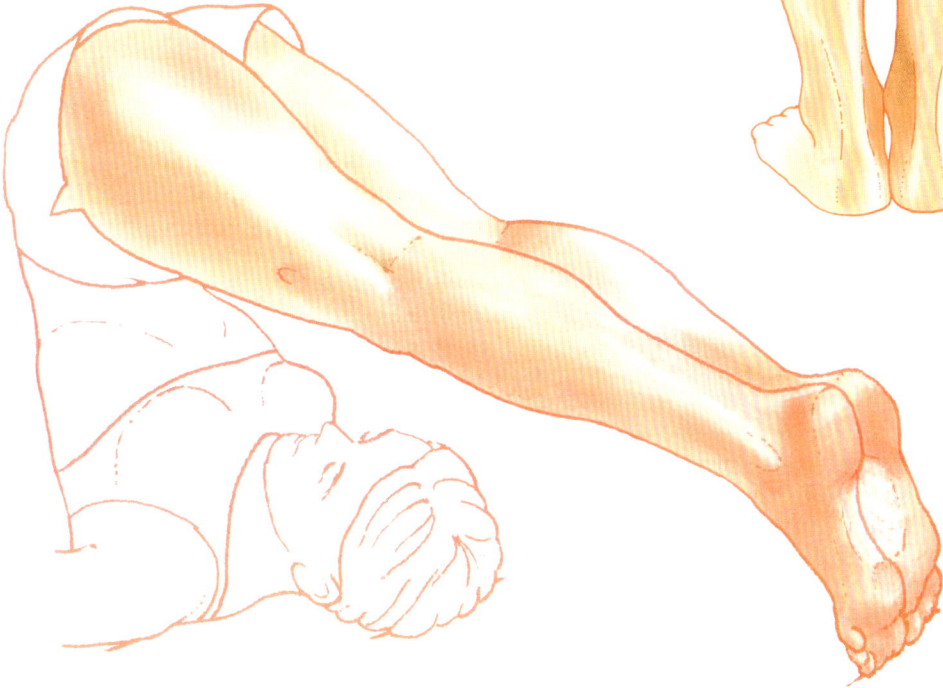

Debajo de este pliegue, notará la masa de los *gastrocnemios*.
Por arriba, no presione: es donde se alojan los *vasos poplíteos* y el *nervio poplíteo*.

# Observar la rodilla de frente
# (si es posible, delante de un espejo)

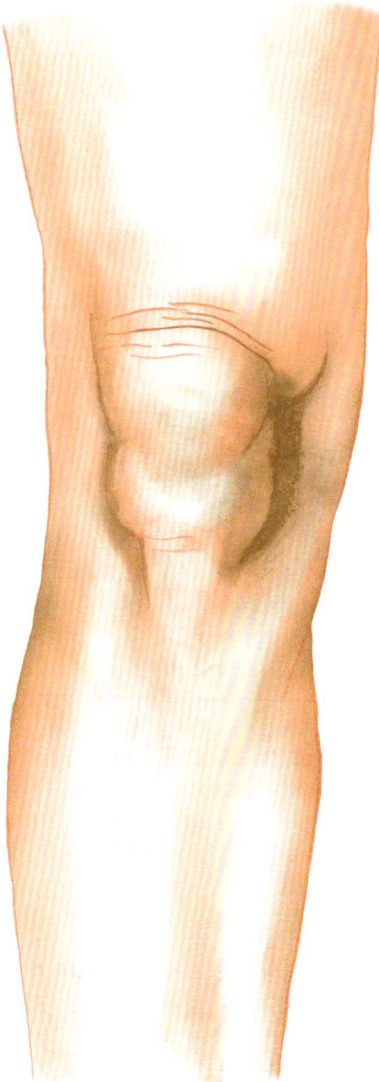

La articulación cambia mucho de aspecto según si está en extensión relajada o activa, en ligera flexión o en gran flexión.

## En extensión relajada

Si no hay una particular contracción del cuádriceps, la región suprarrotuliana está ligeramente hinchada: parece como si la *rótula* estuviera parcialmente sobreelevada o incluso recubierta por una masa blanda, más o menos voluminosa, que puede formar pliegues horizontales. Esto corresponde tanto al *pliegue anterior de la cápsula* (véase la pág. 52), que se encuentra en posición doblada, como al hecho de que la sinovia se ve empujada hacia delante en la articulación porque, por detrás, la cápsula está, por el contrario, estirada por la extensión.

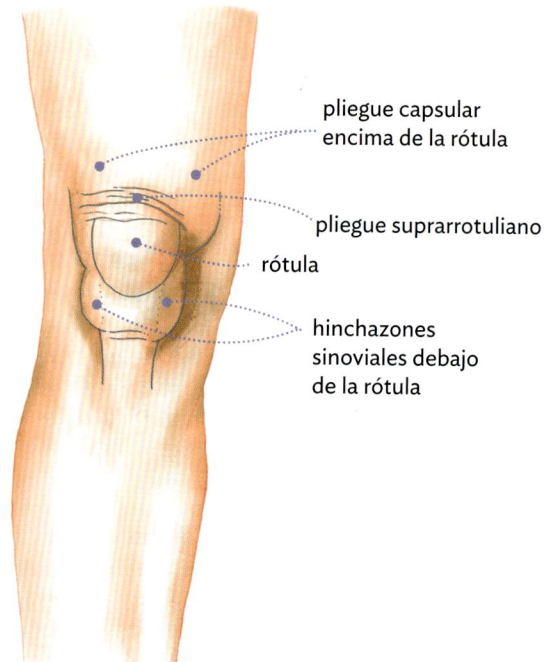

pliegue capsular
encima de la rótula

pliegue suprarrotuliano

rótula

hinchazones
sinoviales debajo
de la rótula

# En extensión activa
## (como si intentáramos estirar bien la rodilla
## o como si tratáramos de subir la rótula)

El cuádriceps se contrae. Las masas blandas por encima de la rótula desaparecen, se estiran hacia arriba. La rodilla parece más lisa.

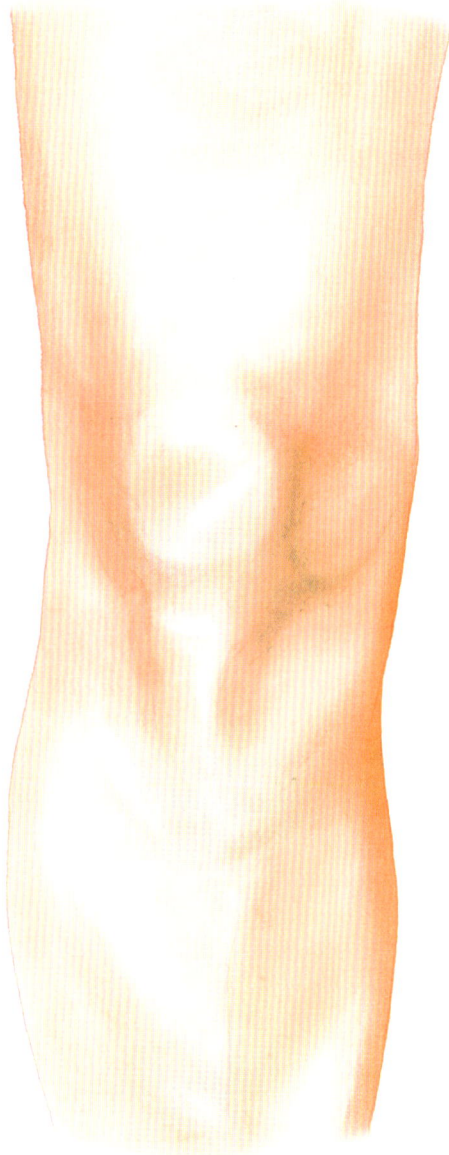

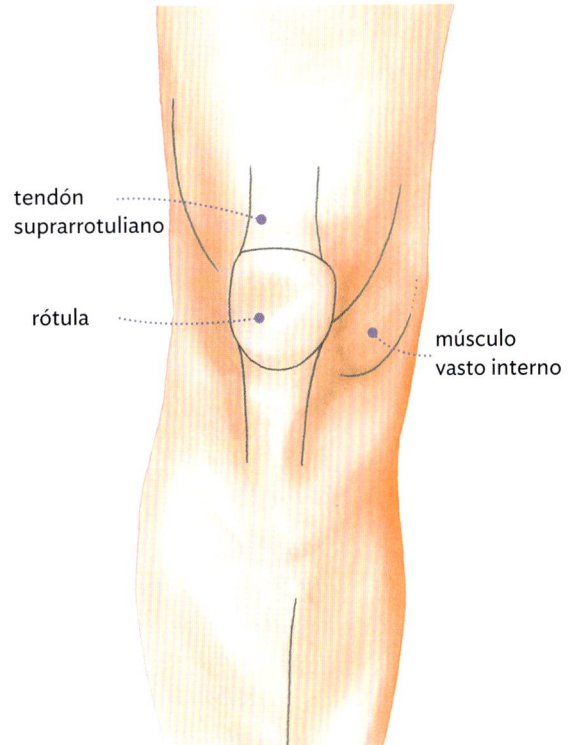

tendón
suprarrotuliano

rótula

músculo
vasto interno

# En ligera flexión (el principio del descenso en flexión)

El cuádriceps se contrae, pero, además, la parte anterior de la rodilla también comienza a estar sometida a tensión. Por lo tanto, la *rótula* se vuelve mucho más prominente, y podemos ver y notar bien su ángulo externo. Las dos partes del *tendón rotuliano* (por encima y por debajo de la rótula) son claramente visibles.
También se aprecia el relieve de la *pata de ganso*.

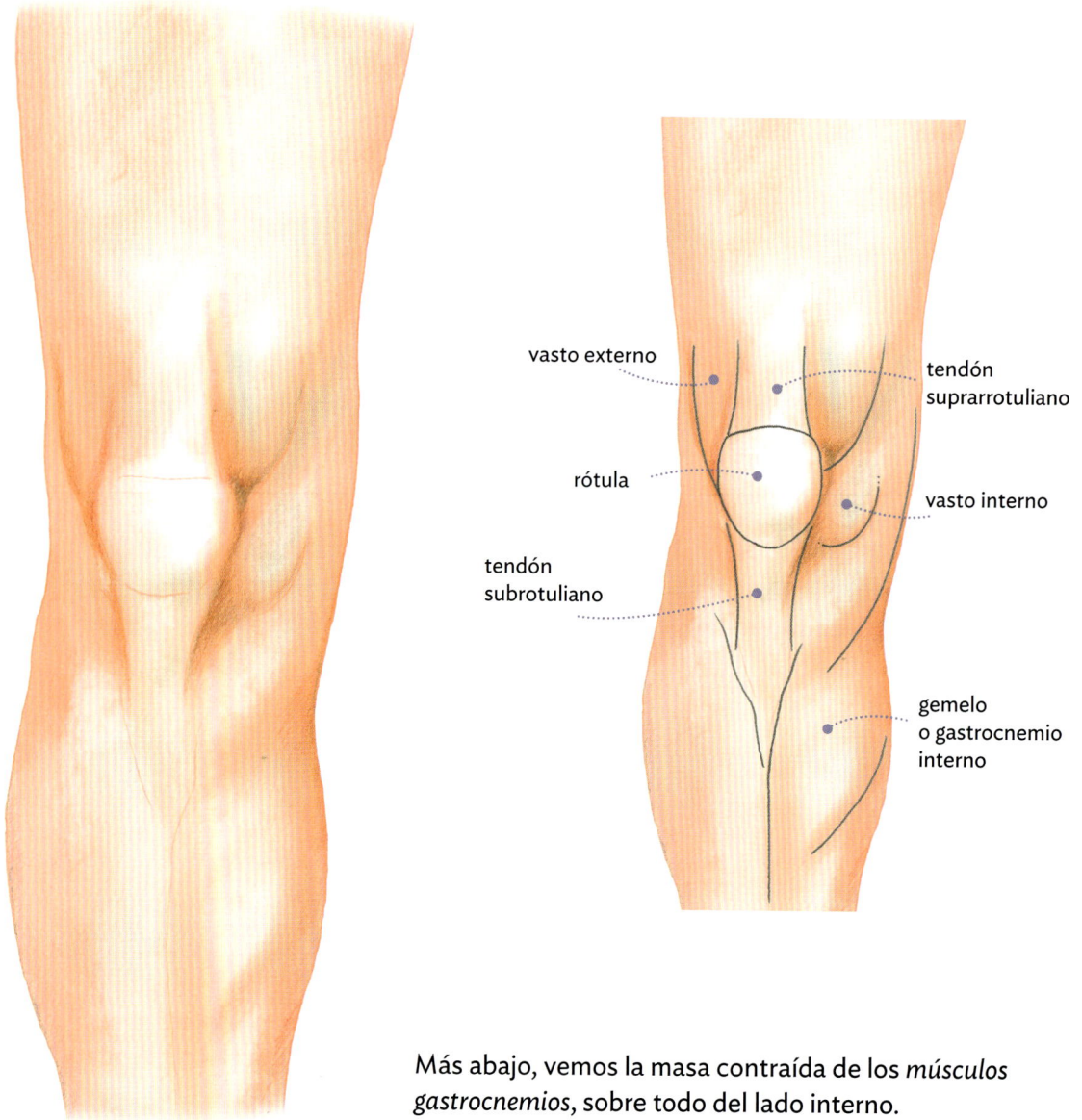

vasto externo

tendón
suprarrotuliano

rótula

vasto interno

tendón
subrotuliano

gemelo
o gastrocnemio
interno

Más abajo, vemos la masa contraída de los *músculos gastrocnemios*, sobre todo del lado interno.

# En flexión completa (en posición agachada)

Aquí apreciamos dos fenómenos:

• por un lado, la *sinovia se ve desplazada hacia la zona anterior* (puesto que la parte de atrás de la articulación está comprimida). La sinovia forma una hinchazón a cada lado de la rótula;
• por otro lado, y a la vez, *la piel de la parte anterior de la rodilla se pone en tensión máxima, lo cual aplana esas hinchazones.*

La rodilla parece una bola. La cara inferior de los cóndilos está orientada hacia delante. Distinguimos los bordes de los cóndilos como si se tratara de unas leves crestas que sobresalen un poco bajo la piel tirante.

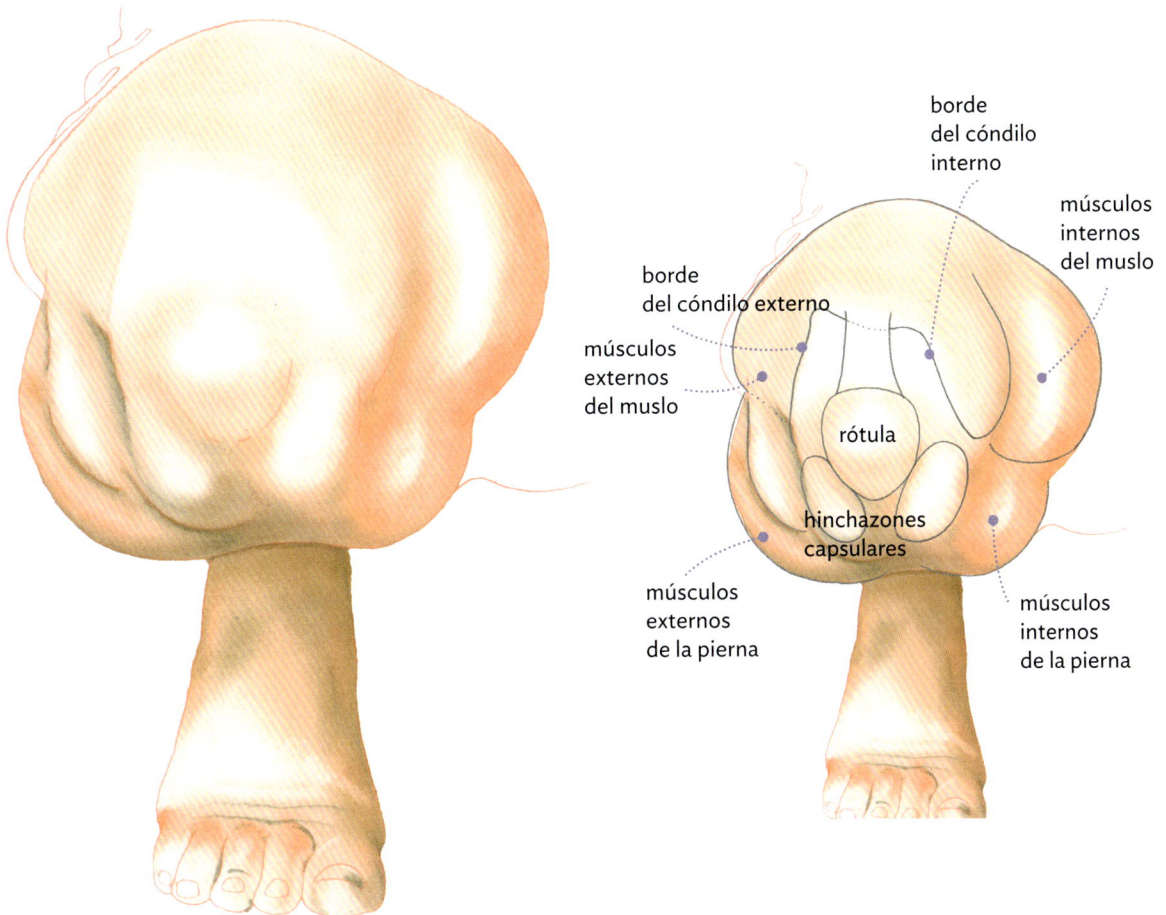

Lateralmente, los músculos posteriores del muslo presionan (arriba) contra los de la pierna (abajo), formando una masa a cada lado de la rodilla ósea.

# Yoga y prótesis de rodilla

En este libro no tratamos en detalle la prótesis de rodilla, sino que nos limitamos a entender su funcionamiento general y a saber en qué modifica la práctica de yoga.

## ¿Qué es una prótesis de rodilla?

La prótesis de rodilla sustituye determinadas partes de la articulación, reemplazando alguna región o el cartílago cuando están muy dañados por la artrosis (este es el caso más habitual, pero hay otras patologías que también justifican poner una prótesis de rodilla).

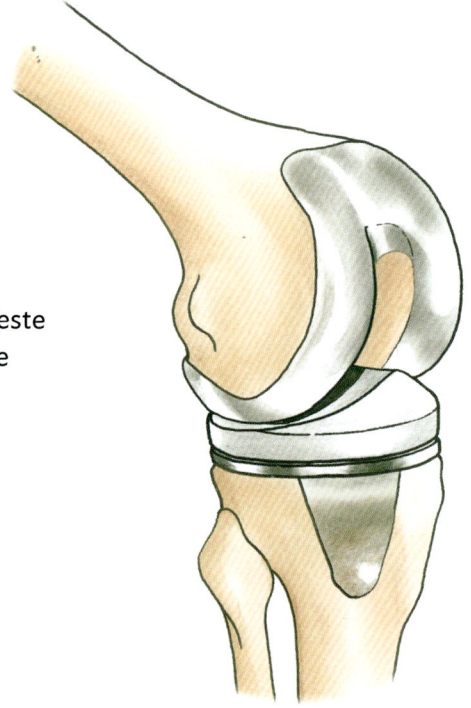

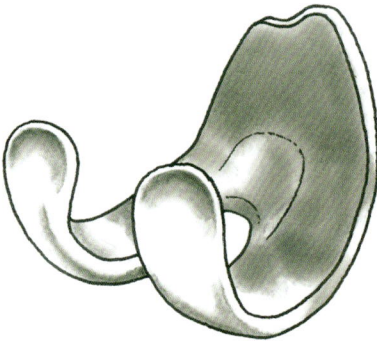

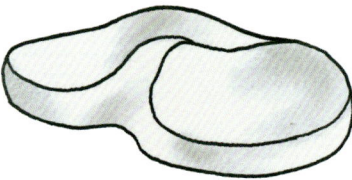

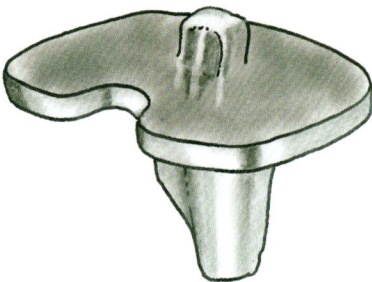

En general, la prótesis está formada por varias piezas: una de ellas se fija en el fémur y la otra en la tibia.

Entre ambas, hay una pieza intermedia que se fija en la tibia.

Las parejas de materiales elegidas (generalmente, una aleación de cobalto-cromo y polietileno) se seleccionan para garantizar un buen deslizamiento de las superficies articulares, una erosión reducida y una buena biocompatibilidad.

Dependiendo de la extensión de la artrosis, se pueden considerar varios tipos de prótesis.

## PRÓTESIS TOTAL DE RODILLA
En esta prótesis (dibujo de la página izquierda), el conjunto de superficies articulares se han retirado y se han sustituido.

## PRÓTESIS UNICOMPARTIMENTAL
Se utiliza si la artrosis solo afecta a uno de los dos compartimentos femorotibiales.

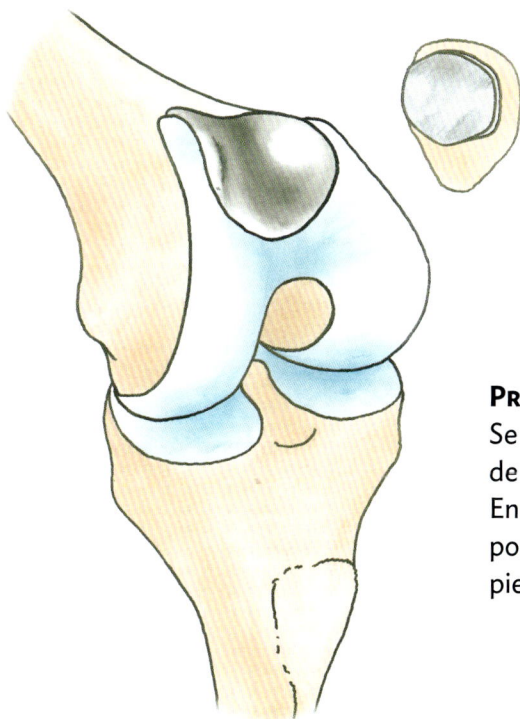

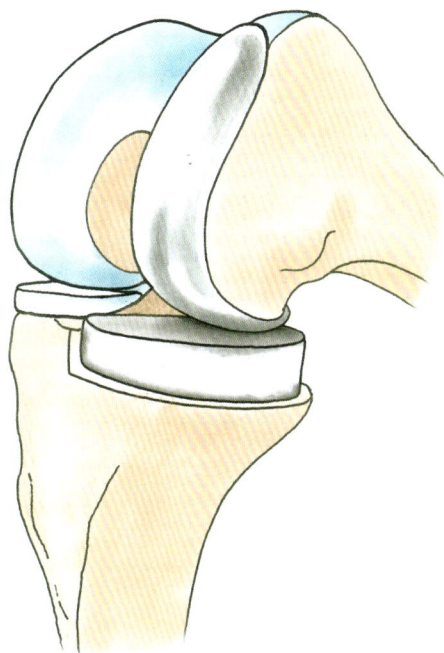

## PRÓTESIS FEMORORROTULIANA
Se utiliza cuando la artrosis está localizada en la zona de contacto del fémur con la rótula.
En este caso, se reemplaza el cartílago de la rótula por una pieza de polietileno, y la tróclea por una pieza metálica.

La cirugía que se practica para los dos últimos tipos de prótesis es menos invasiva y permite conservar las estructuras periféricas (cápsula y ligamentos).

# Al practicar yoga

En principio, llevar una prótesis de rodilla, sea parcial o total, no es incompatible con la práctica de yoga. En el momento de escribir este libro, no hemos encontrado ninguna contraindicación específica para este tipo de práctica. En general, está altamente recomendado reanudar una actividad física y, en un estudio llevado a cabo en 2012 (Bedekar *et al.*),* parece que la práctica de yoga incluso puede ayudar a la recuperación posoperatoria, puesto que reduce determinados síntomas (dolor, rigidez articular).

De todos modos, las condiciones para reanudar la actividad (cuándo reanudarla, a qué ritmo, con qué intensidad, qué movimientos evitar, etc.) dependen de numerosos factores y deben definirse con los responsables médicos competentes (cirujano, fisioterapeuta, médico de cabecera).

A continuación, exponemos algunas consideraciones muy generales.

Las prótesis modernas permiten un ángulo de flexión bastante amplio (del orden de 120°, o incluso más si se trata de prótesis unicompartimentales). Sin embargo, en bastantes posturas de yoga, la rodilla se flexiona mucho (sobre todo, en Vajrasana, Balasana e incluso Virasana).

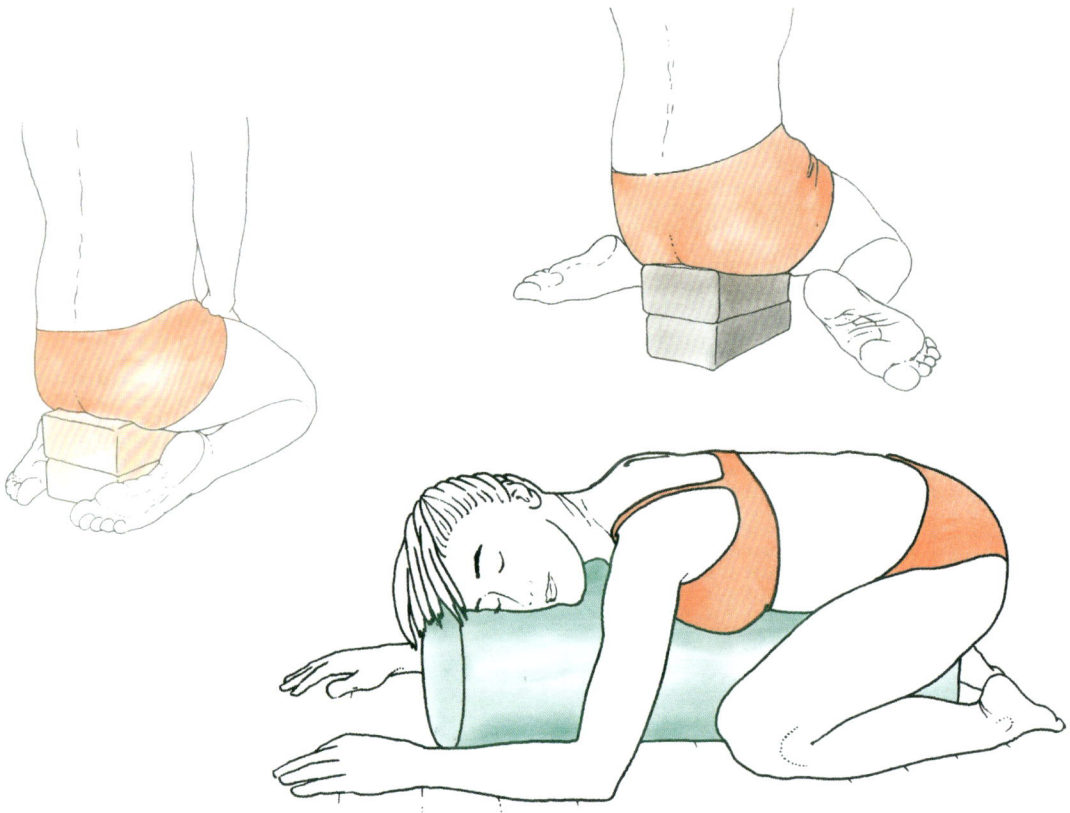

Por un lado, puede ser interesante para lograr que aumente la movilidad articular, pero, por otro, el hecho de llevar una prótesis puede hacer que estas posturas sean muy incómodas o hasta imposibles. Así pues, es muy importante saber adaptarlas disminuyendo la amplitud o la carga (proponemos varias posibilidades en este sentido en el capítulo dedicado a las posturas).

Además, la recuperación de una buena fuerza muscular es una etapa importante de la rehabilitación, ya que permite aumentar la estabilidad de la rodilla y evitar que ceda o falle; en este sentido, hay una serie de posturas que contribuyen a dicho fortalecimiento.

A continuación, mencionamos algunas posturas en las que se trabajan estos músculos...

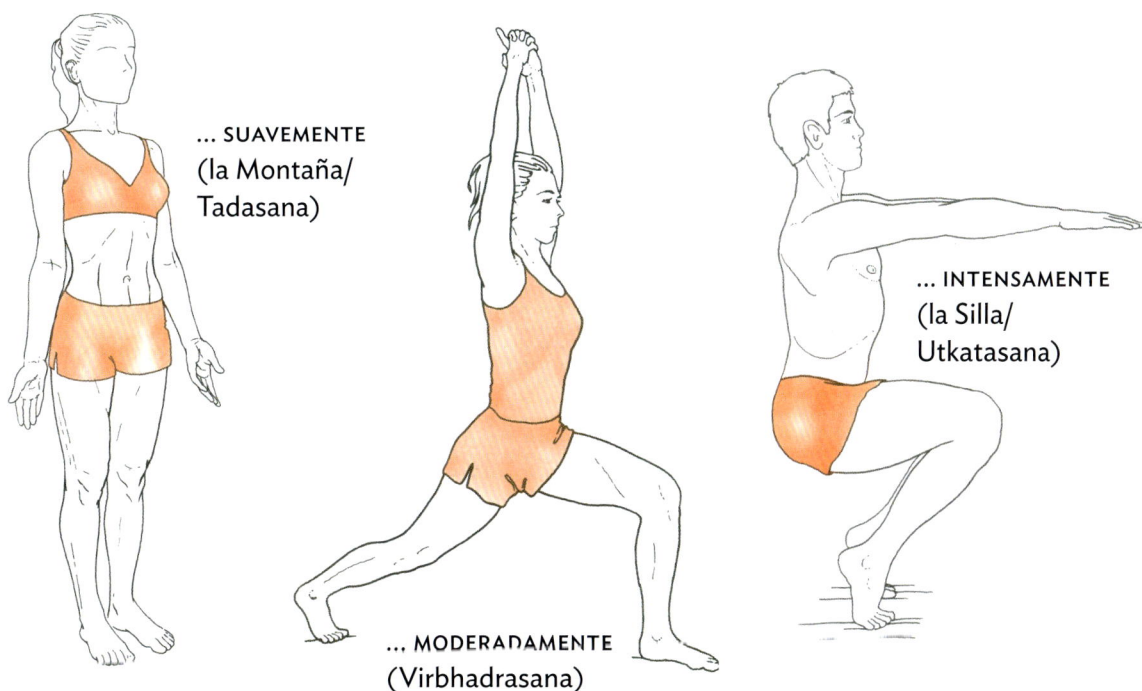

... SUAVEMENTE
(la Montaña/
Tadasana)

... INTENSAMENTE
(la Silla/
Utkatasana)

... MODERADAMENTE
(Virbhadrasana)

Parece posible incorporar estas posturas al trabajo de fortalecimiento progresivo, ya sea como complemento del trabajo clásico de rehabilitación, ya sea con vistas a un trabajo de mantenimiento corporal.

*Estudio comparativo de la terapia convencional y yogasanas adicionales para la rehabilitación de la rodilla después de una artroplastia total de rodilla.

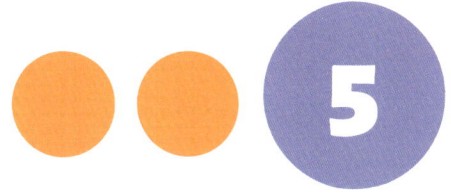

# 5

# Preparación de la rodilla para las posturas

*Descubrimos ejercicios adaptables a numerosas posturas para lubrificar la articulación.*

*Algunos se basan en el método Sinovi®
(véase la presentación de este método en la pág. 219).*

# Lubrificar los cóndilos y las cavidades glenoides[*]

Este ejercicio, descrito para la rodilla derecha, está dirigido a la parte *tibiofemoral* de la rodilla. Recuerde que la rodilla tibiofemoral soporta peso, que cuando se mueve lo hace principalmente en flexión/extensión y que existe un potencial de amplitud (muy) grande.

## 1) Flexión pasiva

COLÓQUESE EN POSTURA SENTADA EN EL SUELO
Flexione la cadera derecha y la rodilla derecha. El pie está en el suelo. La superficie bajo el pie debe permitir que este resbale (no use esterillas antideslizantes; si es necesario, doble la esterilla sobre la que se sienta).

COLOQUE AMBAS MANOS DETRÁS DEL MUSLO, a media altura, y entrelace los dedos para formar una especie de cinta de sujeción bajo el muslo con las manos así entrelazadas.

AL ACERCAR EL MUSLO AL TRONCO CON LAS MANOS, aumenta la flexión de la cadera, lo cual aumenta la flexión de la rodilla. Seguimos flexionando hasta que el pie se levante del suelo.

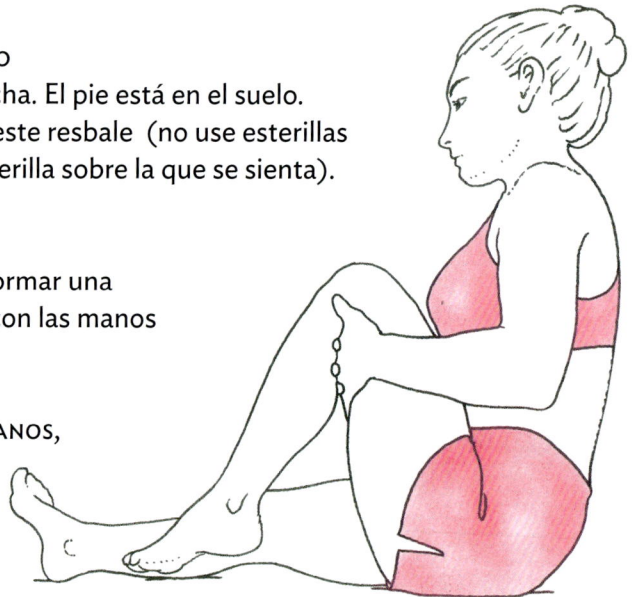

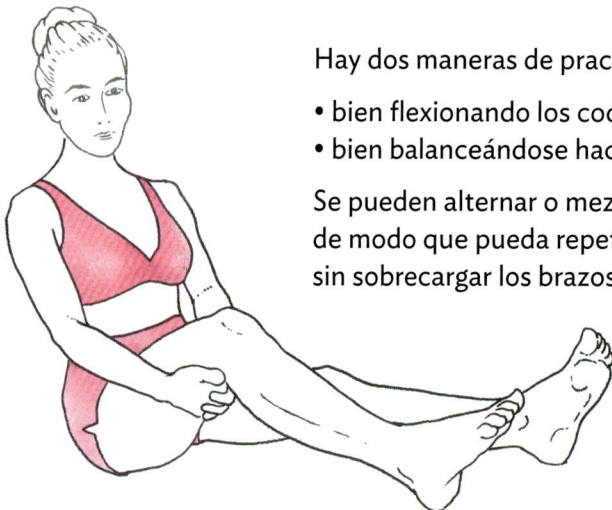

Hay dos maneras de practicar esta movilización del muslo:

• bien flexionando los codos,
• bien balanceándose hacia atrás con el tronco.

Se pueden alternar o mezclar las dos posibilidades, de modo que pueda repetir el movimiento unas diez veces sin sobrecargar los brazos.

*Ejercicio basado en el método Sinovi®.

Es muy importante que la rodilla se mantenga completamente pasiva durante toda la flexión (muchas veces acompañamos el movimiento con contracciones). Verifique que los músculos de la rodilla, tanto los flexores como los extensores, están relajados. La consecuencia es que el movimiento se producirá sin la tensión causada por la contracción muscular.

A ello se añade que el movimiento se realiza sin carga (no hay peso corporal sobre la rodilla).

Gracias a estos detalles en la ejecución, la compresión articular es escasa o nula, lo cual permite que la membrana sinovial circule bien por la articulación.

## 2) Extensión pasiva

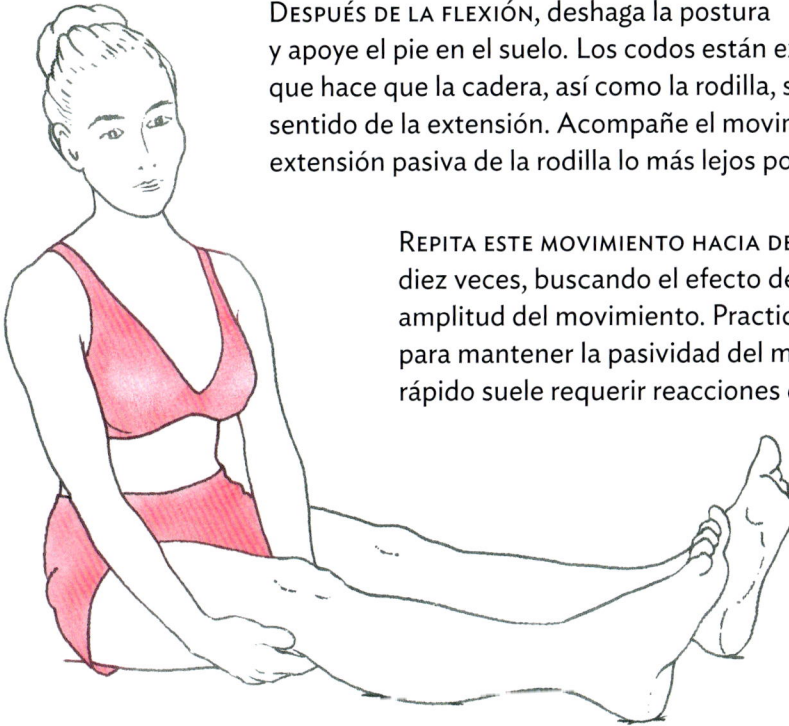

DESPUÉS DE LA FLEXIÓN, deshaga la postura y apoye el pie en el suelo. Los codos están extendidos, lo que hace que la cadera, así como la rodilla, se mueva en el sentido de la extensión. Acompañe el movimiento de extensión pasiva de la rodilla lo más lejos posible.

REPITA ESTE MOVIMIENTO HACIA DELANTE Y HACIA ATRÁS unas diez veces, buscando el efecto de deslizamiento más que la amplitud del movimiento. Practique el ejercicio lentamente para mantener la pasividad del movimiento (un movimiento rápido suele requerir reacciones de tono muscular).

## 3) Conclusión: observación sensorial

Por último, apoye la pierna estirada en el suelo. Observe las sensaciones entre las dos rodillas, la que se ha movilizado pasivamente y la otra.

# 4) Balanceo lateral sobre los isquiones

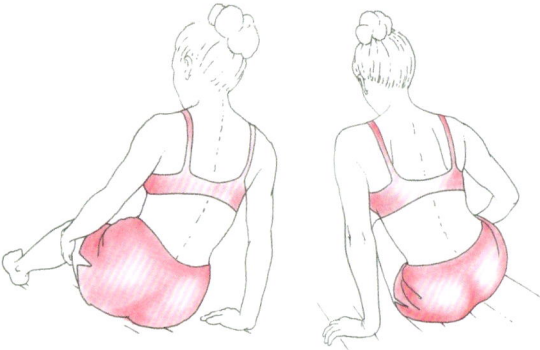

**A CONTINUACIÓN,**
**PREPARE EL MOVIMIENTO SIGUIENTE:**
manteniendo el muslo entre las manos, apóyese
primero en un solo isquion y luego en el otro.
Notará que bascula el tronco ligeramente hacia
un lado y el otro.

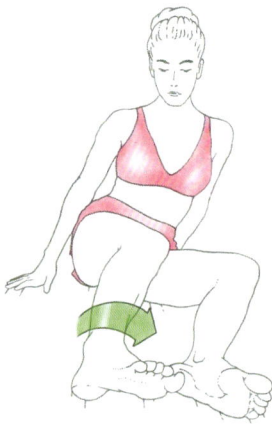

**SIENTA LO QUE OCURRE EN LA PIERNA:**
cuando se inclina sobre el isquion derecho, el pie derecho
se orienta un poco hacia la derecha. Esto hace que la tibia
también gire ligeramente hacia la derecha: se trata de una
rotación externa de su rodilla. Es una rotación pasiva.

**CUANDO SE BALANCEA SOBRE EL ISQUION IZQUIERDO,**
el pie izquierdo cae ligeramente hacia la izquierda.
Esto hace que la tibia también gire
ligeramente hacia la izquierda: se trata
de una rotación interna de su rodilla.
También es una rotación pasiva.

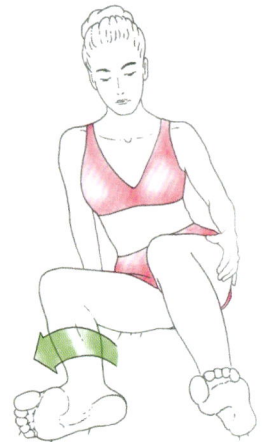

# 5) Flexiones/extensiones con rotación

**REPITA LOS MOVIMIENTOS 1 Y 2, Y AÑADA LA VARIACIÓN DE APOYO N.º 4**
asimétrico sobre el isquion, que crea una rotación de la rodilla.
Este movimiento completo es más técnico en su realización, porque hay que dejar
que el pie relajado caiga de lado para que se produzca la rotación de la rodilla.

**REPITA EL MOVIMIENTO COMPLETO** unas diez veces, lentamente, buscando la fluidez
en la rotación que acompaña a la flexión/extensión.

**APOYE LA PIERNA ESTIRADA EN EL SUELO.** Observe de nuevo las sensaciones
entre las dos rodillas, la que se ha movido pasivamente y la otra.

# Movilización de la cápsula de la rodilla[*]

Este ejercicio, descrito para la rodilla derecha, se refiere ahora a la cápsula de la rodilla, especialmente en su parte anterior. Es parecido al ejercicio anterior (es aconsejable que lo practique a continuación), pero ciertos detalles de ejecución se refieren concretamente a la cápsula y no a la membrana sinovial. Recuerde que, por delante, esta cápsula presenta un gran pliegue, que logra desplegarse por completo gracias a un movimiento pasivo lo más amplio posible.

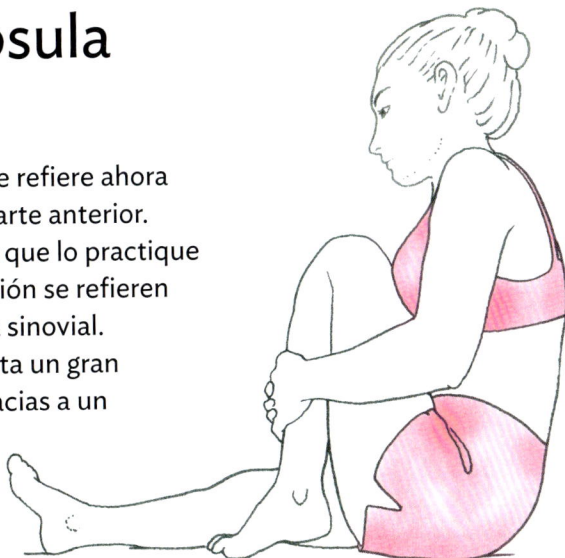

## 1) Flexión pasiva de la cadera y la rodilla

VUELVA A SENTARSE EN EL SUELO, y recuerde la misma recomendación en cuanto a poder deslizar el pie.

COLOQUE LAS MANOS POR DETRÁS DEL MUSLO, a media altura.

ACOMPAÑE EL MUSLO CON LAS MANOS, hacia el tronco.

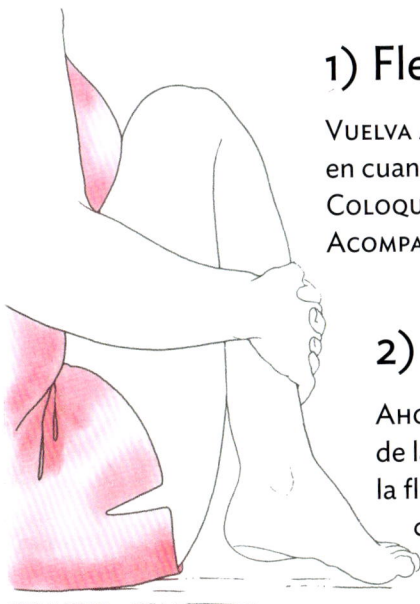

## 2) Flexión completa de la rodilla

AHORA COLOQUE PRIMERO UNA MANO y luego la otra delante de la pierna, a media altura de la tibia. Con ello aumentará la flexión de la rodilla. Progresivamente, presione varias veces con las manos para que la flexión sea máxima. Así se desplegará el pliegue suprarrotuliano.

## 3) Extensión pasiva completa

A CONTINUACIÓN, DESHAGA LA POSTURA Y APOYE EL PIE EN EL SUELO.

Acompañe el movimiento completo de extensión de la rodilla con las manos que guían la tibia. Ahora se despliegan las cáscaras condíleas.

REPITA ESTE MOVIMIENTO HACIA DELANTE Y HACIA ATRÁS unas diez veces, lentamente, intentando alcanzar toda la amplitud del movimiento en cada dirección.

*Ejercicio basado en el método Sinovi®.

# Lubrificar los meniscos[*]

Las rotaciones de la rodilla, si la amplitud es mesurada, hacen que los meniscos se desplacen moderadamente, lo cual lubrifica tanto el cartílago como los propios meniscos. Estos movimientos pueden constituir la base de un protocolo de preparación de los meniscos para las posturas en las que estos se movilizan mucho.

## Para preparar el Héroe/Virasana (ejercicio descrito para la rodilla derecha)

Siéntese en el suelo o, mejor aún, en una silla.
Coloque el pie en el suelo, sin apoyarlo,
para que se deslice libremente por el suelo.

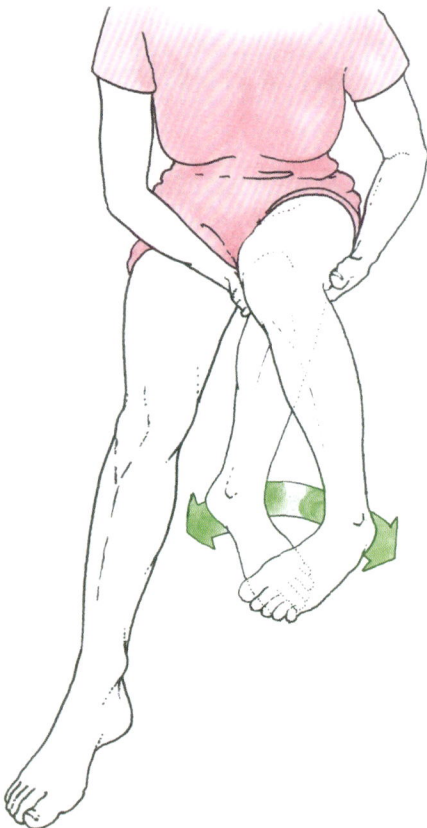

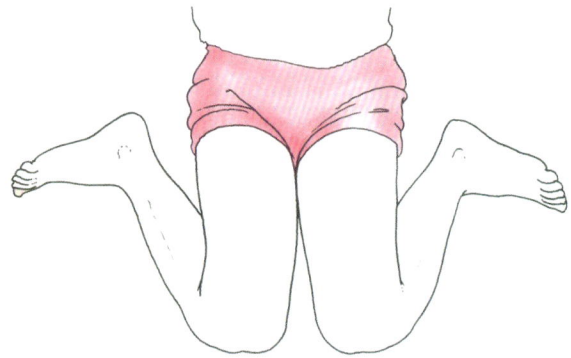

### ROTACIONES DESDE EL TALÓN

Gire lentamente el pie de la siguiente manera: los dedos permanecen inmóviles y es el talón el que se desplaza hacia la derecha y hacia la izquierda. Realice el movimiento con suavidad, especialmente al cambiar de dirección.

Para empezar, desplace el talón más lejos hacia la derecha (rotación interna de la tibia) y menos hacia la izquierda (rotación externa).

Luego, poco a poco, desplácelo cada vez más hacia la izquierda, sin intentar forzarlo para nada.

*Ejercicio basado en el método Sinovi®.

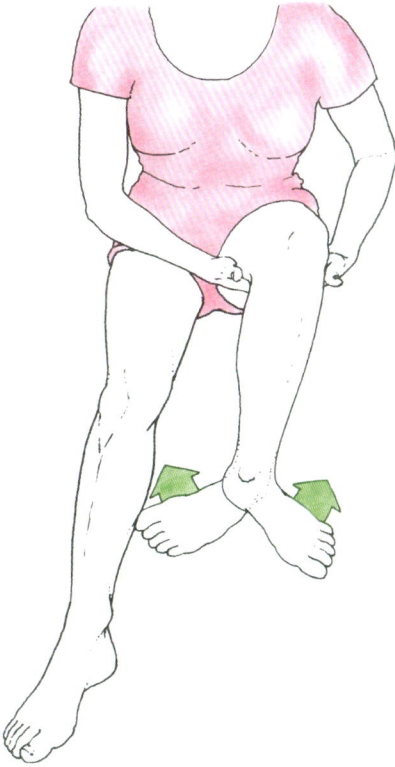

## ROTACIONES DESDE LA PARTE DELANTERA DEL PIE

A continuación, gire el pie de la manera siguiente: el talón no se mueve y ahora lo que se desplaza es la punta del pie hacia la derecha y hacia la izquierda.

Al principio, llévela más hacia la izquierda (rotación interna de la tibia) y menos hacia la derecha. Luego, poco a poco, muévala cada vez más lejos hacia la derecha, sin forzar nunca la amplitud.

Estos movimientos preparan los meniscos para desplazarse con fluidez durante la rotación externa que provoca por la postura Virasana.

# Para preparar el Sastre/Sukhasana

El ejercicio será el mismo, pero insistiendo en la otra dirección:

### ROTACIONES DESDE EL TALÓN

Repita los movimientos de rotación del pie que hemos visto más arriba: con los dedos quietos, mueva el talón hacia la derecha y hacia la izquierda.

Al principio, desplácelo más hacia la izquierda (rotación externa de la tibia) y menos hacia la derecha (rotación interna). Luego, poco a poco, muévalo cada vez más hacia la derecha, sin forzar nunca el movimiento.

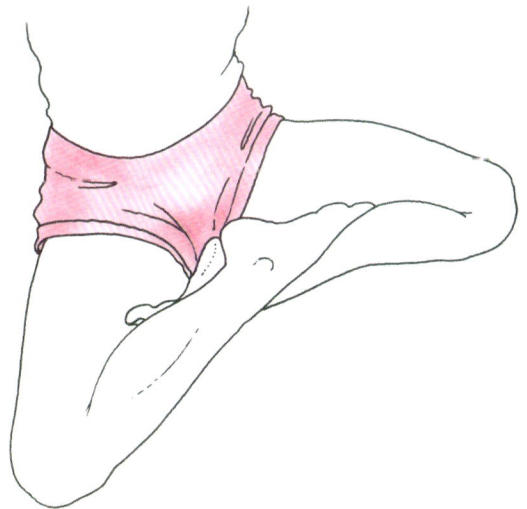

# Lubrificar la articulación femororrotuliana[*]

Para hacer este ejercicio (descrito para la rodilla derecha), la rótula debe estar libre para moverse delante de la rodilla. Para ello, la rodilla debe estar en extensión (ya que, si está en flexión, queda atrapada entre los cóndilos) y los cuádriceps —así como los isquiotibiales— deben estar completamente relajados.

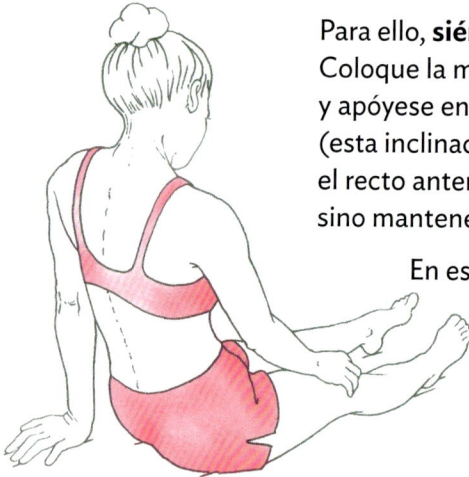

Para ello, **siéntese en el suelo, con las rodillas estiradas**. Coloque la mano izquierda detrás de su espalda y apóyese en ella, y deje que la pelvis caiga un poco hacia atrás (esta inclinación relaja los isquiotibiales y el apoyo le permite relajar el recto anterior). No debe intentar enderezar el tronco, sino mantener la inclinación.

En esta posición, la rodilla y sus músculos principales están relajados.

## MOVIMIENTOS LATERALES

Con la mano derecha, **sujete la rótula** entre el pulgar y el índice[**].

Con **el pulgar**, **empuje suavemente** la rótula hacia la derecha y sienta con qué facilidad se desplaza.

Al mismo tiempo, **frene el recorrido de la rótula** con el dedo índice porque, en la dirección hacia fuera, el movimiento debe ser muy moderado.

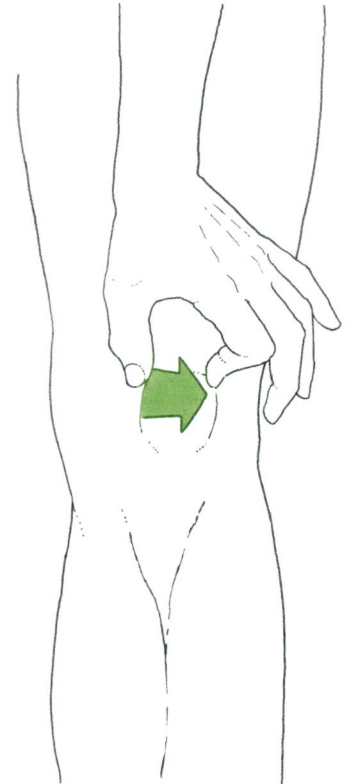

[*]Ejercicio basado en el método Sinovi®.
[**] o con el dedo medio.

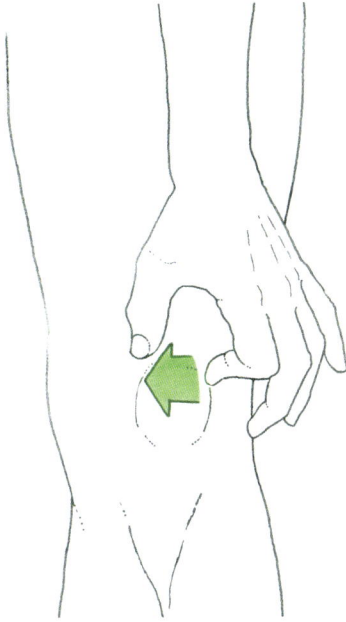

A continuación, con el **dedo índice\*, empuje suavemente** la rótula hacia la izquierda y sienta su movilidad, más limitada en esta dirección.

**Repita el movimiento completo** varias veces buscando más el deslizamiento que la amplitud.

### DECOAPTACIÓN

**Sujete la rótula** con todo el pulgar por el lado interno y el índice por el lado externo, a la vez.
Tire de la rótula como si intentara levantarla del fémur.
Apenas se moverá, pero esto permitirá que la sinovia se deslice por el espacio troclear/rotuliano.

### MOVIMIENTOS DE ARRIBA ABAJO

**Utilizando dos dedos**, ahora empuje la rótula desde su borde superior hacia los pies, y desde su borde inferior hacia la pelvis.

**Repita el movimiento completo varias veces**, sin presionar sobre la rótula propiamente dicha, sino buscando el deslizamiento del hueso.

Todos estos movimientos ayudan a preparar las posturas que someten la rótula a una fuerte presión, por ejemplo, la postura del Diamante/Vajrasana, la Bisagra/Parighasana y el Gato/Marjariasana, pero también aquellas en las que la presión sobre la rótula proviene de una acción intensa del cuádriceps, como las posturas del Guerrero/Virabhadrasana y la Media luna/Anjaneyasana.

\* o con el dedo medio.

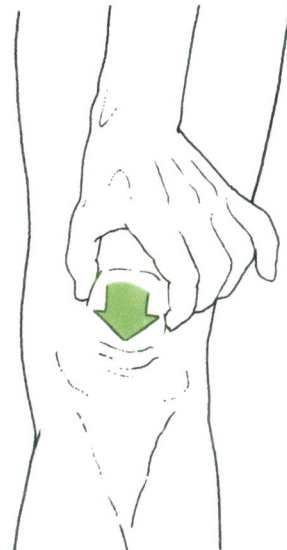

# Movilizar la fosa poplítea

Hemos visto en la pág. 106 que la fosa poplítea es una zona importante de paso de arterias y nervios. Por otro lado, es una zona que a menudo está flexionada (cuando nos sentamos, por ejemplo, algo muy frecuente). Para un buen estado de los tejidos que la sostienen y las estructuras que la atraviesan, conviene llevarla regularmente a una posición de extensión completa.

Para un buen drenaje del tejido adiposo es importante *alternar esta extensión,* muchas veces seguidas, con la *flexión completa.*

AL PRINCIPIO, LA EXTENSIÓN COMPLETA RESULTA DIFÍCIL DE REALIZAR...
para las personas con unos isquiotibiales o unos gemelos (gastrocnemios) acortados. Estas personas sentirán la tensión en los músculos posteriores mucho antes de que se extienda la fosa poplítea. Por lo tanto, en estos casos buscaremos la extensión completa de la rodilla en situaciones en las que no estén en tensión: de pie, tumbados, en plancha boca abajo.

... EN UNA SEGUNDA FASE...
por el contrario, *todo lo que ayude a estirar los músculos posteriores* será interesante a continuación para dar más espacio a la parte posterior de la rodilla y abrirla más fácilmente. Para los gemelos, en posición sentada y con la pierna estirada, flexionamos el pie llevando la punta hacia atrás para intentar abrir, si es necesario elevando la rótula.

Para los isquiotibiales, consulte la página siguiente.

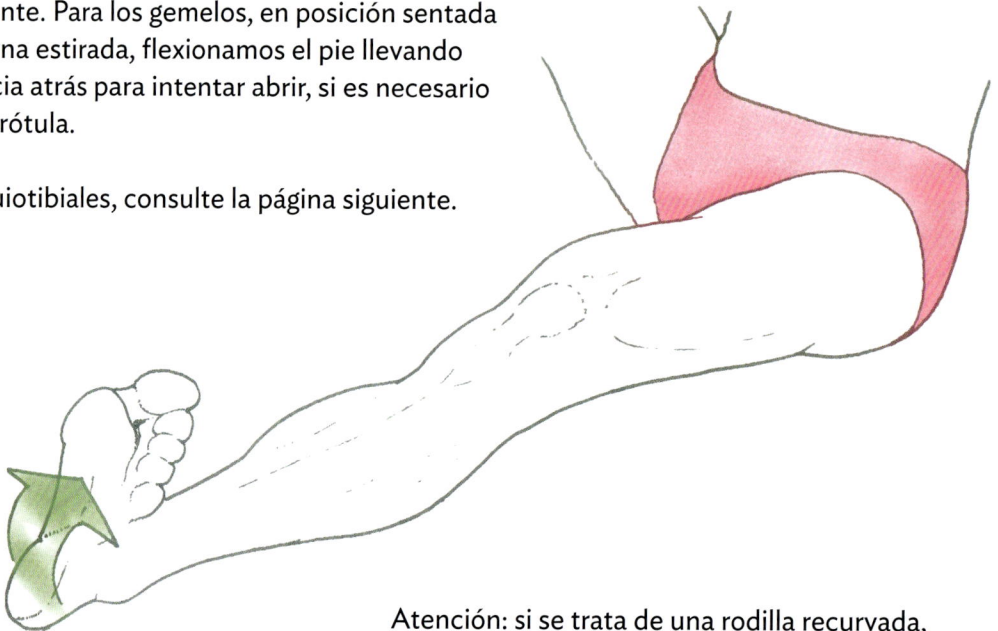

Atención: si se trata de una rodilla recurvada, debe evitarse la hiperextensión pasiva de la rodilla (véase la pág. 110).

# Estirar los músculos isquiotibiales y los gemelos

El estiramiento de los músculos isquiotibiales es un tema que se ha tratado en detalle en el volumen 2 de *Anatomie pour le mouvement*, así como en *Muscles et yoga*.

Por lo tanto, aquí se tratarán los aspectos principales.

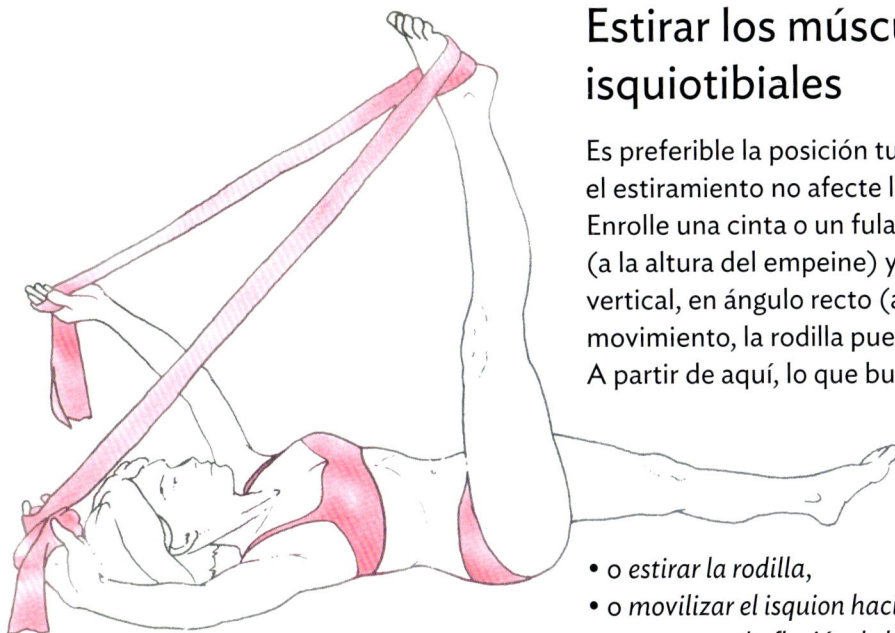

## Estirar los músculos isquiotibiales

Es preferible la posición tumbada para que el estiramiento no afecte la columna lumbar. Enrolle una cinta o un fular alrededor del pie (a la altura del empeine) y levántelo a la vertical, en ángulo recto (al empezar el movimiento, la rodilla puede estar flexionada). A partir de aquí, lo que buscamos es:

- o *estirar la rodilla,*
- o *movilizar el isquion hacia el suelo,*
- o *mantener la flexión de la cadera.*

Estos tres movimientos pueden practicarse por turnos, o por parejas, o, al final, los tres a la vez.

## Estirar los gemelos

En el ejercicio anterior, hay que *flexionar el tobillo.* Para ello, lleve la cinta o el pañuelo a la parte delantera del pie: note que la tracción aumenta la amplitud del movimiento y que la masa de la pantorrilla se ve sometida a tensión.

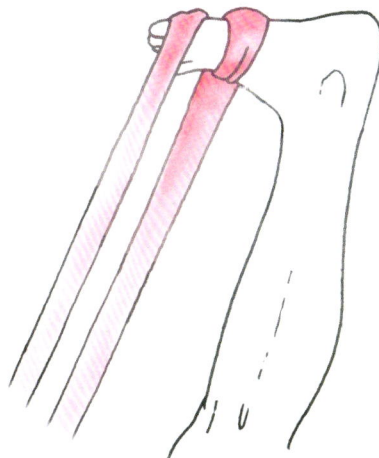

# Estirar el cuádriceps

También en este caso, el estiramiento del cuádriceps es un tema que se ha tratado en detalle en el volumen 2 de *Anatomie pour le mouvement* y en *Mucles et yoga*.
Por lo tanto, aquí se repasarán los aspectos principales.
Hay que distinguir entre el estiramiento del recto femoral y el del resto del cuádriceps.
Trabajaremos en posición tumbada para limitar que se produzcan compensaciones en la columna lumbar.

### FLEXIONAR LA RODILLA

Túmbese boca arriba, flexione las rodillas
y llévelas sobre el vientre. Ayúdese cruzando
los brazos sobre las rodillas.
Así se estiran los dos músculos vastos
y el músculo crural (las tres cabezas
monoarticulares del músculo).

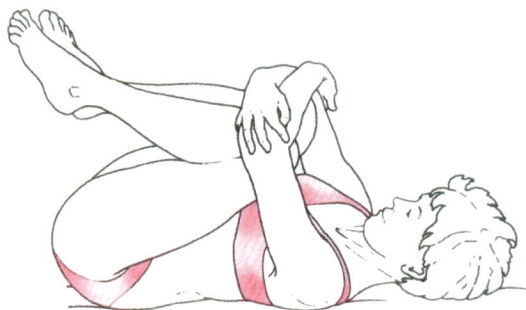

### FLEXIONAR LA RODILLA Y ESTIRAR LA CADERA

Túmbese boca abajo.
Flexione una rodilla (o las dos) y sujete el empeine
(o ambos) con la mano (o uno con cada una).
Este doble movimiento de cadera
y rodilla estira el recto femoral.

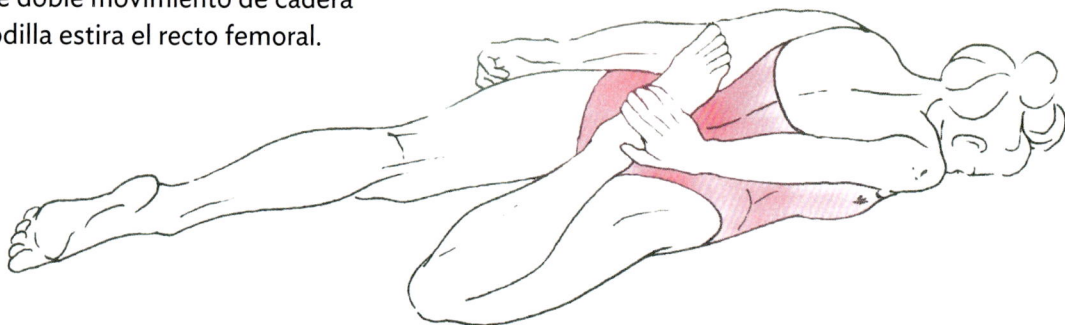

Atención a la compensación pélvica:
la extensión de la cadera tenderá a inclinar
la pelvis en anteversión. Si se produce esta
anteversión, el músculo se estira menos.

# Centrar la rodilla femorotibial

Durante todas las sesiones de yoga, es importante acostumbrarse sistemáticamente a situar la rodilla en línea con el pie, en todas las posturas en las que haya apoyo sobre un pie o sobre ambos.

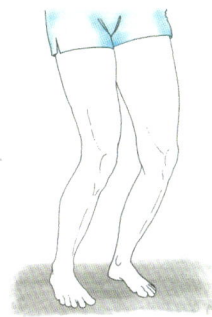

EL PRINCIPIO CONSISTE EN ALINEAR
LA RÓTULA CON EL SEGUNDO DEDO DEL PIE
(que representa la parte delantera del eje longitudinal del pie).
De pie, con la rodilla ligeramente flexionada, fíjese (si es posible, delante de un espejo) cómo está colocada la rótula.

SI LA RÓTULA ESTÁ ALINEADA CON LOS DEDOS CUARTO O QUINTO, el pie tenderá a apoyarse sobre su borde exterior, lo cual pone más en tensión el compartimento interno de la rodilla femorotibial.

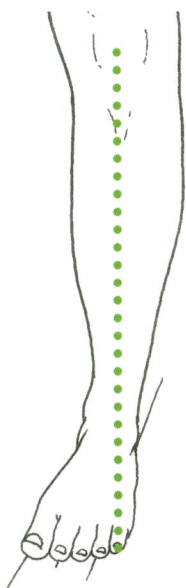

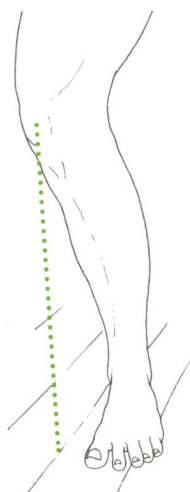

SI LA RÓTULA ESTÁ ALINEADA CON EL DEDO GORDO DEL PIE, este tiende a descansar sobre su borde interior. Esto tiende a cargar más el compartimento externo.

Puede practicar este posicionamiento de la rodilla *empezando por las posturas en las que es más fácil*, por ejemplo, en las que nos apoyamos *sobre dos pies, parcialmente* (el Medio puente/ Setu Bandha, el Perro cabeza abajo/Adho Mukha Svanasana) o *completamente* (Silla/Utkatasana).

Después, encontrará más fácilmente el posicionamiento correcto de la rodilla en posturas más difíciles, como aquellas en las que el peso recae *sobre un solo pie*, ya sea parcialmente (el Guerrero I y II/Virabhadrasana I y II), o completamente (el Guerrero III, el Árbol/ Vrikshasana, el Águila/Garudasana). Encontrará detalles sobre esta colocación —en el contexto de la postura— en las páginas de análisis de la Montaña/Tadasana, pág. 188, de la Silla/Utkatasana, pág. 206, del Águila/Garudasana, pág. 208, y del Árbol, pág. 210.

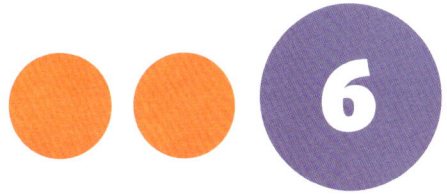

# 6

# La rodilla
# en las posturas

*Dentro de una selección de posturas, partimos de la asana, repasamos la anatomía y analizamos y adaptamos la postura.*

# POSTURAS

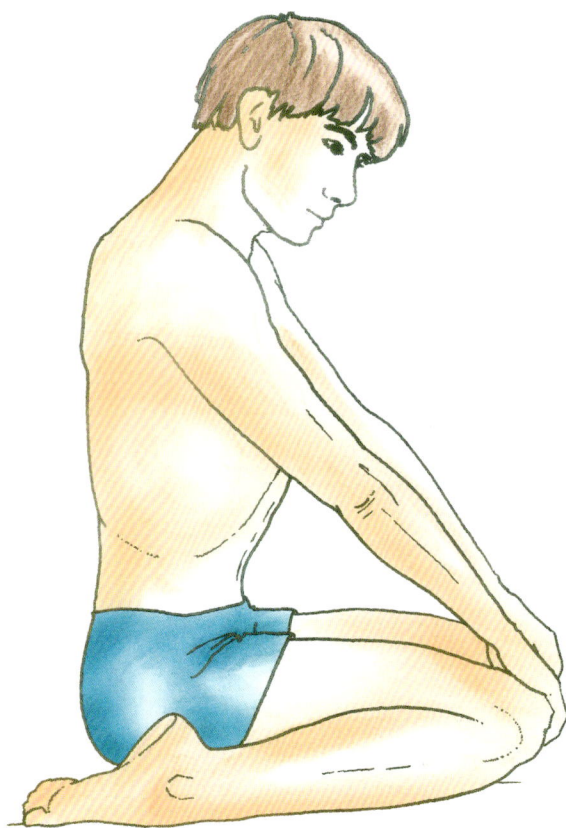

El Héroe / Virasana

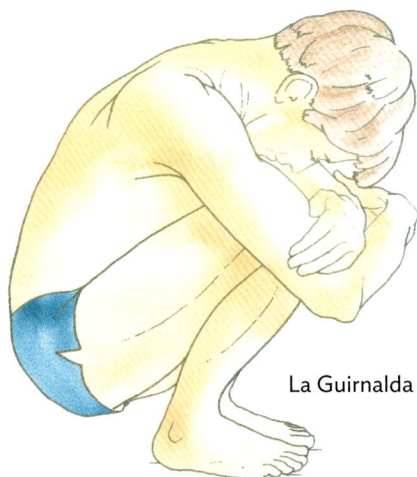

La Guirnalda / Malasana

# SENTADAS

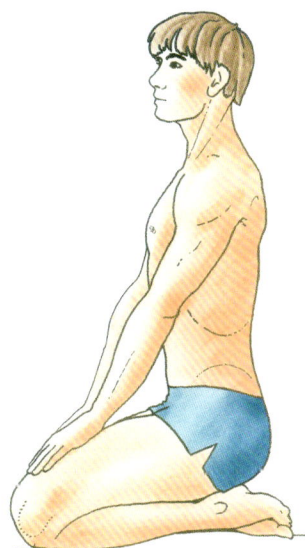

El Diamante / Vajrasana

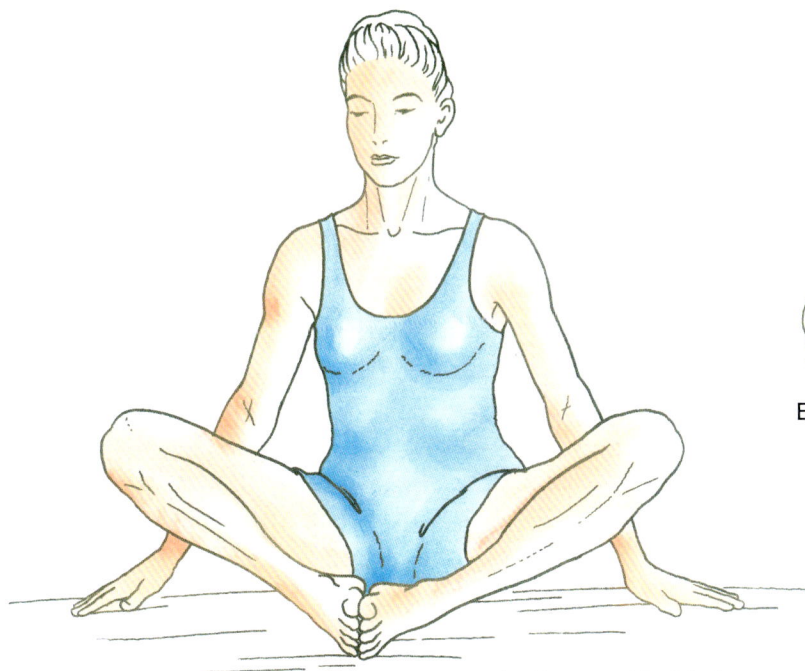

La Mariposa / Baddhakonasana

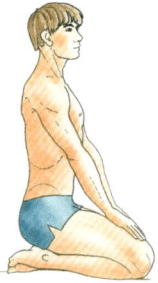

# El Diamante

## Proteger la cápsula
## y el tendón del cuádriceps en el Diamante

En esta postura, nos sentamos con los glúteos apoyados sobre los pies. La rodilla está completamente flexionada.

La fuerza que crea estas tensiones de flexión es la *gravedad*: el peso del tronco y de los brazos es lo que obliga a que la rodilla se flexione. Se trata de una fuerza que *no permite controlar progresivamente la amplitud* y que, por lo tanto, muchas veces es desproporcionada.

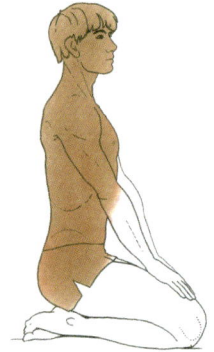

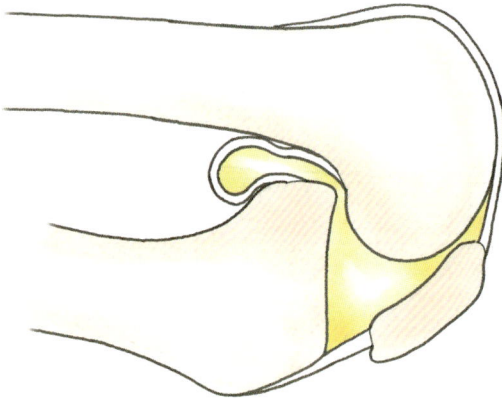

El pliegue suprarrotuliano de la cápsula está completamente desplegado y estirado, y las aletas rotulianas se ponen en tensión.

El tendón del cuádriceps también puede estar sometido a una tensión intensa.

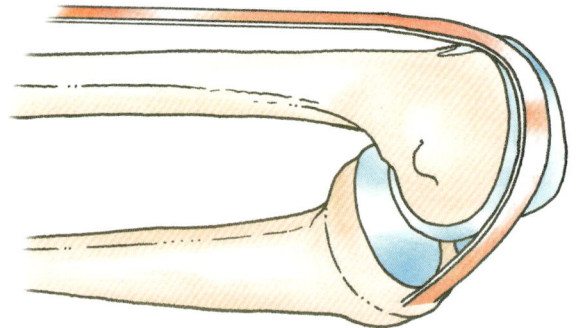

Permanecer en esta postura durante mucho tiempo puede poner en tensión todos estos elementos y crear molestias e incluso dolor en la parte delantera de la rodilla.

Para evitar estas tensiones y hacer más soportable
la postura, podemos:

### Apoyarnos
Coloque un cojín entre los muslos
y los pies.

Asegúrese de que está colocado *debajo de
la pelvis* y no debajo de la parte delantera
del muslo, donde no impediría
que el peso hiciera flexionar
la rodilla,

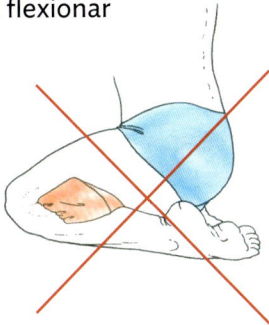

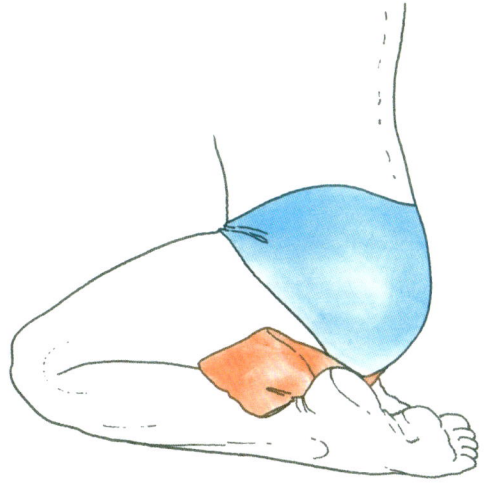

sino que «abriría» aún más la parte
delantera de la articulación,
lo cual aumentaría la tensión capsular.

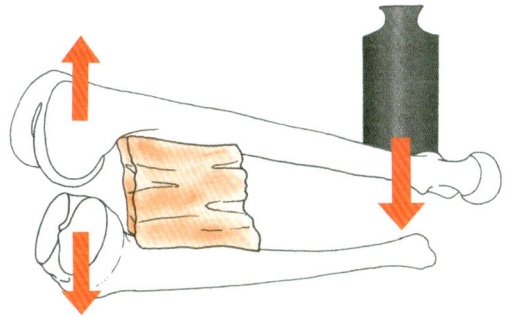

### Descargar peso
Podemos colocar un soporte rígido bajo los
isquiones. Debe ser lo suficientemente ancho
para acomodar ambos isquiones (unos 14 cm).

Atención: la altura del soporte no es estándar, debe *adaptarse a lo que la rodilla pueda soportar
fácilmente en términos de flexión*. No dude en empezar usando un apoyo alto y luego bajarlo. El
criterio para saber si es una buena altura es que *alivie inmediatamente la tensión capsular*.

# Amortiguar la TAT en la postura del Diamante

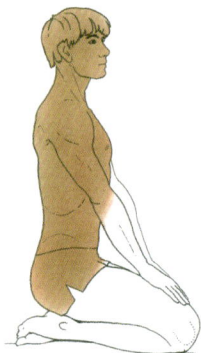

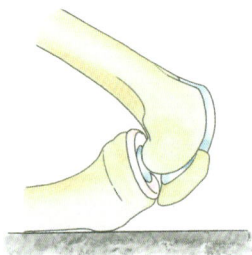

Del mismo modo, puede ser que la TAT soporte demasiada carga, debido al peso del tronco.

Proponemos algunas sugerencias.

**AMORTIGUAR**
Podemos colocar un cojín debajo de la TAT; también podemos colocar un cojín debajo del tobillo si este se estira demasiado en extensión, para así mejorar la base de apoyo global. Todo esto puede combinarse con el cojín visto en la página anterior entre la pelvis y los pies.

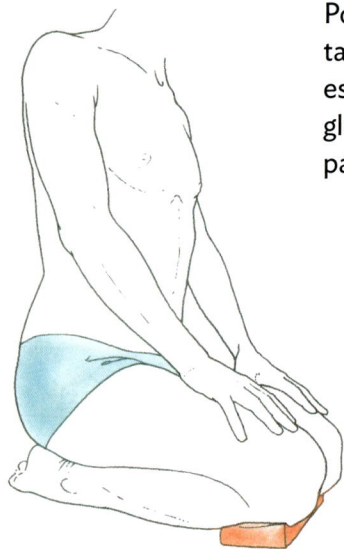

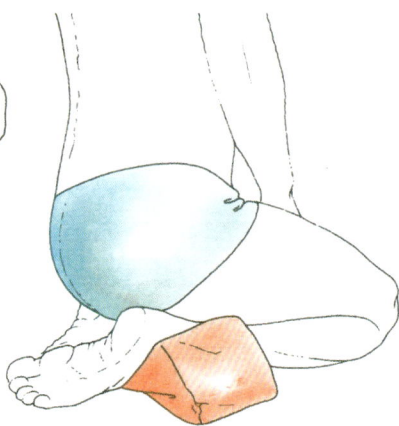

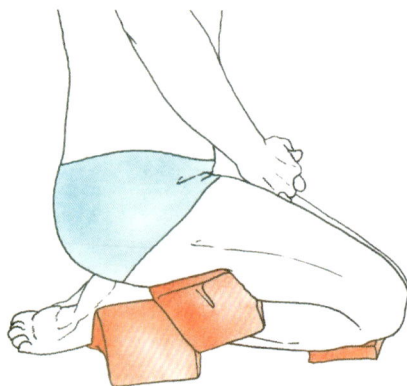

**APOYARNOS**
Aquí también podemos utilizar bloques de yoga para elevar la pelvis y el tronco.

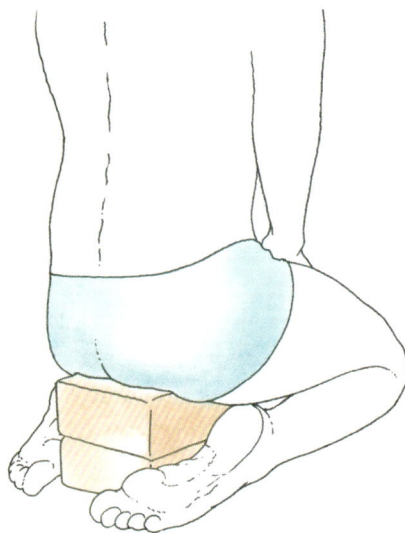

# Deshacer la postura del Diamante

La fortísima flexión que realizamos en el Diamante tiene un gran impacto sobre los meniscos y la glenoides, que quedan *comprimidos en su parte posterior*.

Además, en esta postura suele ser habitual dejar que las rodillas entren en una rotación interna (esto se aprecia al observar la postura desde atrás: los talones están separados y los dedos gordos juntos, incluso cruzándose).

Esto ejerce aún *más presión sobre el menisco interno*.

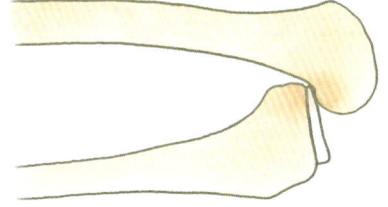

Al deshacer la postura, el retorno de la flexión llevará los cóndilos femorales hacia la parte delantera de la meseta tibial. Si esto ocurre

- demasiado rápido (sobre todo, después de mantener una postura durante mucho rato),
- o con carga (por ejemplo, poniéndose de pie después de la postura),

el fémur puede *aplastar la parte delantera de los meniscos* y dañarlos:

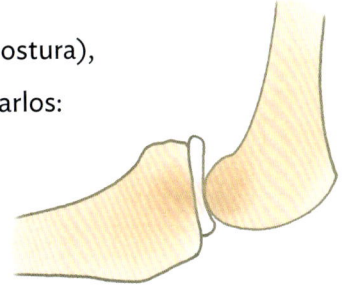

Proponemos varios puntos de vigilancia:

**VOLVER A PONER LAS RODILLAS EN ROTACIÓN NEUTRA** antes de realizar una gran extensión.

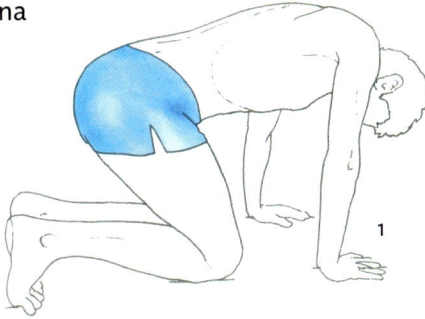

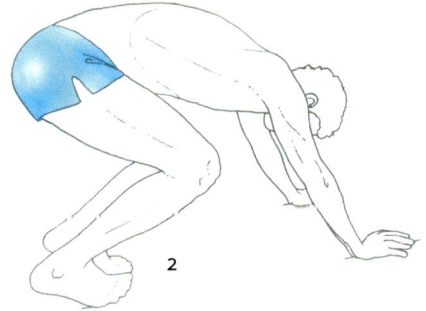

**HACER UNA TRANSICIÓN** en la que el peso del cuerpo no descanse sobre las rodillas. Por ejemplo, ponerse a cuatro patas (1, 2, 3).

**PONERSE DE PIE LENTAMENTE** para que la estructura de los meniscos tenga tiempo de deslizarse sobre la glenoides.

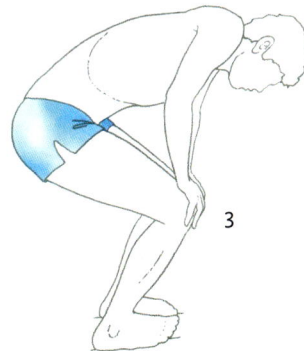

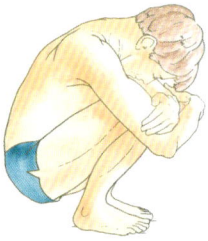

# La Guirnalda

## Estabilizar el fémur en la Guirnalda

En esta postura, nos colocamos en cuclillas, con el estómago contra los muslos, los pies apoyados en el suelo y los brazos abrazando las rodillas.

La dificultad de esta postura puede variar mucho según la persona que la practique: para algunas no presenta dificultad alguna adoptarla y mantenerse en ella, pero para otras puede resultar muy incómoda.

## Tres nociones sobre el equilibrio

Para entender las razones de esta gran variabilidad, veamos tres conceptos sobre el equilibrio...

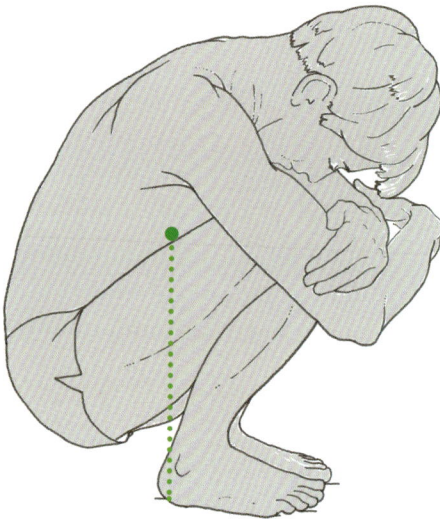

*El centro de gravedad*: se trata de un centro virtual que concentra toda la masa del cuerpo humano (en un sólido homogéneo, está en el centro del objeto). En la postura de la Guirnalda/Malasana, *se localiza aproximadamente en el centro del tronco.*

*La línea de gravedad*: una línea vertical virtual que pasa por el centro de gravedad.

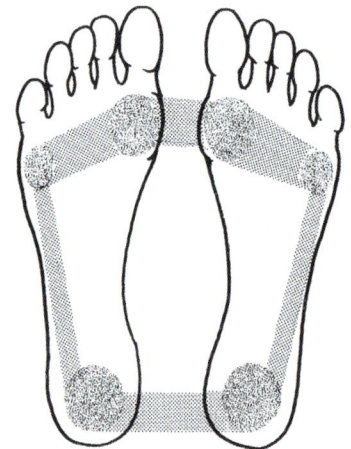

*La base de sustentación* o base de equilibrio: se trata de la figura geométrica que circunscribe la base sobre la que se apoya el cuerpo en el suelo. En este caso, es la superficie de los pies sobre el suelo, más el espacio entre los dos pies. Visto de perfil, el polígono de sustentación corresponde a la longitud del pie.

Para que haya equilibrio, la línea de gravedad debe pasar por el interior de la base de sustentación, porque de otro modo la persona se caería hacia atrás.

En la postura de la Guirnalda/Malasana, la línea de gravedad está muy atrás en el pie, lo que, según la morfología y la flexibilidad de cada persona, puede provocar una pérdida de equilibrio.

Si existe una falta de movilidad en *la flexión de la cadera, de la rodilla o del tobillo*, el centro de gravedad se desplazará hacia atrás y puede salirse de la base de sustentación: se producirá una caída hacia atrás.

> La pérdida de equilibrio puede ser debida a una falta de flexión en una o en varias de estas articulaciones. Si hay falta de flexibilidad en una articulación, es posible que tengamos que intentar compensarla en otra.

# Aplicación en la rodilla

Son varios los factores que pueden entrar en juego.
*La relación entre la longitud del fémur y la longitud de la tibia*: cuanto más corta es la tibia (o cuanto más largo es el fémur), más se desplaza el centro de gravedad hacia atrás.

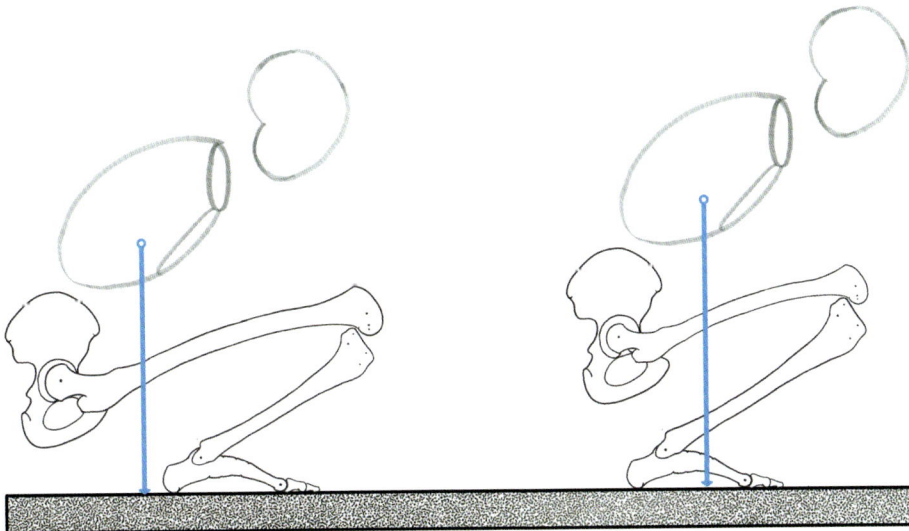

Fémur largo, tibia corta: el centro de gravedad se desplaza hacia atrás.

Fémur corto, tibia larga: el centro de gravedad se desplaza hacia delante.

*El impacto de la flexión de la rodilla sobre el centro de gravedad, que cambia durante la flexión:*

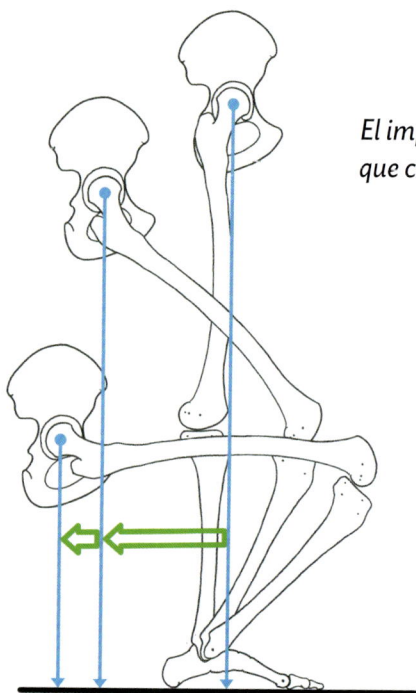

en una primera fase
(hasta que el fémur esté horizontal), la flexión hace que la parte superior del fémur se desplace hacia atrás y que el centro de gravedad también vaya hacia atrás;

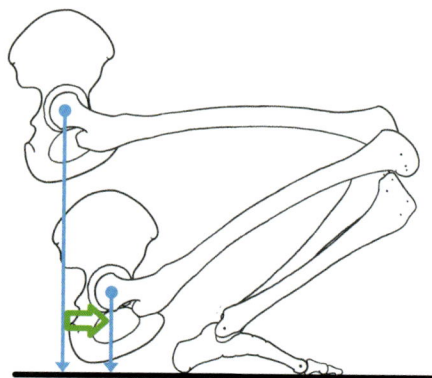

en la segunda fase
(cuando el fémur ya ha pasado la horizontal), la flexión aproxima el fémur a la pierna y el centro de gravedad se desplaza hacia delante.

# En resumen, respecto al equilibrio

Así pues, se produce una *transición difícil,* en términos de equilibrio, *cuando el fémur se acerca a la horizontal* porque el centro de gravedad que se desplaza hacia atrás debido a la flexión de la rodilla tiende a sacarlo de su base de equilibrio.

Todo esto ayuda a explicar por qué algunas personas que no son especialmente flexibles son capaces de adoptar y mantener esta postura sin ningún problema, mientras que otras, que son más flexibles pero tienen limitada la flexión del tobillo, la encontrarán de muy difícil realización.

Si le resulta difícil mantener esta postura (recuerde, no es una cuestión de flexibilidad), tiene varias opciones:

### ELEVAR LA PARTE POSTERIOR DE LOS PIES
Puede poner una cuña debajo de los talones: con ello logrará que el cuerpo se desplace hacia delante y que el centro de gravedad permanezca en su sitio.

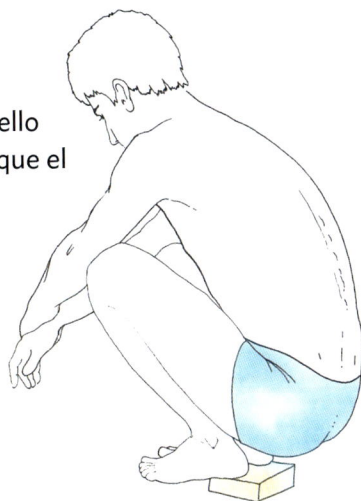

### LLEVAR LOS BRAZOS HACIA DELANTE,
de este modo también desplazará hacia delante el centro de gravedad.

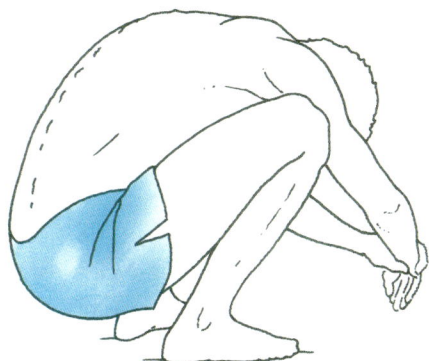

### SEPARAR LAS RODILLAS
Uno de los frenos a la flexión de la cadera puede er que el estómago choque contra los muslos: si abre las piernas liberará espacio para acomodar el estómago.

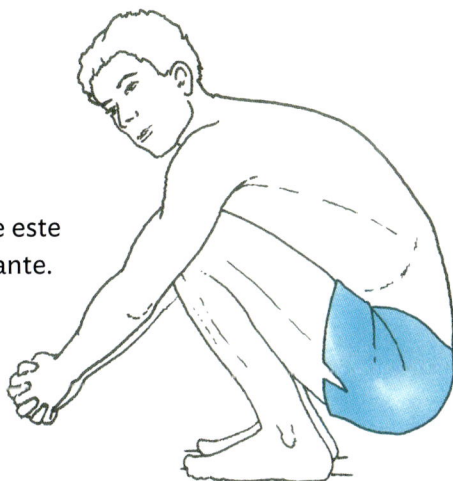

### LLEVAR EL TRONCO HACIA LA PARTE ANTERIOR DE LOS MUSLOS
antes de doblar completamente las rodillas. De este modo, moverá el centro de gravedad hacia delante.

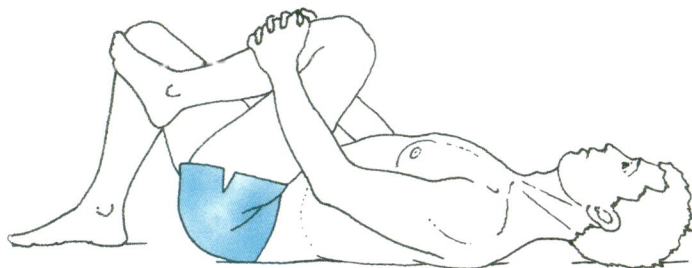

### ESTIRAR LOS CUÁDRICEPS
Para ganar amplitud en la flexión de las rodillas y adelantar el centro de gravedad, puede trabajar la flexibilidad de las tres cabezas femorales del cuádriceps (crural, vasto medial y vasto lateral).

# Proteger el LCA

Como hemos visto en el capítulo anterior, en esta postura el peso del tronco
está muy por detrás de la rodilla. Además, el muslo se coloca oblicuamente sobre la tibia,
lo cual hace que naturalmente se deslice hacia atrás.

Por lo tanto, la parte femoral de la rodilla tiende a *resbalar hacia atrás* sobre la parte tibial
de esta. Esto crea un *cajón anterior*, que a su vez *pone en tensión el ligamento cruzado anterior*.
Si este ligamento es frágil o está dañado, la postura puede ser muy incómoda y difícil de
mantener.

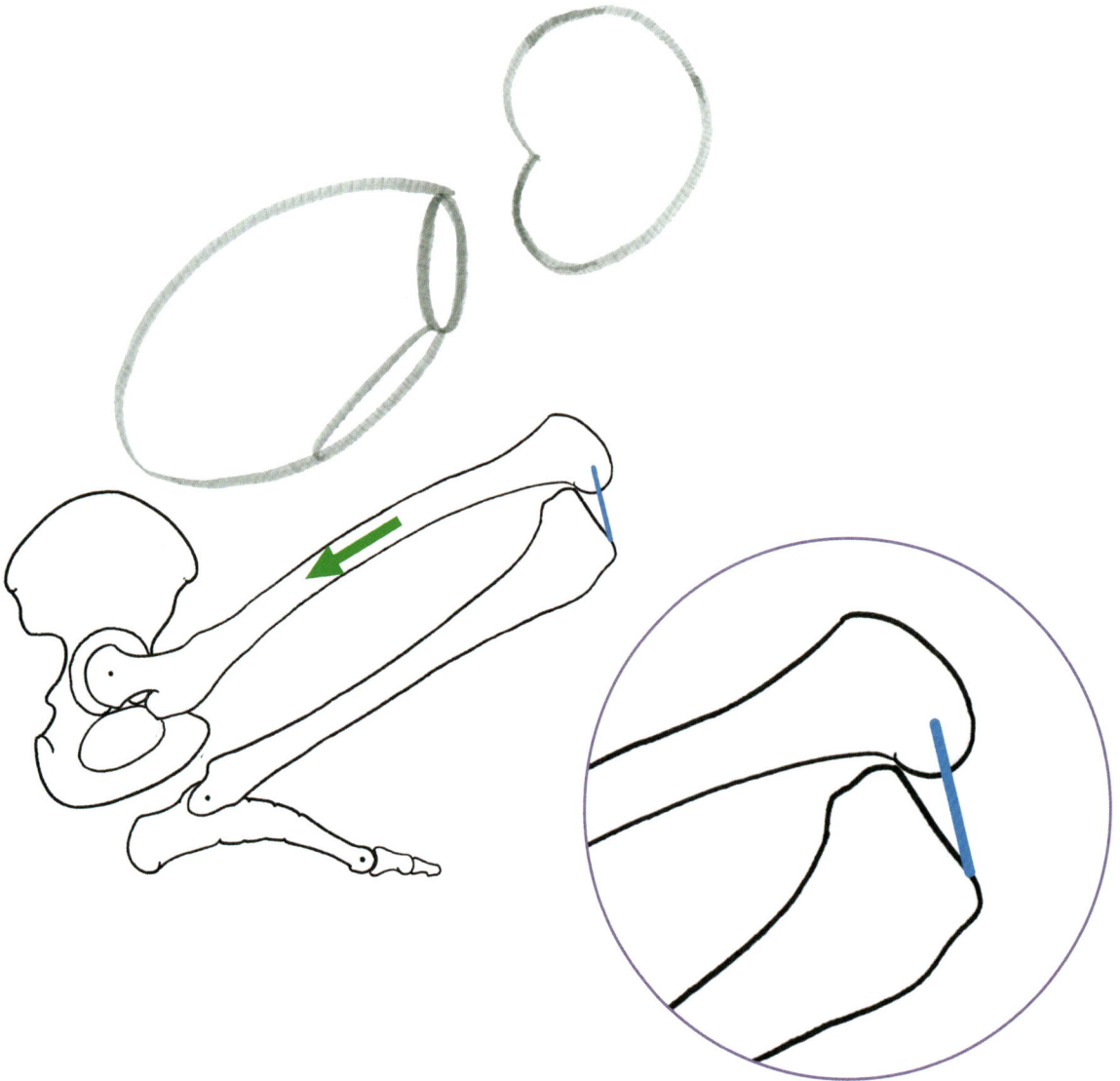

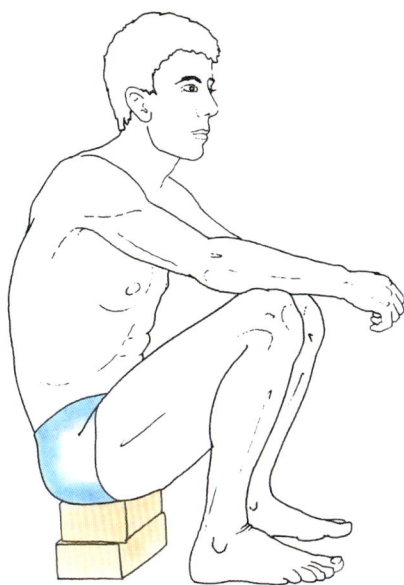

Aquí tenemos varias posibilidades:

## APOYARNOS

Puede colocarse un soporte debajo de la pelvis
(un bloque de yoga o un taburete pequeño) para apoyar
el tronco y evitar el deslizamiento del fémur.

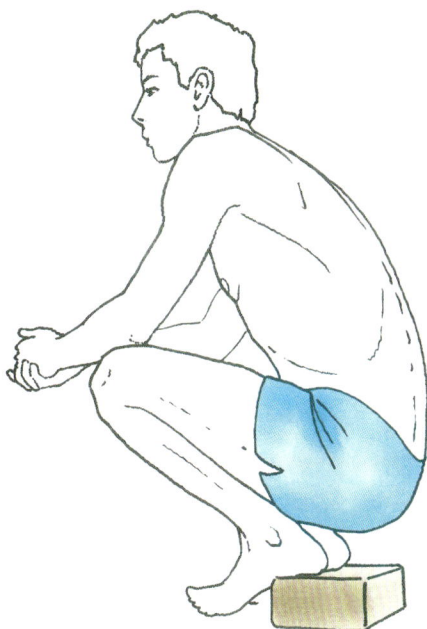

## HORIZONTALIZAR

También puede utilizar un apoyo debajo del talón,
que ayudará a poner la tibia en horizontal y reducirá
el efecto de deslizamiento hacia atrás (en este
caso, *el soporte debe ser más grueso que el descrito en
la página anterior*. De lo contrario, la tibia no estará
lo suficientemente horizontal. Puede utilizar, por
ejemplo, un bloque grande de yoga).

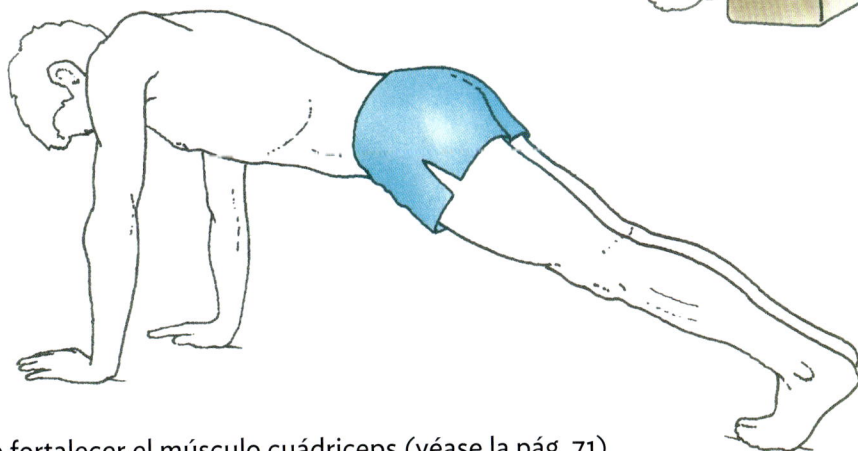

## FORTALECER

Por último, puede fortalecer el músculo cuádriceps (véase la pág. 71),
cuya contracción activa impide que el fémur caiga hacia atrás.
En este caso, hay que tener cuidado de no sobrecargar la rótula (véase el capítulo siguiente).

# Guirnalda y rótula

La postura de la Guirnalda también es muy exigente para la rótula y la articulación femororrotuliana en dos momentos clave.

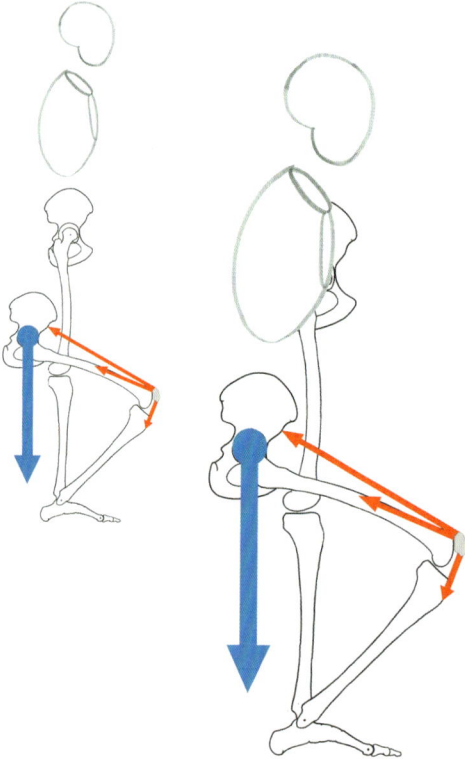

DURANTE EL DESCENSO: desde que se abandona la posición de pie y se empiezan a flexionar las rodillas para bajar, el peso del tronco tiende a tirar de ellas hacia abajo y a requerir del miembro inferior una *triple flexión*. Para controlar este descenso (y evitar caerse), necesitaremos recurrir a *los cuádriceps* (véase la pág. 71).

La tensión provocada por la contracción del cuádriceps creará una gran compresión sobre la articulación femororrotuliana durante todo el descenso y puede resultar muy cansado. Por lo tanto, hay que tener especial cuidado si existe un síndrome rotuliano (véase la pág. 84).

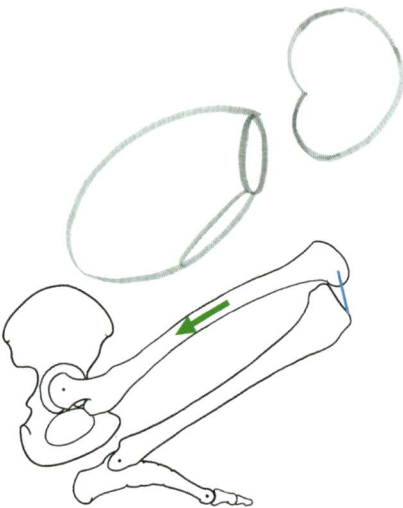

AL LLEGAR A LA POSTURA: si nuestro cuádriceps no es muy flexible, puede que nos resulte difícil lograr una flexión completa de las rodillas y llevar el muslo hasta pegarlo a la pierna. Ahora el tronco está como «suspendido». Su peso tira entonces del tendón del cuádriceps y ello aumenta la presión sobre la rótula.

Hay varias maneras de facilitar la consecución de la postura.

### APOYARNOS EN UN SOPORTE
En una primera fase, durante el descenso puede empezar inclinándose hacia delante y apoyarse en un taburete antes de doblar las rodillas.

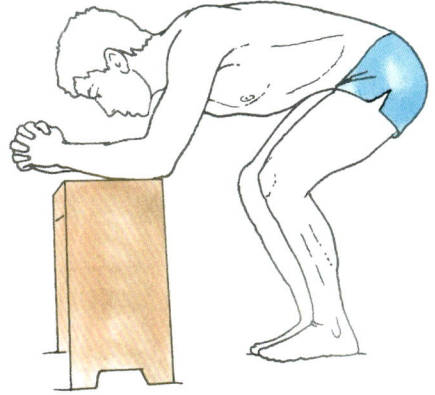

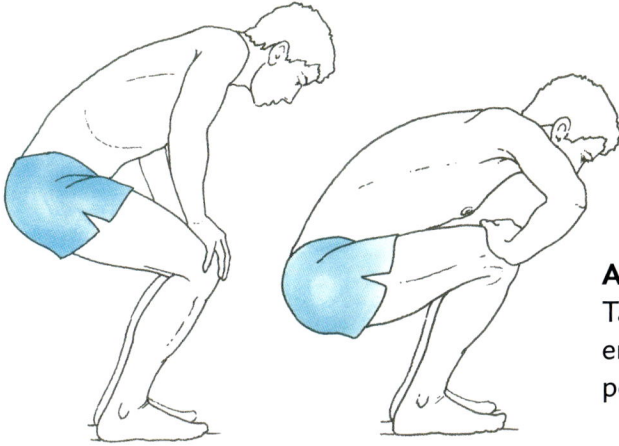

### APOYARNOS SOBRE LOS MUSLOS
También puede colocar las dos manos planas en la parte inferior de los muslos y transferir el peso del tronco más cerca de la rodilla.

### APOYARNOS
Como hemos visto en el capítulo anterior, también puede utilizar algún soporte para apoyar la pelvis y los talones, con la finalidad de reducir la amplitud necesaria de flexión de la rodilla y estirar el cuádriceps.

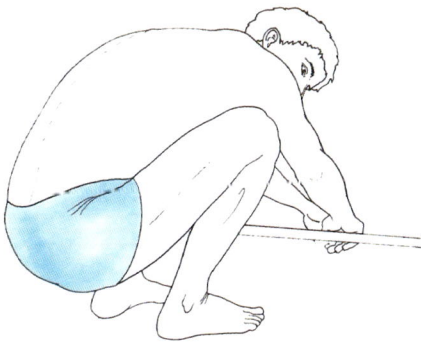

### ENCONTRAR UN ANCLAJE
Puede agarrarse con las manos a un punto fijo (una barra, el borde de una pared) para que sean los brazos los que sostengan su peso y así aliviar los cuádriceps.

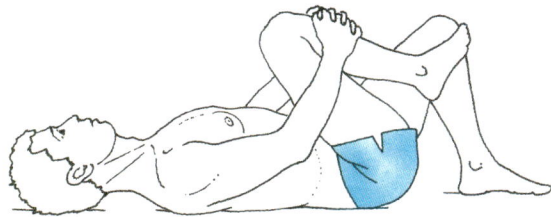

### ESTIRAR
Por último, puede estirar el músculo cuádriceps. Ya sea en general o de manera más puntual, justo antes de practicar la postura.

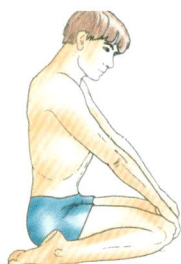

# El Héroe

## Proteger el LLI

En esta postura, nos sentamos arrodillándonos, con los dos pies a ambos lados de la pelvis.

Hay varias maneras para la consecución de esta postura...

**O BIEN SE ABDUCE LA TIBIA DEBAJO DEL FÉMUR**
Esto es posible gracias a la gran flexión de la rodilla, que relaja los ligamentos y permite algunos grados de abducción.

Sin embargo, el ligamento lateral interno no va a tardar en ponerse en tensión, lo que se manifiesta a menudo en dolor en la cara interna de la rodilla. Es un signo muy importante de que debemos ajustar la postura.

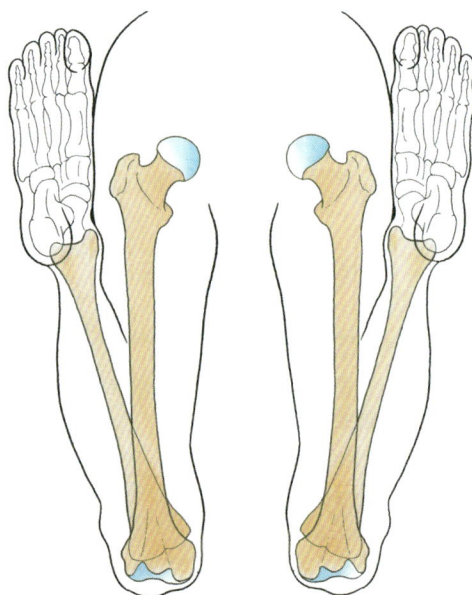

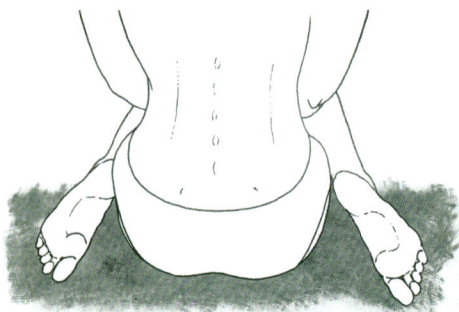

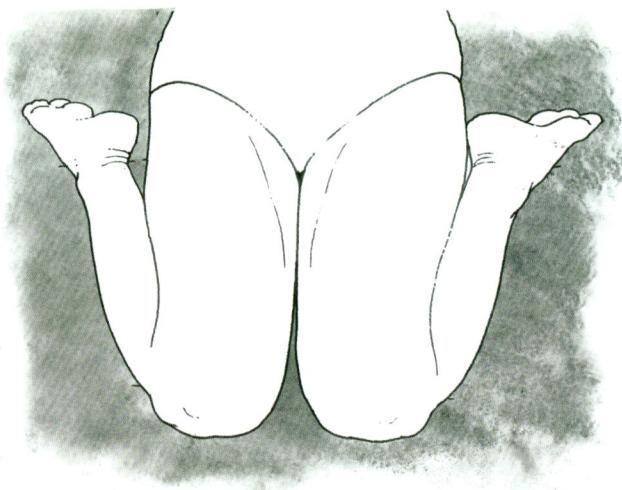

## O BIEN TODA LA EXTREMIDAD INFERIOR HACE UN GIRO MUY PRONUNCIADO EN SENTIDO INTERNO DESDE LA CADERA (APROXIMADAMENTE 90°)

Ahora es la cara interna del muslo y de la pierna la que está en contacto con el suelo: en este caso, no hay abducción en la rodilla y hay personas que incluso pueden colocar los pies en flexión dorsal sin ninguna molestia.

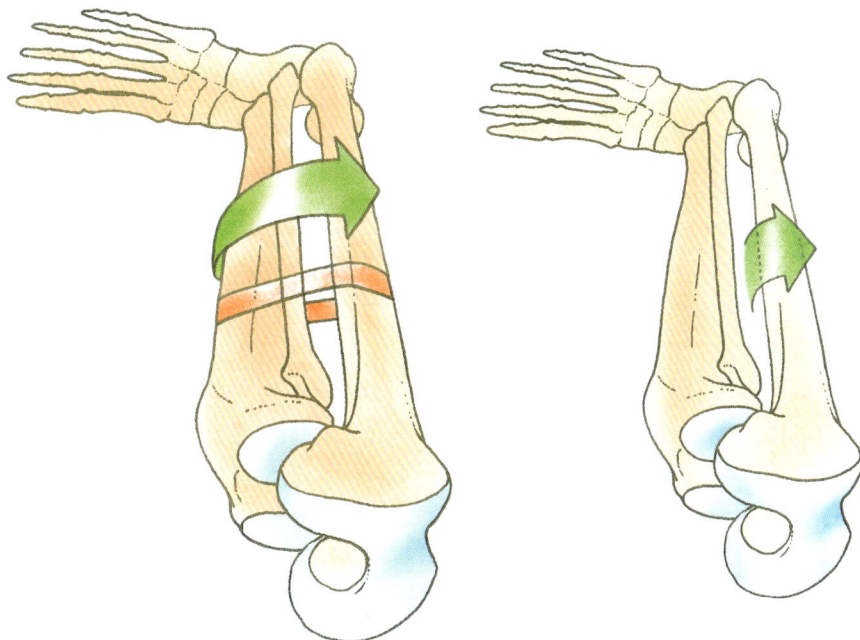

En este caso, se puede adoptar esta postura con los dos pies paralelos al suelo y sin ninguna molestia.

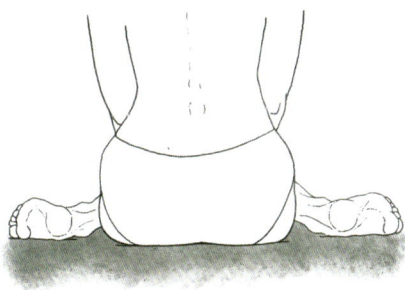

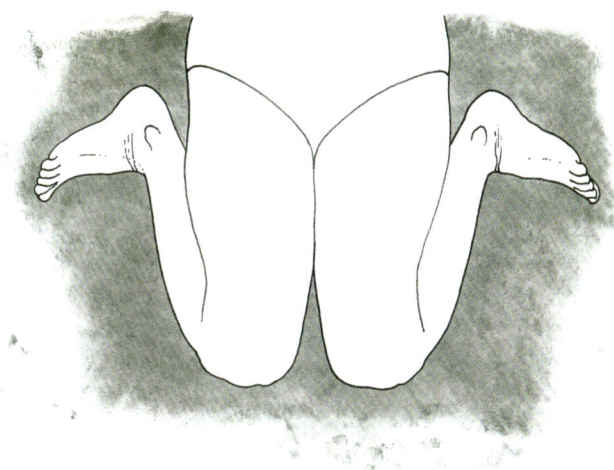

En todos los casos, *hay que saber identificar una señal importante: la presencia de dolor en la cara interna de la rodilla* (como una punzada). Se trata de una señal clara de que la cara interna de la rodilla está muy tensa y próxima a la distensión, en cuyo caso *es fundamental ajustar la postura.*

Hay varias sugerencias posibles.

### ELEVAR EL APOYO HASTA EL NIVEL DE LA PELVIS
Así es, al bajar hacia el suelo, el tronco tiende a separar las piernas y acentuar la abducción de la rodilla. Además, una persona que carezca de flexibilidad puede tener dificultades para llevar la pelvis hasta el suelo. En este caso, la elevación gracias al apoyo permite descargar completamente el peso del conjunto de tronco, cabeza y brazos.

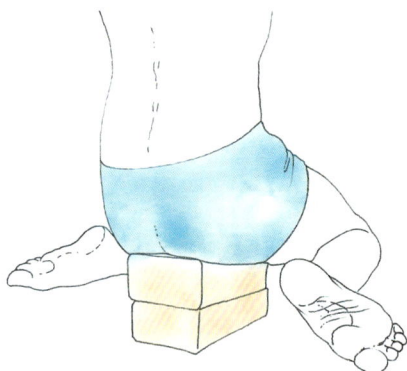

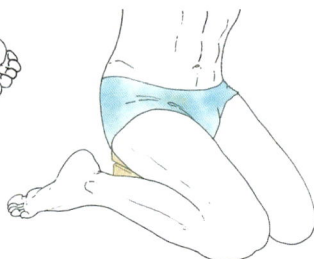

### AUMENTAR LA FLEXIBILIDAD DE LA CADERA EN LA ROTACIÓN INTERNA
Por ejemplo: en posición tumbada boca arriba, rodee una rodilla flexionada con un fular y hágala girar tirando de uno de los dos cabos del fular y luego del otro (insista sobre todo en la rotación interna).

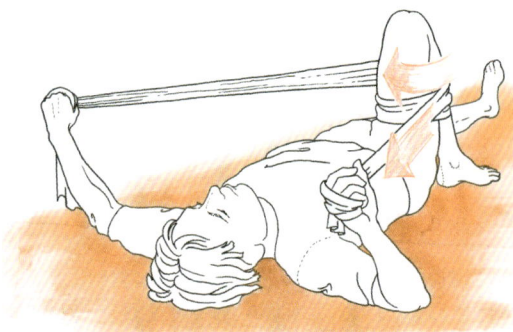

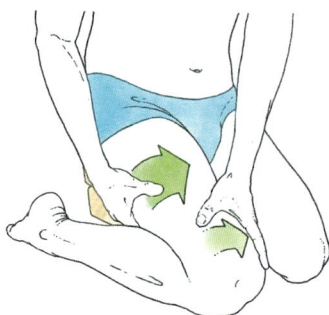

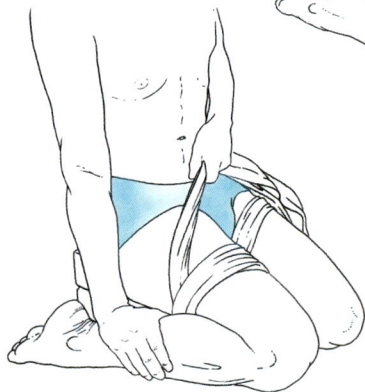

### CONTRAER LA CADERA
Agárrese el muslo con las manos y gírelo en rotación interna justo antes de acomodarse en la postura.

### UTILIZAR UN ARNÉS
Rodee el muslo con un fular y tire del cabo exterior para hacer girar el muslo hacia dentro.

**AGARRARSE LA PANTORRILLA Y LLEVARLA HACIA FUERA**
Así la tibia rotará hacia dentro y relajará el LLI.

También puede agarrarse
los talones y girarlos hacia fuera.

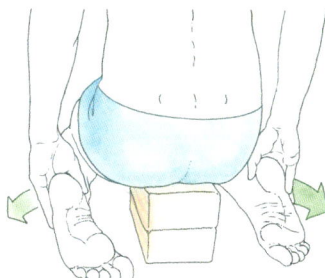

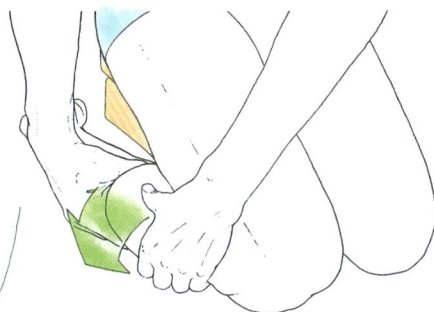

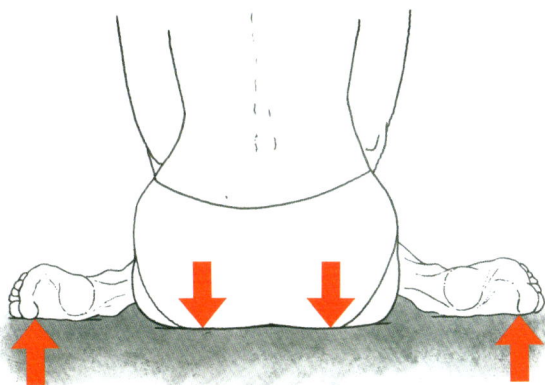

Si le falta flexibilidad en la cadera,
debe tener mucho cuidado de no dejar
que el pie se flexione hacia fuera, porque
este pie, bloqueado por la contrapresión
del suelo, provocaría la rotación forzada
de la tibia hacia fuera (como una
manivela).

# Proteger el menisco externo

En esta postura, observemos ahora lo que ocurre
en el *compartimento externo de la rodilla*.

La abducción tibial cierra el lateral.
El espacio entre el cóndilo lateral y la glenoides lateral
está comprimida, particularmente el *menisco*.

Las sugerencias en este caso son las mismas
que las presentadas en estas dos páginas.

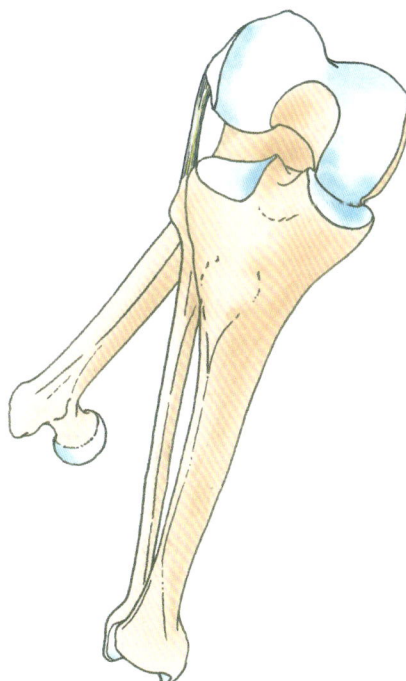

# La rótula y el cuádriceps

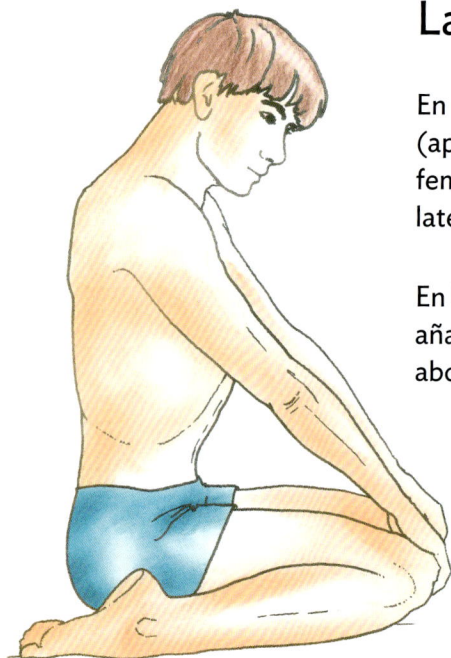

En la postura del Héroe, la rodilla está muy flexionada (aproximadamente, unos 180°), por lo que tres cabezas femorales del cuádriceps (crural, vasto medial y vasto lateral) se estiran.

En la postura del Héroe tumbado/Supta Virasana, añadimos el estiramiento del recto abdominal (véase la pág. 75).

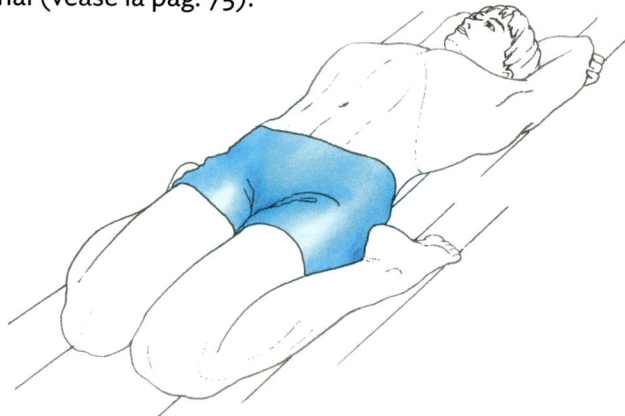

En ambos casos, si el músculo es demasiado corto, esa puesta en tensión puede impedir que la rodilla se flexione completamente. Entonces, *el peso del cuerpo tira del tendón del cuádriceps*, lo que puede tener dos consecuencias:

• demasiada tracción sobre el tendón, lo que puede provocar, a largo plazo, una tendinitis;
• presión de la rótula contra el fémur, que puede dar lugar a dolor patelofemoral.

Además, como en esta postura la rodilla está en abducción, la cara externa de la rótula se comprime más que la cara interna. Esta es la *zona que está sometida a una mayor tensión debido al valgo fisiológico* (véase la pág. 114).

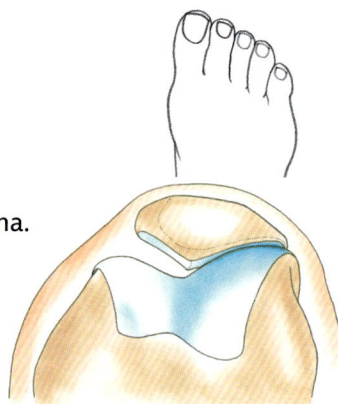

Por lo tanto, esta postura puede ser muy desagradable para las personas que sufren dolor femororrotualiano o tendinitis del cuádriceps.

Para evitar este tipo de problemas, podemos recurrir a una serie de ajustes.

### Apoyar la pelvis

Es fundamental trabajar sin carga.
El tronco tiene que poder apoyarse en un soporte
y no debe permanecer suspendido en el aire.
En efecto, si el cuádriceps es demasiado corto,
impedirá que los glúteos lleguen al suelo,
lo que someterá a una gran tensión el tendón
y la rótula.

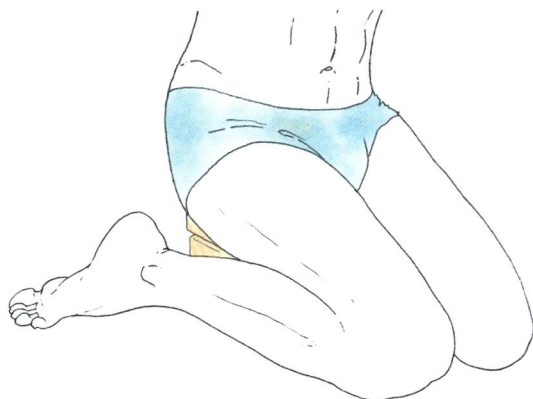

### Girar la pantorrilla

La tibia se puede orientar previamente
en rotación interna. Esto lleva la TAT
hacia dentro y recentra la rótula.

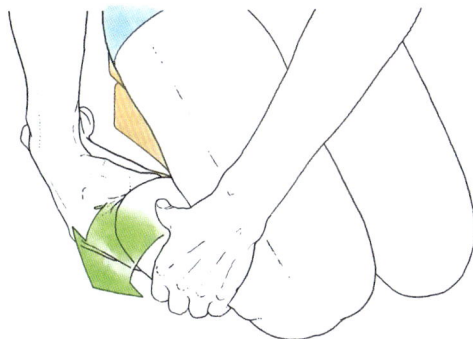

### Todo lo que se ha dicho para evitar el estiramiento del LLI sigue siendo válido (véase la pág. 162).

No por el LLI, sino porque su puesta en tensión y la sensación de estiramiento
que la acompaña son una señal de la rotación externa tibial, que aquí queremos
evitar por la rótula.

### Apoyar el tronco en la postura de Supta

Para relajar el recto abdominal,
también es importante apoyar
el tronco en la postura de
Supta Virasana.

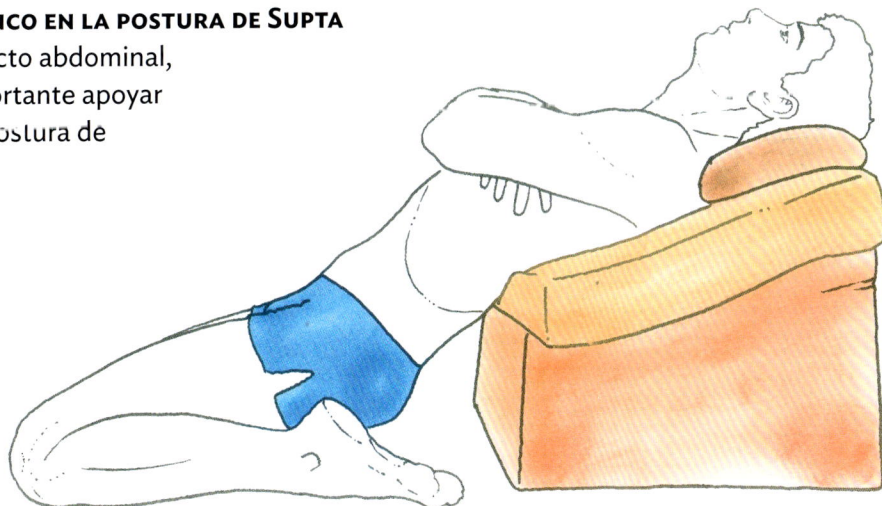

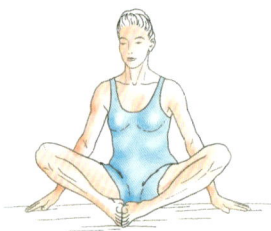

# La postura de la Mariposa

## Proteger el LLE

En esta postura, nos sentamos con la espalda recta, las piernas separadas y las rodillas flexionadas, con un tobillo cruzado sobre el otro. Un pie está más cerca de la pelvis y el otro un poco más lejos (como veremos, este detalle es importante para la explicación siguiente).

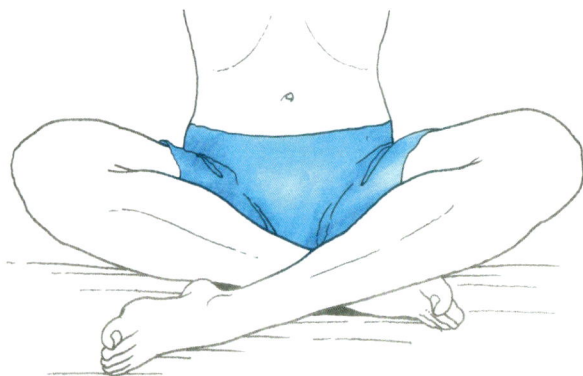

Las caderas están muy abiertas, lo cual significa más concretamente que tenemos:
- una gran flexión (aproximadamente 90°),
- una gran abducción (aproximadamente 70°),
- una gran rotación externa (aproximadamente 90°).

Por lo tanto, esta postura requiere una gran apertura de la cadera y, en consecuencia, una gran flexibilidad de los músculos extensores, aductores y rotadores internos. Si la rotación externa de la cadera es limitada, la rodilla no llegará al suelo y es probable que el peso de las piernas estire el LLE, lo que puede manifestarse como un dolor intenso en la parte externa de la rodilla.

Esta tensión se acentuará si presionamos directamente sobre la rodilla para llevarla al suelo, ya que, en este caso, la rodilla no desciende por un movimiento de rotación externa de la cadera, sino por extensión de la cadera. Como la tibia no está libre durante esta extensión, el descenso del fémur hace girar la tibia como una manivela en una aducción forzada de la rodilla que ejerce tensión sobre el LLE.

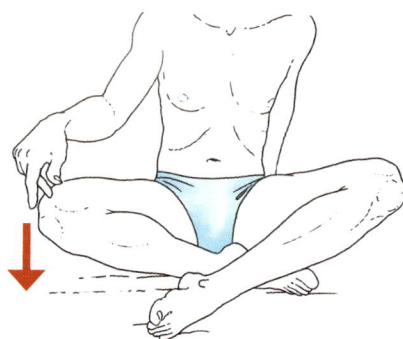

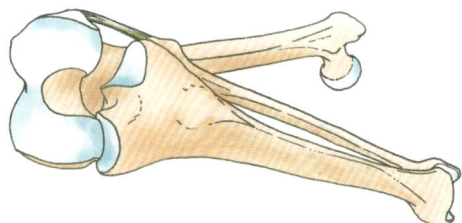

Por esta razón, es muy importante no presionar las rodillas. Estas llegarán al suelo a su debido tiempo, a medida que la cadera se vaya relajando en rotación externa.

Podemos hacer varias sugerencias para que la postura sea más cómoda.

### APOYAR LAS RODILLAS
Una posibilidad es colocar un soporte debajo de las rodillas para apoyarlas y aliviar así la presión sobre el LLE y los músculos de la cadera.

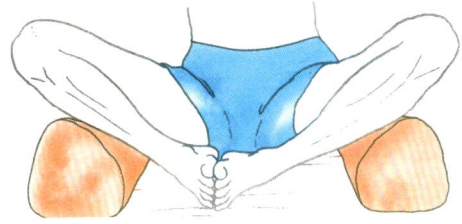

### AYUDARNOS
Podemos ayudar a la rotación externa de la cadera agarrando el muslo entre las manos y girándolo hacia fuera.

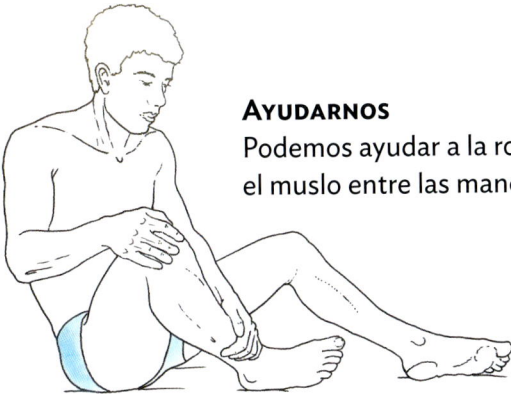

### APOYAR EL PIE
Se puede colocar una cuña debajo del borde externo del antepié para mantener la tibia en rotación interna y así aliviar la LLE.

### ROTAR
Podemos agarrarnos la masa de la pantorrilla y rotarla hacia dentro, lo que hará que la tibia gire internamente y se relaje un poco el LLE.

### ELEVAR LA PELVIS CON UN BLOQUE O DOS
Así se reducirá el componente de flexión de la cadera, que, a su vez, reducirá la presión de la tibia contra el suelo.

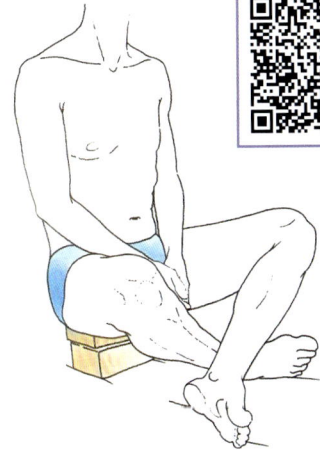

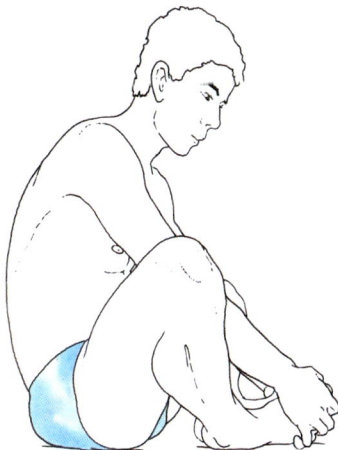

### ACERCAR LOS PIES A LA PELVIS LO MÁXIMO POSIBLE
Así es, cuanto más hacia atrás se lleven los pies, más bajarán las rodillas.

En todos los casos, hay que estar especialmente atento a *cualquier signo de dolor en la parte externa de la rodilla*. En caso de notar dolor en esta zona, es conveniente disminuir la amplitud del movimiento y utilizar sistemáticamente un apoyo.

# Resumen de las rotaciones y aducciones en la Mariposa/Loto

En esta doble página mostramos una serie de posturas sentadas desde el punto de vista de la rodilla.

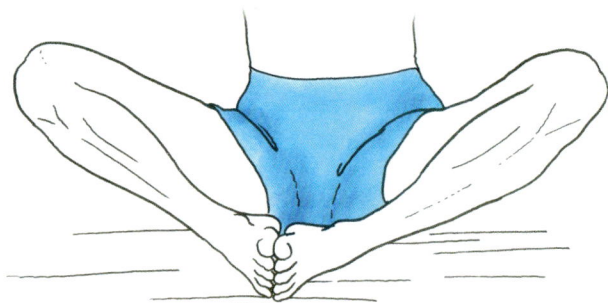

### EN LA MARIPOSA/BADDHAKONASANA

Si las rodillas permanecen despegadas del suelo, la tibia puede estar en posición neutral, es decir, no hay rotación ni aducción.

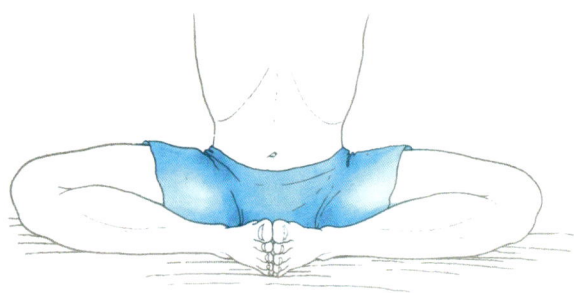

En cambio,
si llevamos las rodillas al suelo (apertura amplia de la cadera), entonces la tibia tiende a ir hacia dentro, en cuyo caso habrá aducción y rotación interna.

> **Cuanto menor sea la apertura de cadera, mayor será la aducción y la rotación.**

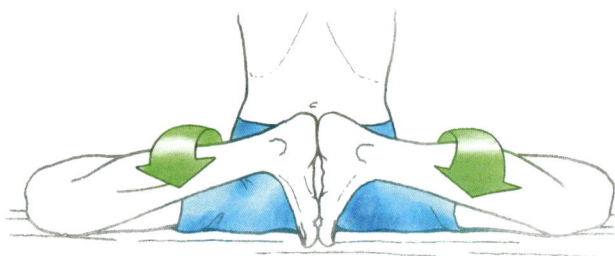

Por último,
si se apuntan los dedos de los pies hacia el suelo, entonces la tibia hará que la rodilla rote hacia fuera.

### EN EL SASTRE/ SUKHASANA

Estamos en una situación parecida,
pero ahora las dos rodillas están asimétricas.
Por lo tanto, la rodilla de la pierna
más avanzada tenderá a una mayor aducción.

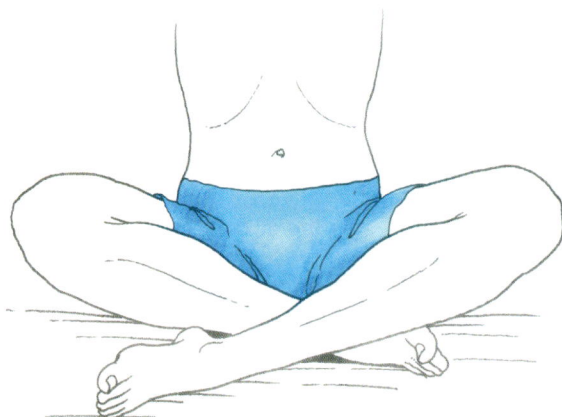

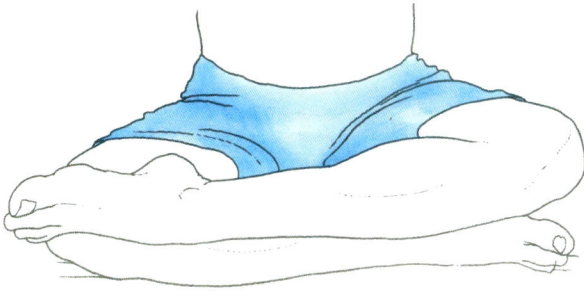

**En el Medio loto**

Si falta rotación externa, la parte superior de la rodilla tiende a estar en aducción.

**En el Loto/Padmasana**

Observe la orientación de los pies en las rotaciones:
si los pies pueden montarse en el muslo, entonces podremos mantener la rotación neutra en la rodilla.

Respecto a la aducción, hay más aducción en esta figura porque las piernas tienen que elevarse más.

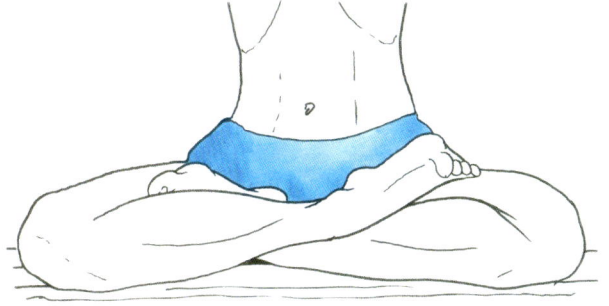

En cambio, si las rodillas están más separadas, los pies tienden a asentarse en el pliegue inguinal.

Si podemos ver su cara interna, es que hay un poco de rotación externa.

Aquí, la aducción es menos importante.

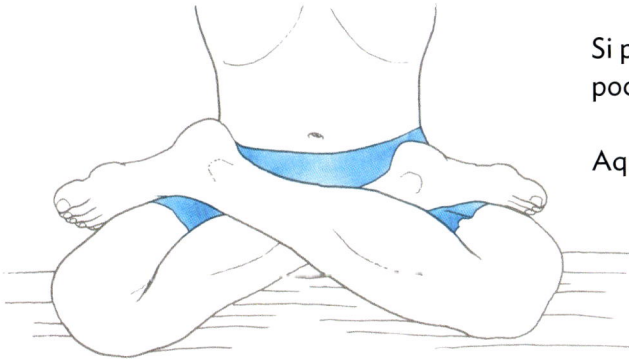

Si la planta del pie mira claramente hacia arriba, es que hay mucha rotación externa.

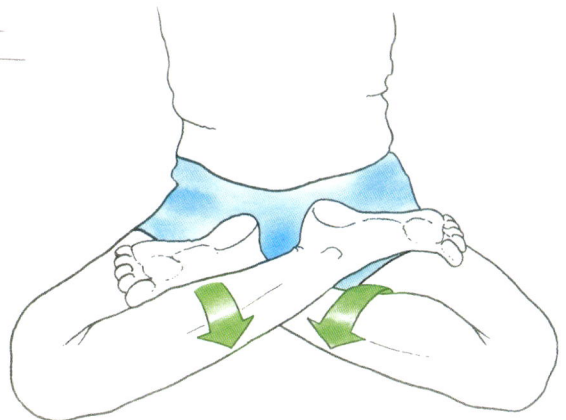

# Protección del menisco interno en el Sastre o la Mariposa

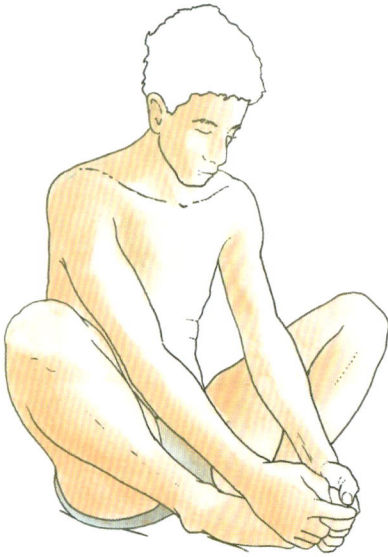

Esta es una postura sentada,
con las rodillas separadas y los pies juntos,
totalmente cruzados (en el Sastre) o uno
contra el otro (en la Mariposa).

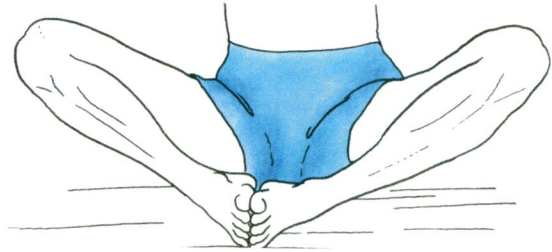

Como hemos visto en la pág. 166, en esta postura hay tendencia
a *la aducción de la tibia si falta flexibilidad en la cadera.*

Esta aducción de la tibia *comprimirá el compartimento interno y pellizcará el menisco interno.*
Esto puede ser perjudicial si el menisco ya está debilitado (partido o adelgazado).

Para las personas con hiperlaxitud de la rodilla, este fenómeno puede acentuarse porque
la aducción se producirá espontáneamente con una amplitud mayor.

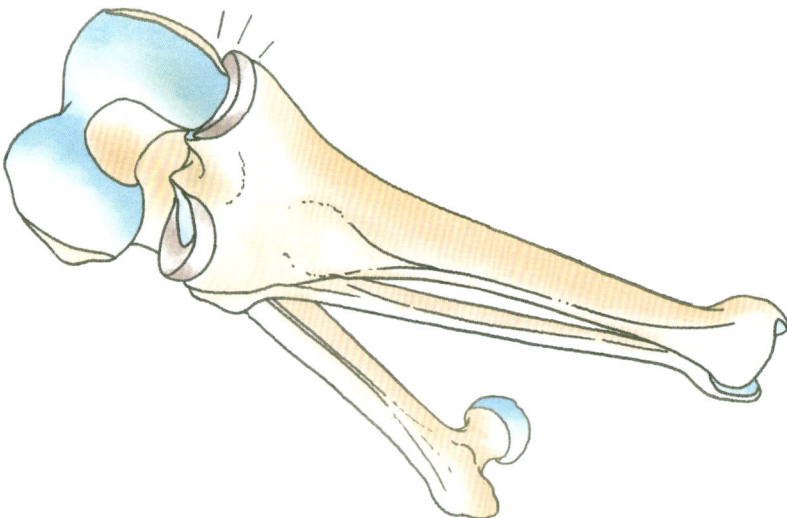

Así pues, es importante la propuesta de varios
ajustes por si son necesarios.

### ELEVAR LA PELVIS

Se puede colocar un bloque
de yoga debajo de los isquiones
para rebajar la flexión de
la cadera y la aducción
de la rodilla.

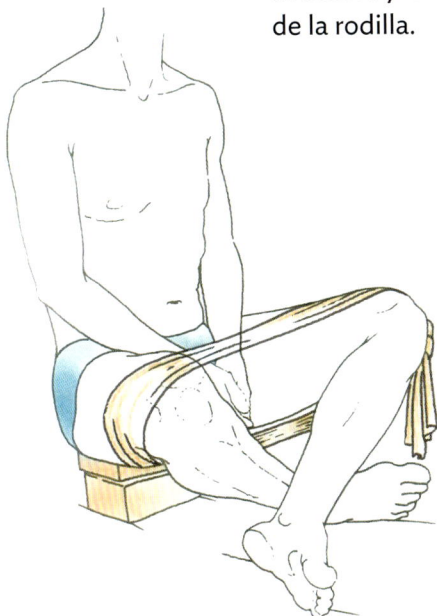

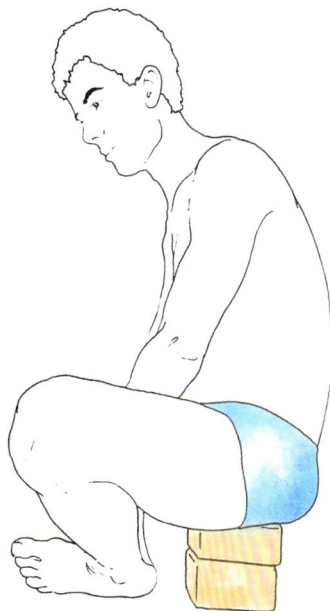

### ATAR LAS RODILLAS

Se puede atar las rodillas con un fular
para mantenerlas juntas, lo cual las sostiene
y alivia la presión sobre el compartimento interno.

### APOYAR LAS RODILLAS

Se puede colocar un cojín debajo
de la cara exterior de ambas rodillas
o de solo una de ellas.
Esto tiene el mismo efecto y además
la ventaja de poder centrarse en una
sola pierna.

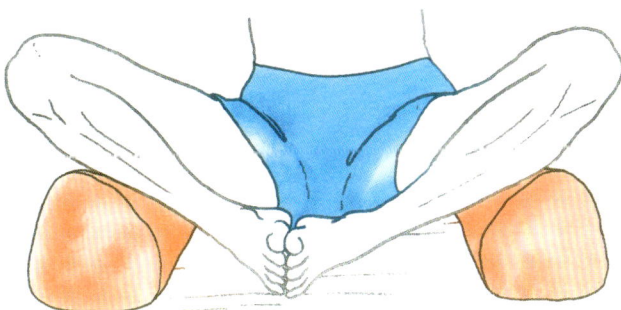

*Al salir de la postura*, es importante *volver lentamente a la extensión de la rodilla*
para no aplastar el menisco.
Pueden realizarse algunos movimientos sinoviales (véase la pág. 136)
para hidratar el menisco.

# POSTURAS

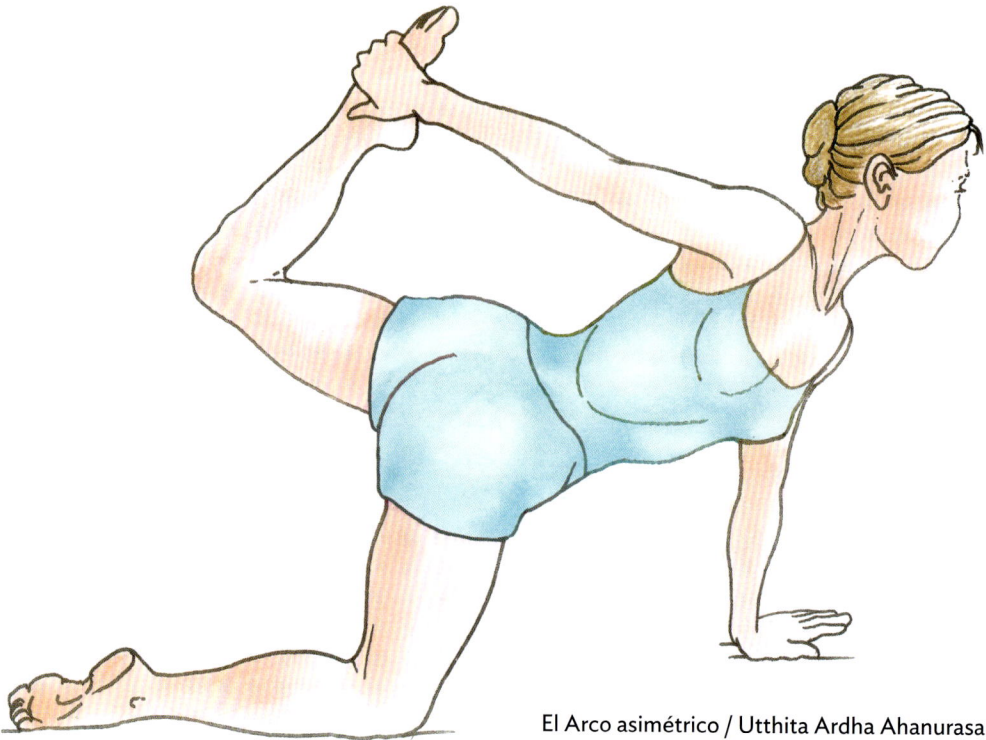

El Arco asimétrico / Utthita Ardha Ahanurasana

El Gato / Marjariasana

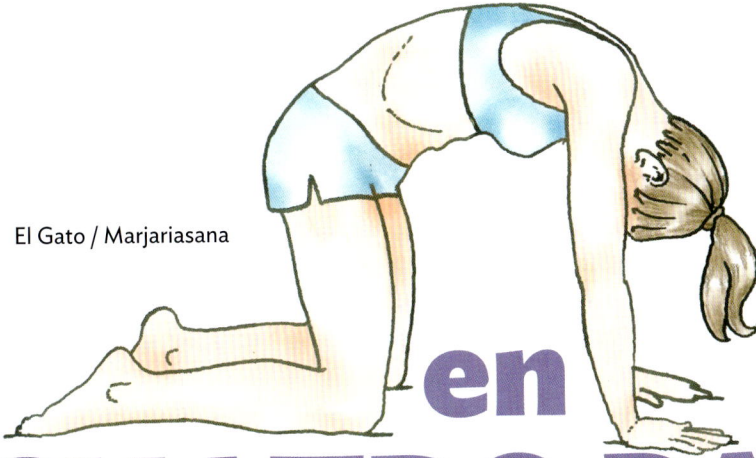

# en CUATRO PATAS

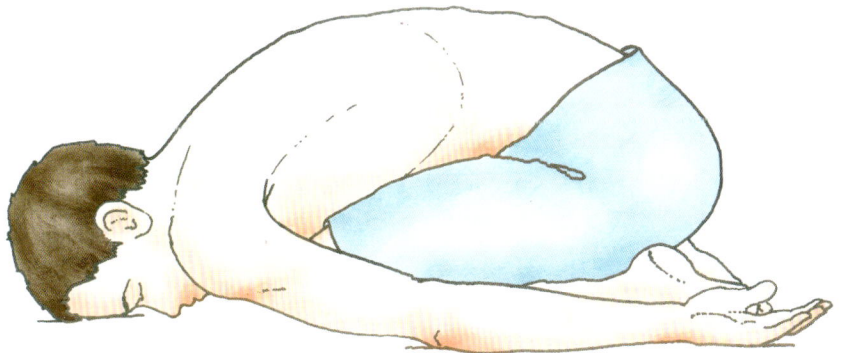

El Niño / Balasana

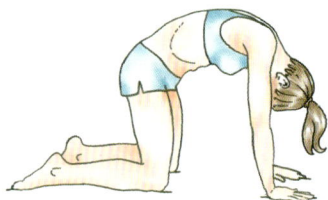

# El Gato

## Amortiguar el contacto en la rótula y la TAT

En esta postura, estamos a cuatro patas, con las rodillas flexionadas. Es una postura muy interesante para movilizar la columna vertebral, pero puede ser dura para las rodillas.

En cuanto a las piernas, estas se apoyan en la TAT o en la rótula (dependiendo del ángulo de flexión de la cadera/rodilla):

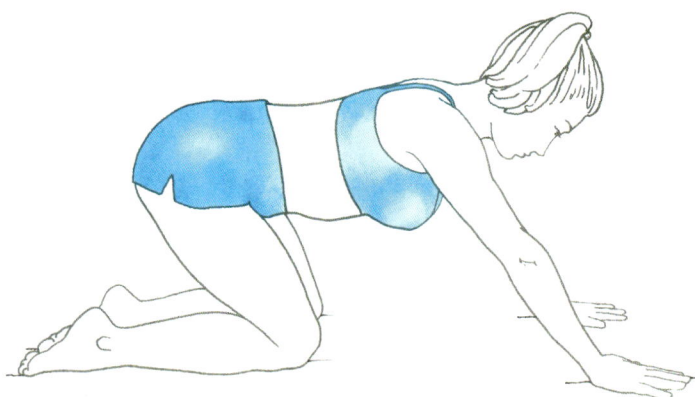

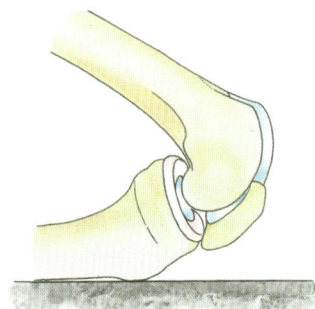

hasta 90° de flexión, nos apoyamos sobre todo en la TAT;

más allá, tendemos a apoyarnos más sobre la rótula.

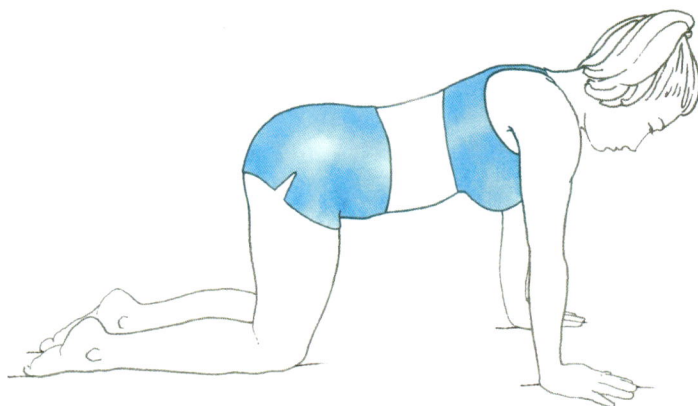

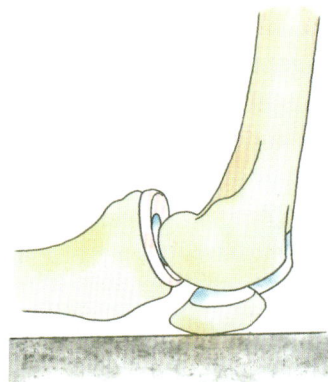

En ambos casos, puede haber *una compresión incómoda,* ya sea en el hueso (TAT) o donde se produce el contacto femororrotuliano.

Proponemos incorporar varios ajustes para ir ganando comodidad en la postura con el paso del tiempo.

## AMORTIGUAR EL CONTACTO

Puede utilizar cojines de espuma o silicona, o bien hacer un doblez en la esterilla debajo las rodillas. Podemos hacerlo de dos maneras:

• puede colocar el cojín *debajo de la rótula*.

Así aliviará el apoyo en la propia rótula, aunque no la compresión sobre el cartílago;

• también puede colocar el cojín *debajo de la TAT* (en cuyo caso el fémur estará separado del suelo).

En comparación con la solución anterior, esta tiene la ventaja de que no se comprime la rótula. Sin embargo, pondrá en tensión el ligamento cruzado posterior, porque la presión sobre la tibia tiende a provocar un cajón posterior (véase la pág. 67).

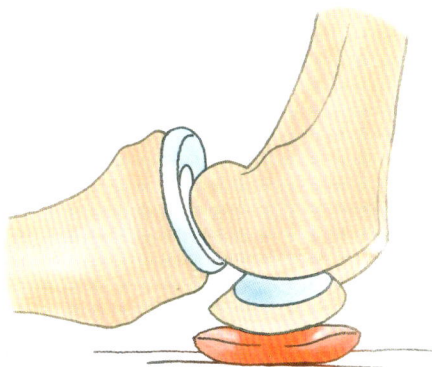

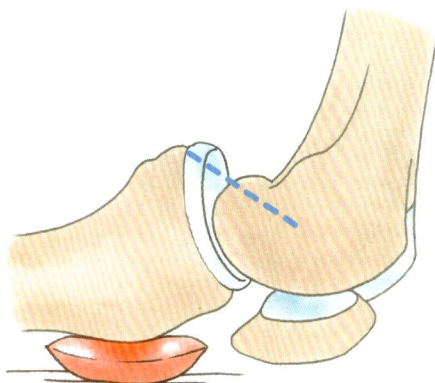

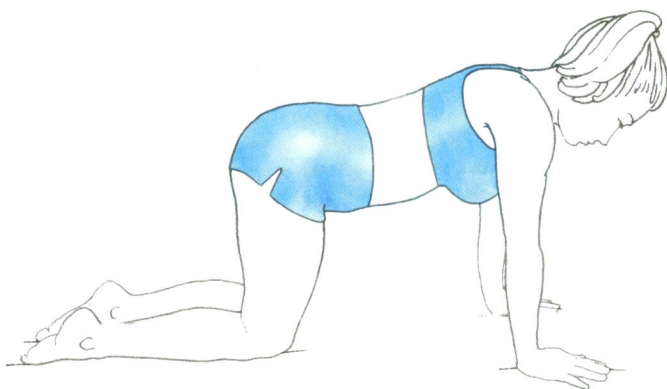

## DESCARGAR

Se puede desplazar el apoyo más hacia las manos. Puede practicar alternando el apoyo primero sobre una rodilla y luego sobre la otra.

En todos los casos, si el apoyo femororrotuliano resulta incómodo, conviene realizar *movimientos sinoviales* después de la postura, y a veces antes (véase la pág. 138).

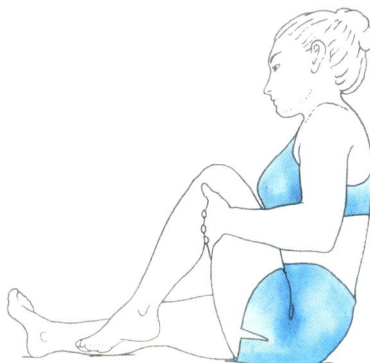

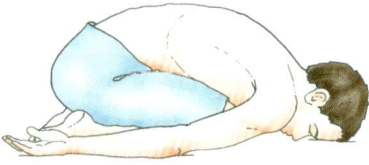

# El Niño

## Aliviar la tracción capsular

En esta postura a cuatro patas, las rodillas están completamente flexionadas. El tronco está doblado sobre los muslos. Los brazos descansan estirados hacia delante, o bien junto al tronco. Esta postura se experimenta de maneras muy diferentes según las personas, ya que para alguna es una postura de descanso muy cómoda, pero para otras es sumamente incómoda.

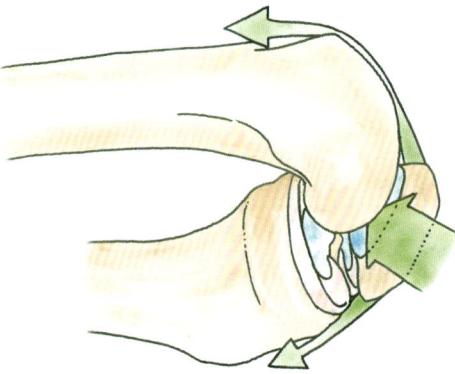

Observemos la situación en las rodillas. Están en flexión completa:

- *el pliegue suprarrotualiano de la cápsula está totalmente desplegado, y tenso;*
- *las aletas rotulianas están en tensión;*
- *el tendón del cuádriceps también puede estar sometido a una fuerte tensión.*

La fuerza que crea esta flexión es la gravedad: el peso del tronco es el que obliga a la rodilla a flexionarse. Sin embargo, la gravedad no permite controlar la amplitud de una manera progresiva. A menudo es una fuerza desproporcionada.

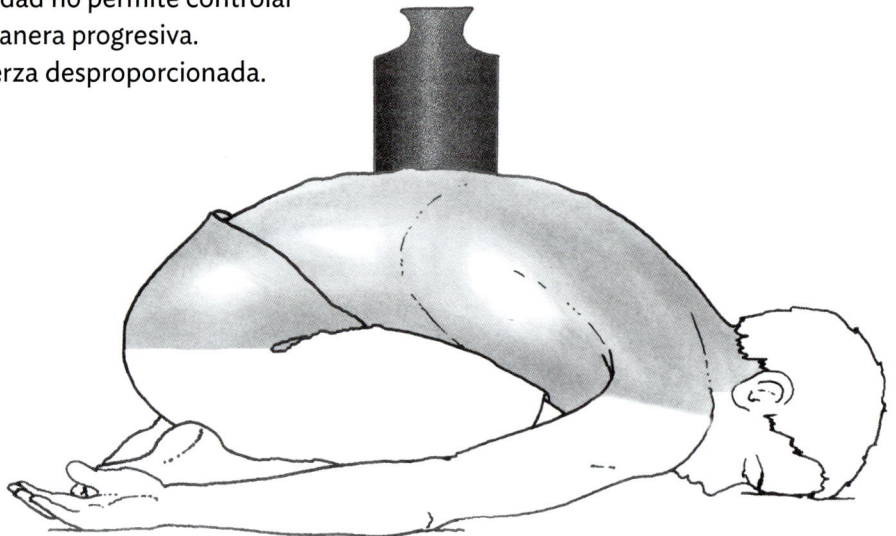

Si la tensión en la parte de delante de la articulación resulta incómoda,
se pueden incorporar una serie de ajustes durante la práctica de la postura.

## DESCARGAR EL PESO

Puede utilizar una almohada cilíndrica *(bolster)*
o una colchoneta enrollada formando un cilindro
para colocarla debajo del tronco.

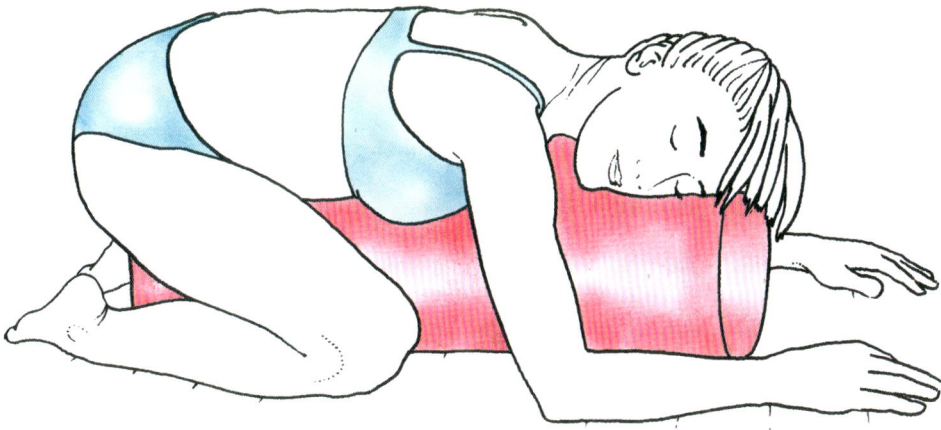

## DESPLAZAR EL APOYO

Puede llevar delante los brazos o las manos para que el peso recaiga
sobre ellos y alivie la espalda.

## APOYARNOS

Puede colocar un cojín debajo
de la pelvis para que la flexión
de las rodillas sea menos intensa.

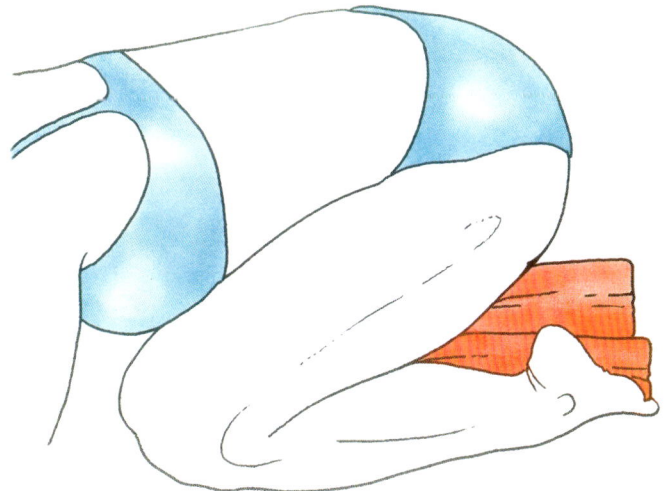

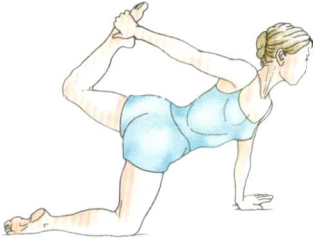

# El Arco asimétrico
## Preparar la fascia lata

En esta postura, nos apoyamos en el suelo sobre una rodilla y sobre la mano del lado opuesto. La mano libre agarra el pie o el tobillo de la pierna que no está apoyada en el suelo.

Veremos que, cuando la rodilla y la muñeca soportan el peso, se plantean los mismos problemas que los vistos en la postura del Gato (pág. 174). Sin embargo, ahora se acentuarán porque el peso del cuerpo se distribuye solo sobre dos apoyos en lugar de los cuatro de la postura del Gato.

### DESCARGAR PESO
Para resolver tanto el problema del apoyo como el del equilibrio, proponemos un ajuste temporal consistente en practicar la postura *con un apoyo debajo del tronco* (una silla o un taburete).
Así se podrá concentrar únicamente en lo que ocurre en las dos extremidades que no se apoyan.

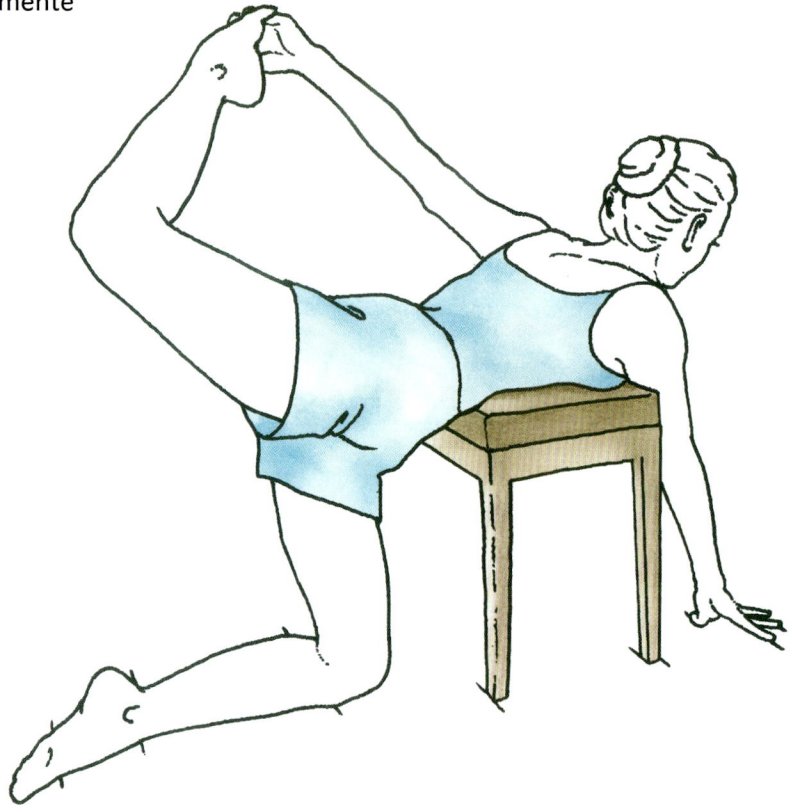

Observemos ahora lo que le ocurre a la rodilla
de la pierna que sujeta con la mano.

Igual que en la postura del Arco, la cadera se extiende
y la rodilla se flexiona, lo que ejerce tensión sobre
el recto femoral.

Pero aquí se añade otro matiz:
el pie es estirado por la mano del lado
opuesto, que guía la cadera hacia la aducción
(o, al menos, le impide la abducción).

Al estiramiento del recto femoral se añade el de la fascia lata,
que tirará de esta misma fascia hacia la tuberosidad de Gerdy.

Este estiramiento puede causar molestias en la zona de inserción
de la fascia lata; en este caso, es aconsejable ajustar la postura.

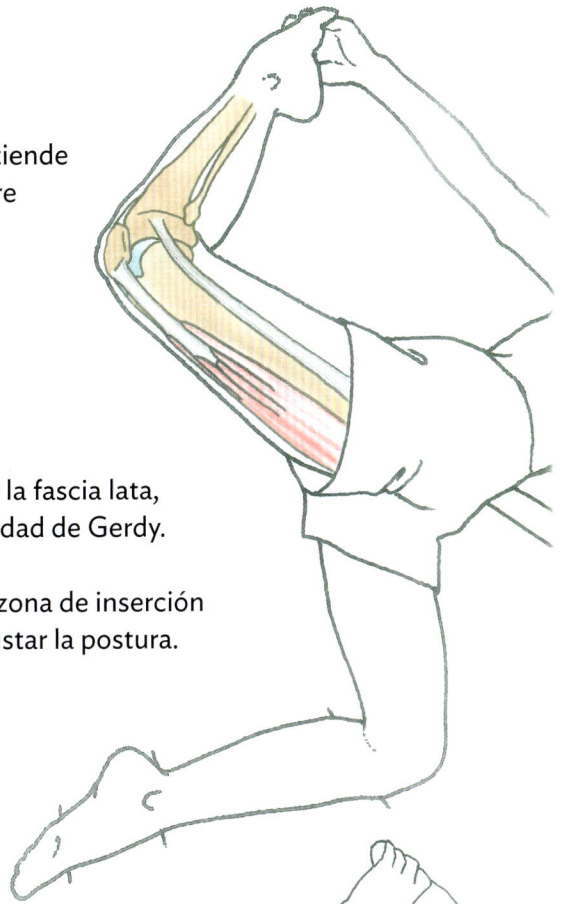

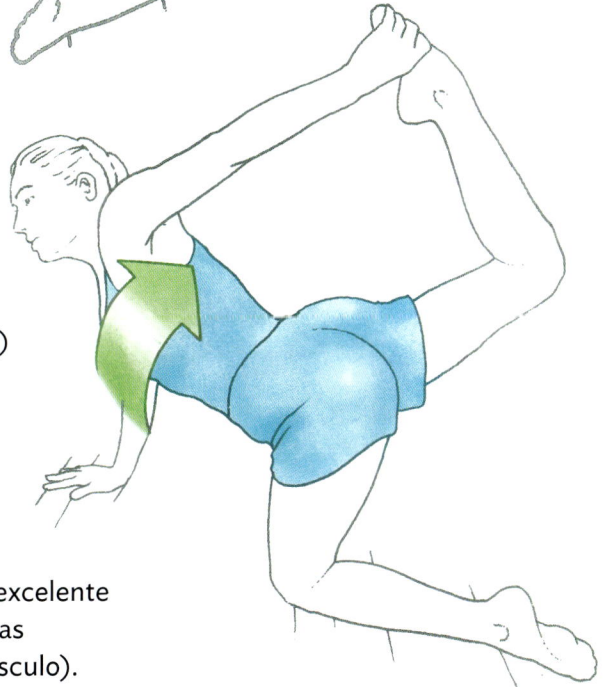

**ORIENTAR EL TRONCO**
En este caso, puede aumentar
la amplitud del movimiento en el hombro
(girando más el tronco hacia el brazo levantado)
para disminuirla en la cadera y la rodilla.

Pero, si en la postura hay un buen apoyo, es un excelente
ejercicio para estirar la fascia lata (hay muy pocas
situaciones de movimiento que estiren este músculo).

# POSTURAS

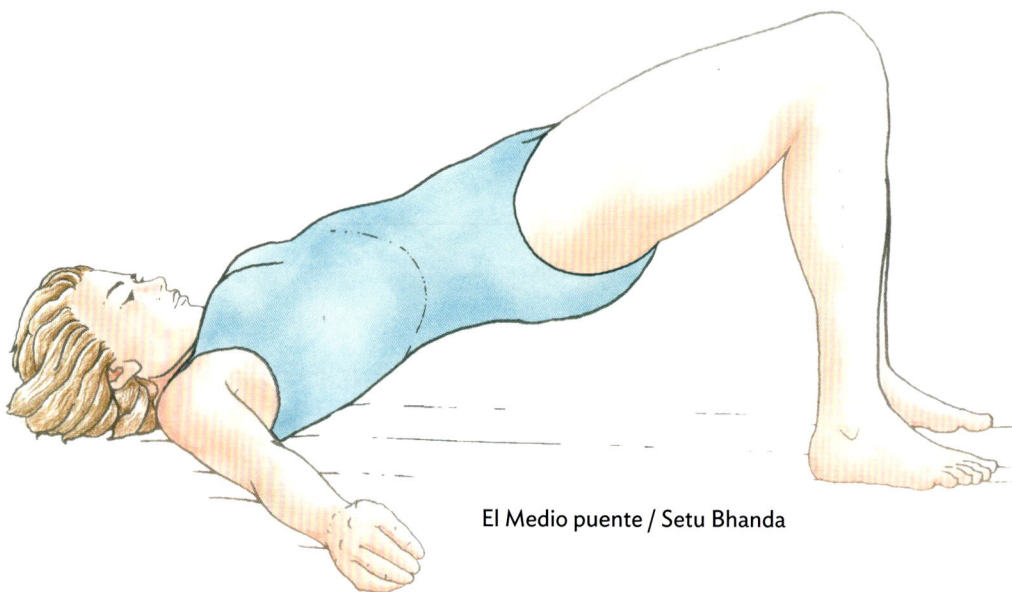

El Medio puente / Setu Bhanda

# TUMBADAS

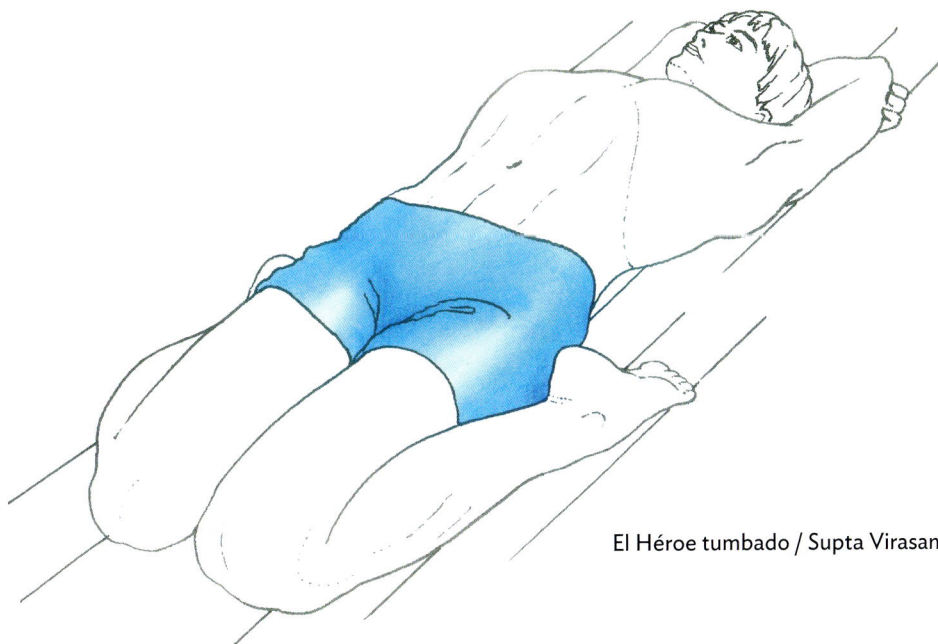

El Héroe tumbado / Supta Virasana

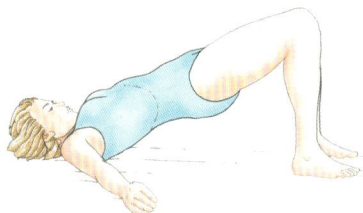

# El Medio puente

## Estirar el recto femoral para preparar la postura

En esta postura, partimos de una posición tumbada, con las rodillas flexionadas, luego levantamos la pelvis hasta encontrarnos en equilibrio sobre los pies y los omóplatos.

Así pues, en la postura completa, se produce simultáneamente la extensión de cadera y la flexión de la rodilla. *Esto estira el músculo recto femoral.* Si este músculo es demasiado corto, provocará una anteversión de la pelvis e hiperlordosis en la columna lumbar.

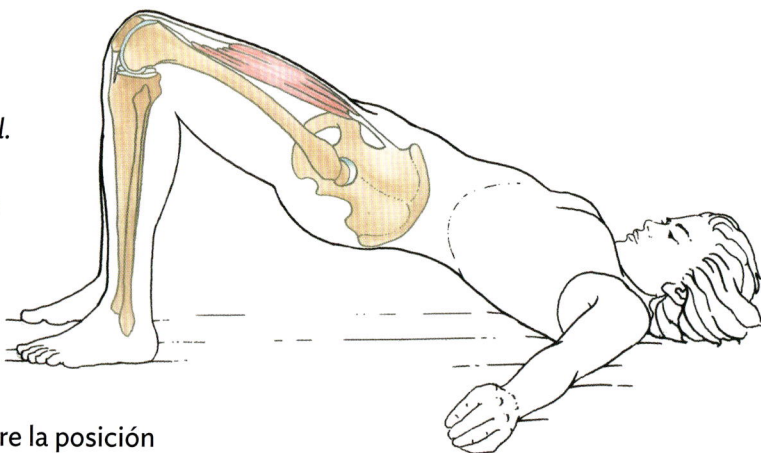

Hay que tener en cuenta que entre la posición de salida y la de llegada la flexión de la rodilla habrá disminuido.

Proponemos varios ajustes.

### ELEGIR LOS MÚSCULOS QUE POSICIONAN LA PELVIS
Cuanto más alto se levante utilizando los músculos de la espalda, los abdominales y el glúteo mayor, más pasiva estará la rodilla.

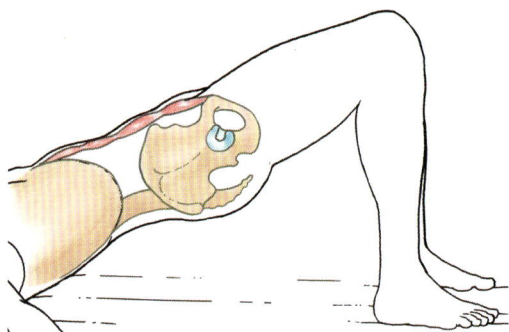

con los abdominales

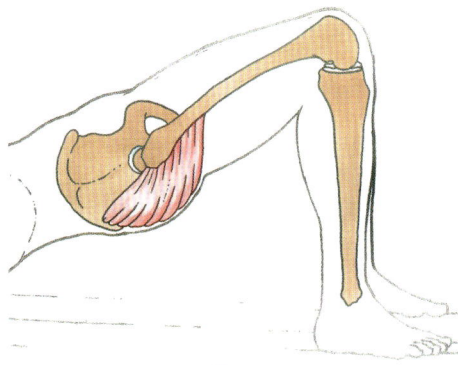

con las nalgas

Por el contrario, si los músculos dorsales y el glúteo mayor participan poco en el movimiento de elevación, el trabajo recaerá en el cuádriceps, lo cual puede ser duro para la rótula si el recto femoral es demasiado corto.

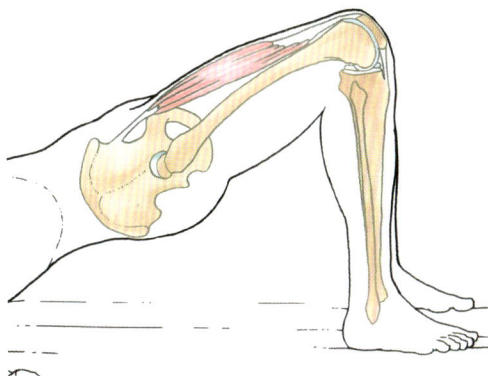

## PREPARARNOS
Antes de adoptar la postura, puede practicar un estiramiento del recto femoral (véase la pág. 142).

## APOYARNOS
Coloque una almohada cilíndrica debajo de la pelvis. La postura se vuelve mucho menos activa, pero se mantienen los efectos de la inversión del tronco y el estiramiento pasivo del recto abdominal.

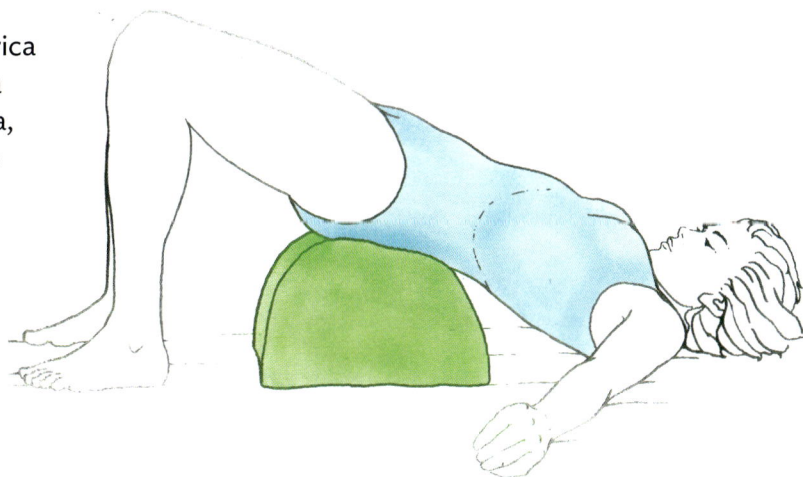

## NEGOCIAR LA POSICIÓN DE LA PELVIS
Si dejamos que se establezca un poco de anteversión, se aliviará inmediatamente la tensión sobre el recto femoral y la compresión sobre la rótula.
Se trata de un ajuste que puede ser conveniente para un principiante.

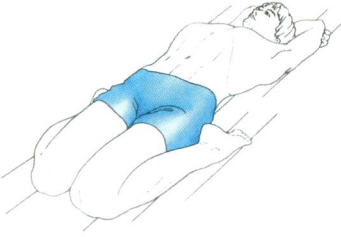

# Supta

## Ejemplo en el Héroe tumbado

En esta postura, partimos de la postura Virasana (descrita en la pág. 160), desde la que llevamos el tronco hacia atrás:

• bien en sucesión cabeza - tórax - pelvis,
• bien en sucesión pelvis - tórax - cabeza - tórax.

La inclinación de la pelvis es lo que modifica más aspectos en la rodilla.
En efecto, si la pelvis pasa de una posición flexionada a una posición anatómica (véase la pág. 23), equivale a una *extensión de la cadera*.

Esta extensión *provoca* el *estiramiento del recto femoral*.
Este estiramiento *se añadirá al de las otras tres cabezas del cuádriceps*.

Aquí, todo lo que se ha dicho sobre la postura en relación con la flexibilidad del cuádriceps y la compresión de la rótula, se acentúa porque el estiramiento del recto anterior se suma al de los otros tres músculos.

Por lo tanto, si quiere trabajar la variante Supta, es importante *preparar la longitud no tanto del cuádriceps como, más concretamente, la del recto femoral.*

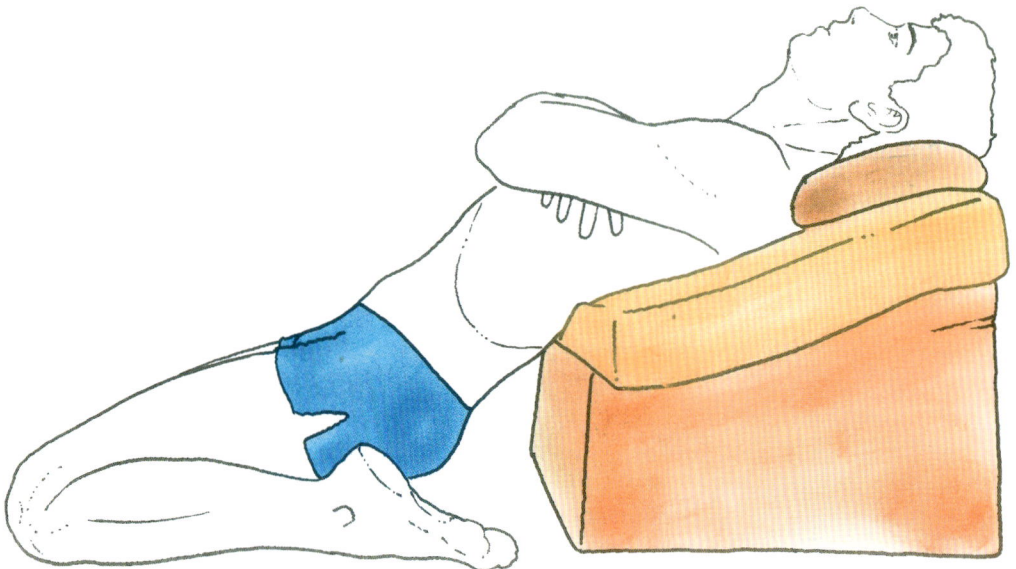

Proponemos varios ajustes posibles.

### APOYAR TODO EL TRONCO

Puede empezar apoyando el tronco para
que el peso de este no estire demasiado el recto
abdominal y, por extensión, la rótula.
Para ello, puede colocar una almohada
cilíndrica o un cojín duro debajo
del tronco.

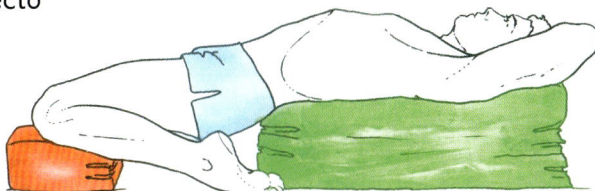

### APOYAR EL TÓRAX

Si el recto femoral es demasiado corto, coloque el cojín
debajo del tórax y *deje que la pelvis se adapte con un poco
de anteversión*: de esta manera el estiramiento
del recto femoral será más moderado.

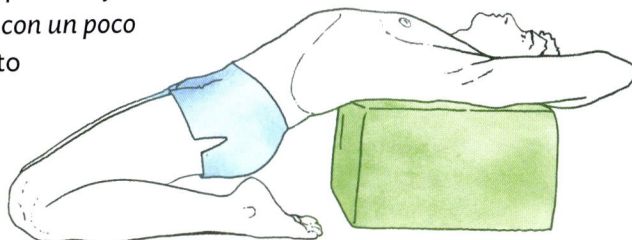

También se puede apoyar en una silla o en un taburete pequeño.
En esta postura es muy importante que el peso no sea una restricción forzada,
sino controlada, es decir, la sensación de estiramiento del recto abdominal siempre
debe ser tolerable.

### APOYAR LA PELVIS

También puede colocar un soporte debajo de los glúteos
para reducir la flexión de la rodilla y así relajar el músculo
recto abdominal.

En este caso, es imprescindible *elevar el tronco todavía
más*, ya que de lo contrario lo ganado para la rodilla
se perdería para la cadera y el músculo se vería
sometido a una tensión aún mayor.

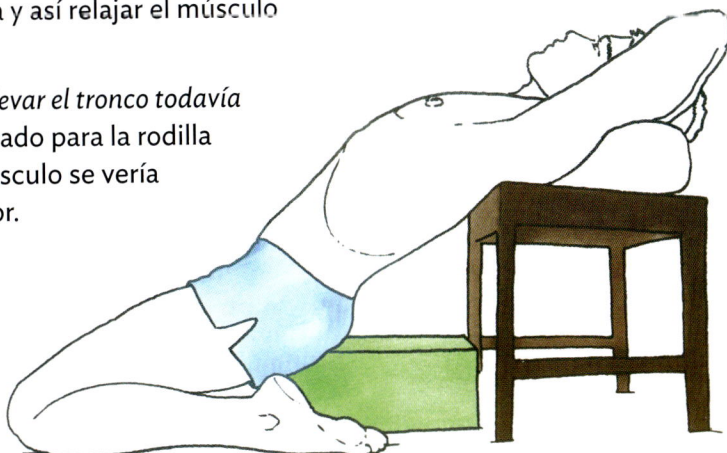

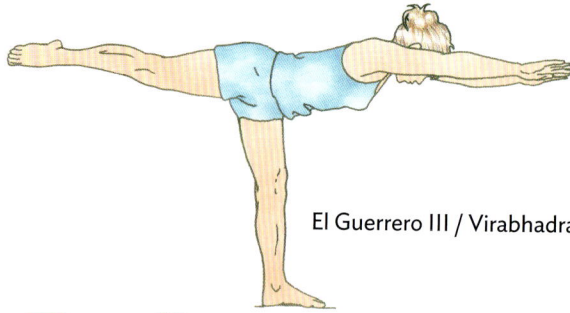

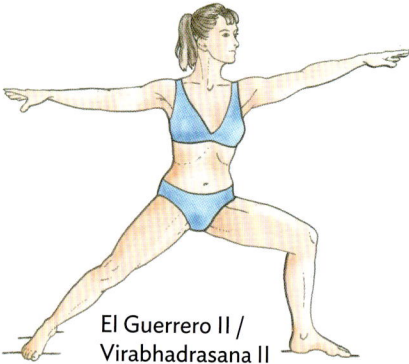

El Guerrero III / Virabhadrasana III

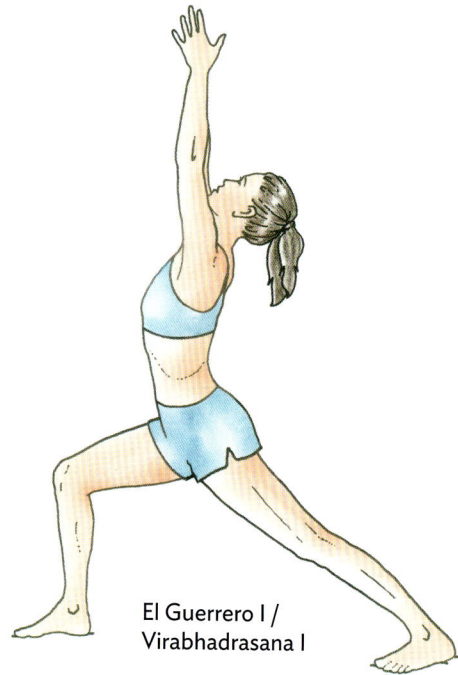

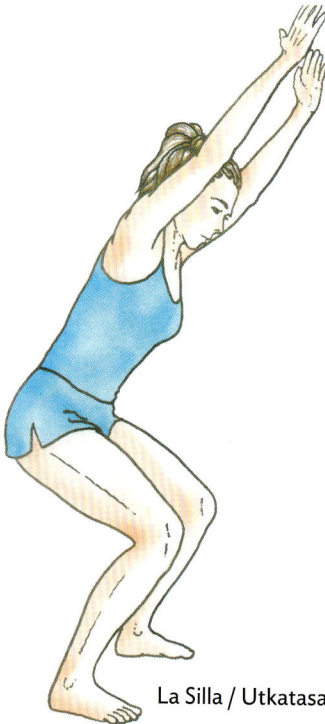

# POSTURAS

El Guerrero II /
Virabhadrasana II

El Guerrero I /
Virabhadrasana I

La Silla / Utkatasana

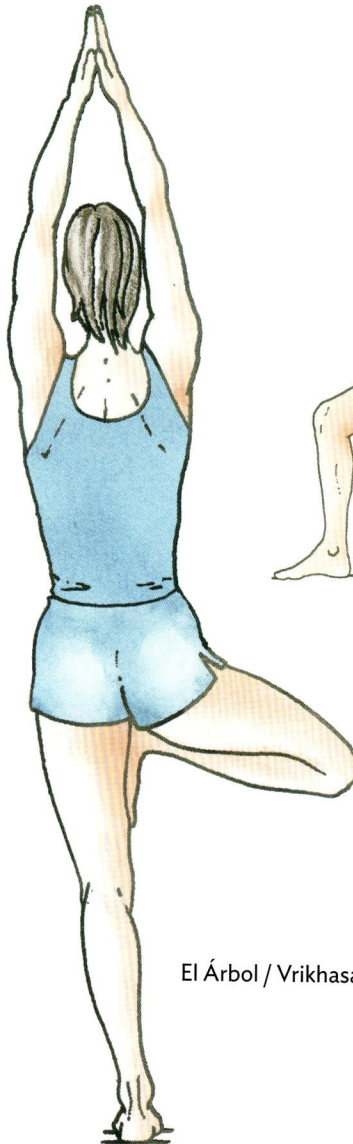

El Árbol / Vrikhasana

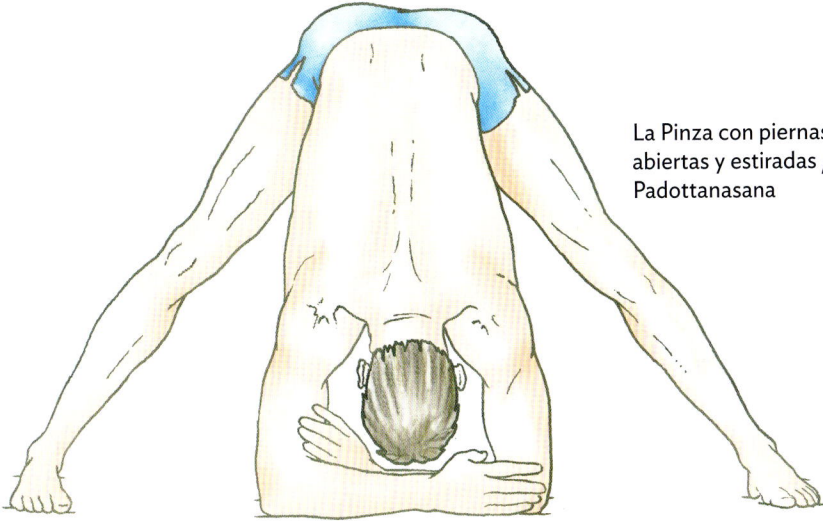

La Pinza con piernas abiertas y estiradas / Prasarita Padottanasana

# DE PIE

El Ángulo inclinado / Parivrrta Trikonasana

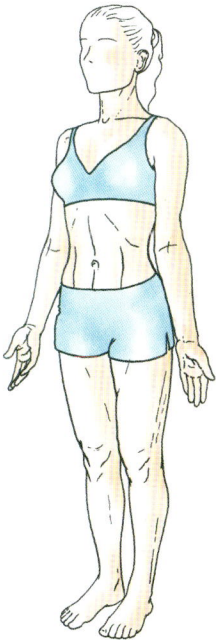

La Montaña / Tadasana

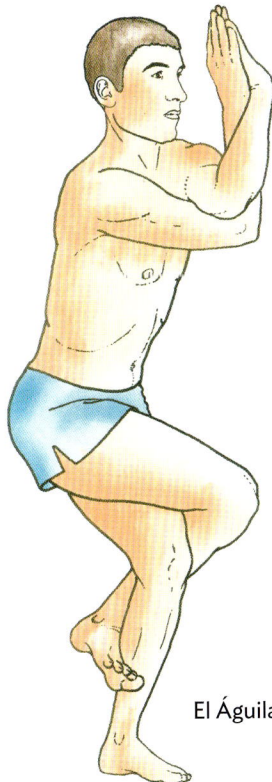

El Águila / Garudasana

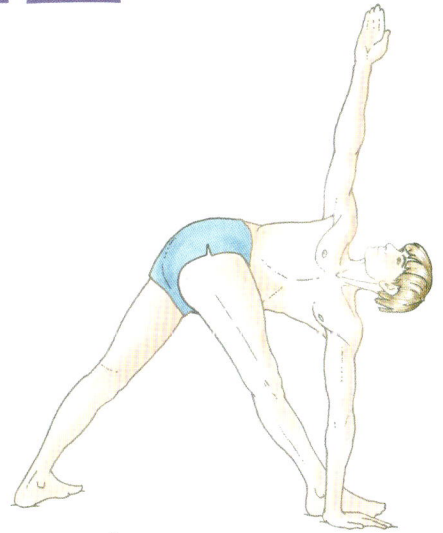

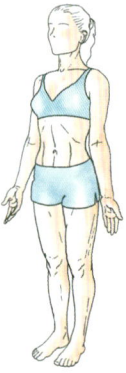

# La Montaña y la Silla

## Equilibrar los compartimentos

En esta postura, empezamos de pie sobre ambos pies. Flexionamos caderas, rodillas y tobillos, mientras levantamos los brazos y llevamos el tronco y los brazos, juntos, ligeramente hacia delante.

Esta postura es una ocasión ideal para ajustar activamente el apoyo en los dos compartimentos de cada rodilla. Lo fundamental para preparar la postura es entender que la distribución del apoyo sobre la rodilla suele estar relacionada con la manera de apoyar el pie en el suelo.

No es raro que repartamos el peso de forma desigual sobre las rodillas y que carguemos un compartimento más que el otro.

Para la buena salud de nuestros cartílagos y meniscos, es importante estar atento a mantener un buen equilibrio en cada rodilla, especialmente cuando estamos de pie o cuando caminamos durante periodos de tiempo largos. Hay varias posturas de yoga que son un buen entrenamiento para practicar este equilibrio.

### VARIAR EL APOYO SOBRE LA PLANTA DEL PIE

Identificar dos partes en el pie.
En posición sentada, explore la planta del pie, cuando lo tenga apoyado en el suelo. Imagínese una línea que va desde la mitad del talón (la parte de atrás del pie) hasta el segundo dedo (la parte de delante del pie).
Este es el *eje* longitudinal del pie, desde el cual puede moverlo para *elevar o bajar* su borde *interior o exterior*.

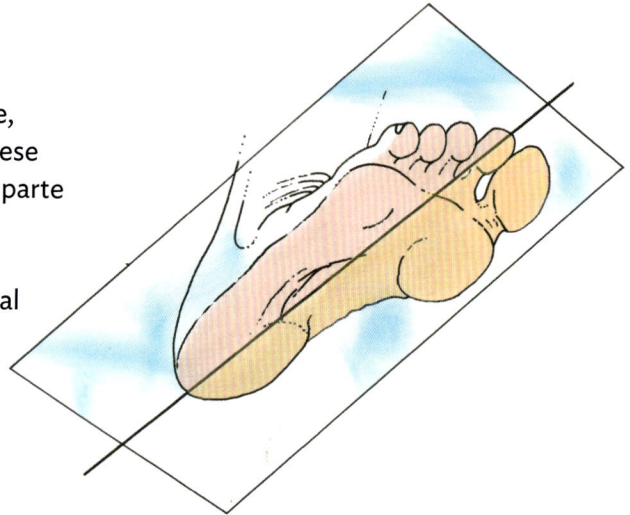

### MOVILIZAR EL PIE Y LUEGO CENTRARLO

Puede jugar con este eje apoyando primero el pie por la parte exterior del eje (parte exterior del talón y borde exterior del pie), y luego por la interior (parte interior del talón y borde interior del pie).
A continuación, intente *apoyar el pie en el centro*, como si tuviera debajo de él una cuchilla de patinaje sobre hielo.

# Tadasana y transferencia del peso

A continuación, nos ponemos de pie y pasamos a *distribuir el peso entre los dos pies*. Trate de guardar el equilibrio, gradualmente, sobre el pie derecho, de modo que, sin despegar el pie izquierdo del suelo, lo aligere. Ahora el pie derecho tenderá a apoyarse sobre su parte exterior (la parte interior puede incluso despegarse del suelo). En esta situación, lo que ocurrirá en la rodilla es que también tenderá a cargar el compartimento interno (un poco como en un *genu varum*). Ahora trate de reequilibrar la situación devolviendo la parte interna del pie al suelo e incluso apoyándose en ella.
Este ajuste del pie reequilibra también la rodilla, que descansa de forma más uniforme sobre ambos compartimentos.

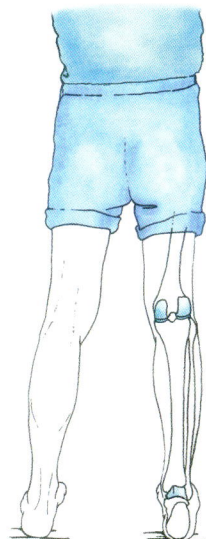

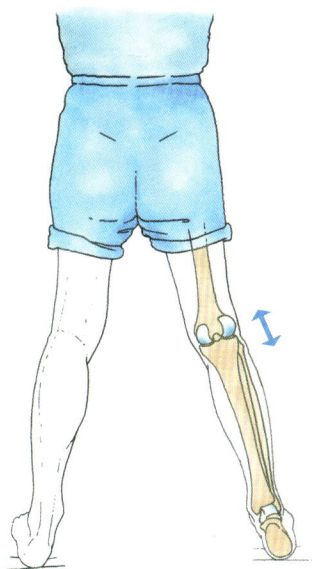

### PIES SEPARADOS
Después, separe bastante los pies, pero manteniéndolos paralelos. Cada pie tiende a apoyarse en su parte interior. En la rodilla, notará una tendencia a cargar el compartimento externo (un poco como en un *genu valgum*). También en este caso hay que reajustar la posición apoyando otra vez en el suelo la parte exterior de cada pie. Este apoyo del pie ayuda a reequilibrar la rodilla, que descansará de forma más uniforme sobre ambos compartimentos.

### EQUILIBRAR CADA RODILLA EN LA POSTURA DE LA SILLA/UTKATASANA
Toda la preparación anterior se repetirá en la postura de la Silla. Prepárese para bajar distribuyendo primero el peso del cuerpo entre las rodillas derecha e izquierda.

Después observe cómo se coloca cada pie en cuanto al apoyo de la parte interior y la exterior. No estarán necesariamente simétricos; de hecho, suele ocurrir lo contrario.
El objetivo es colocar cada pie sobre su centro y cada rodilla sobre sus dos compartimentos.

### INICIAR EL DESCENSO
Flexione las rodillas y ahora se producirá un cambio: *los ligamentos de cada rodilla se relajarán y dejarán de estabilizar la articulación. Entonces, la estabilidad de la rodilla deberán proporcionarla en su totalidad los músculos.* Siga buscando la distribución del apoyo del pie y las cargas sobre cada rodilla, teniendo en cuenta que ahora todos los músculos trabajan juntos localmente. La postura de la Silla es ideal para descubrir y mantener esta capacidad de equilibrar y proteger las rodillas.

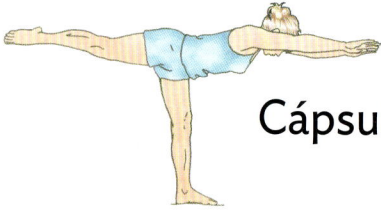

# La postura del Guerrero III

## Cápsula de la rodilla y ligamentos cruzados

En esta postura, el cuerpo está en equilibrio sobre un pie, con el tronco y los brazos extendidos en posición horizontal. Debe prestarse especial atención a la rodilla de apoyo.

**PARA ENTENDERLO MEJOR, PODEMOS HACER EL SIGUIENTE EXPERIMENTO:**

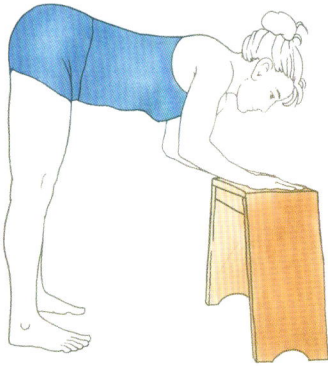

De pie y frente a un taburete, inclínese con la espalda recta hacia delante y apóyese en el taburete, con las piernas rectas.

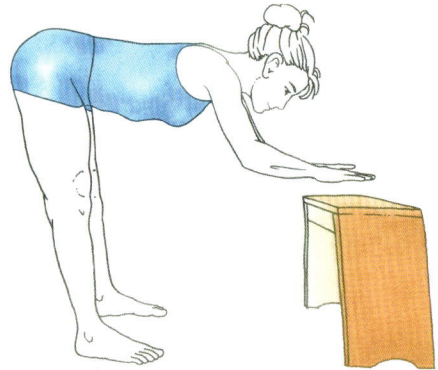

A continuación, levante las manos: inmediatamente notará que el tronco se desplaza hacia atrás para situar el centro de gravedad del cuerpo en línea con el pie de apoyo y mantener el equilibrio.

El mismo fenómeno ocurre en la postura del Guerrero III. Apóyese en un pie con el tronco horizontal y la otra pierna levantada hacia atrás, también horizontal, como si fuera un péndulo.

Como el tronco y los brazos pesan mucho más que la pierna levantada, colocamos la pierna de apoyo espontáneamente en una *posición oblicua*. *El centro de gravedad del cuerpo se sitúa, así, delante de una rodilla oblicua.* La consecuencia de ello es que *se acentúa la hiperextensión* y se estira la cápsula posterior y los ligamentos cruzados.

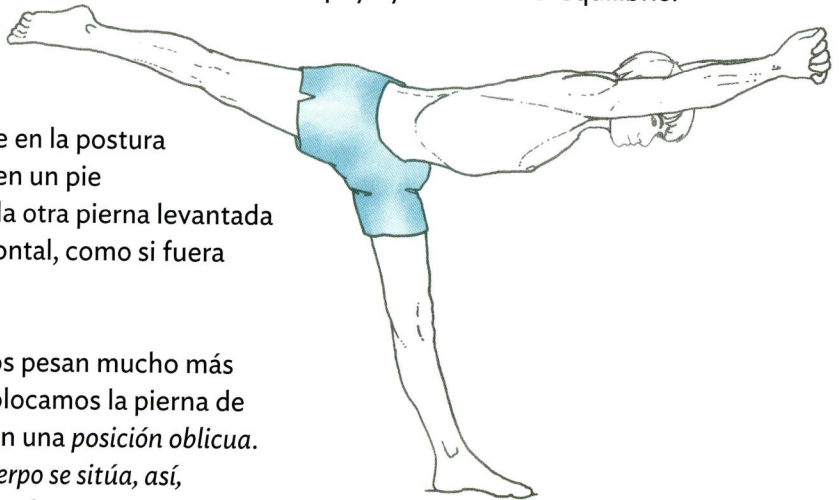

Hay varias maneras de reducir los riesgos de esta postura.

### ALINEARNOS
En la postura de la Montaña, coloque un bastón a lo largo de la parte posterior de la tibia. Si hay una rodilla recurvada, verá que queda un espacio entre el fémur y el bastón. A partir de este punto, lleve los muslos hacia atrás hasta que entre en contacto con el bastón. Puede que esta posición de la rodilla le parezca antinatural (da la impresión de que la rodilla está flexionada, cuando en realidad no lo está). Se trata de un ejercicio de reapropiación sensorial.

### INTEGRAR LA ALINEACIÓN EN LA POSTURA
Muévase hasta adoptar la postura del Guerrero III sin dejar de mantener la alineación con el bastón. El miembro inferior se coloca oblicuo, pero los dos segmentos deben permanecer alineados. Es una buena idea volver a colocar el bastón de vez en cuando para comprobar la alineación y corregirla si es necesario.

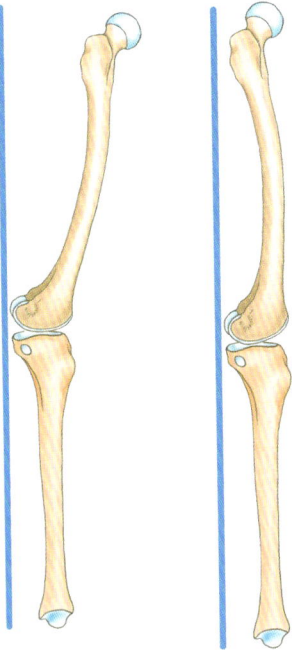

### ENFOCAR
También puede trabajar con la intención y focalizar la flexión de la rodilla, con lo cual se activarán sus músculos flexores y reconstruirá la alineación.

### ACTIVAR LOS GEMELOS
Por último, puede intentar presionar la parte delantera del pie contra el suelo (notará una contracción en la parte posterior de las pantorrillas). Esto activa los músculos gastrocnemios (véase la pág. 92). Para mejorar la sensación, puede colocar un soporte blando o plano bajo los huesos metatarsianos de los pies (un trapo, una pelota) e intentar presionar sobre él.

### ACTIVAR LOS ISQUIOTIBIALES
También puede intentar profundizar en el hueco poplíteo para activar los músculos isquiotibiales (véase la pág. 90).

### IMAGINAR
Finalmente, sin doblar la rodilla, imagínese que intenta flexionar la pierna de apoyo, lo que activará los músculos flexores.

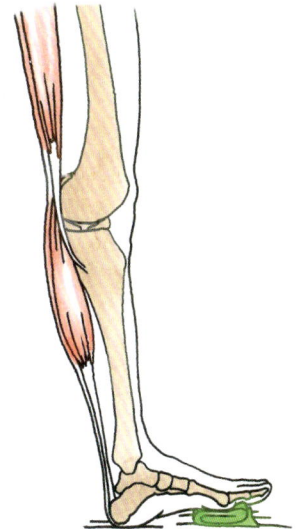

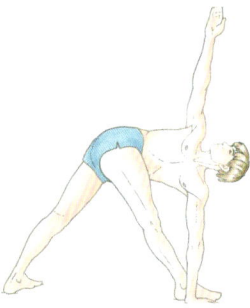

# El Ángulo inclinado (o el Triángulo)

## Moderar la rodilla recurvada

En esta postura, nos apoyamos a la vez en ambos pies, separados, y permanecemos en una flexión-torsión del tronco.
Los dos brazos están extendidos y una mano se apoya en el suelo, junto al pie de la pierna adelantada.

Esta postura comporta una extensión completa para la rodilla de la pierna delantera. Los dos segmentos de la pierna, el fémur y la tibia, forman una línea oblicua y están alineados entre sí.

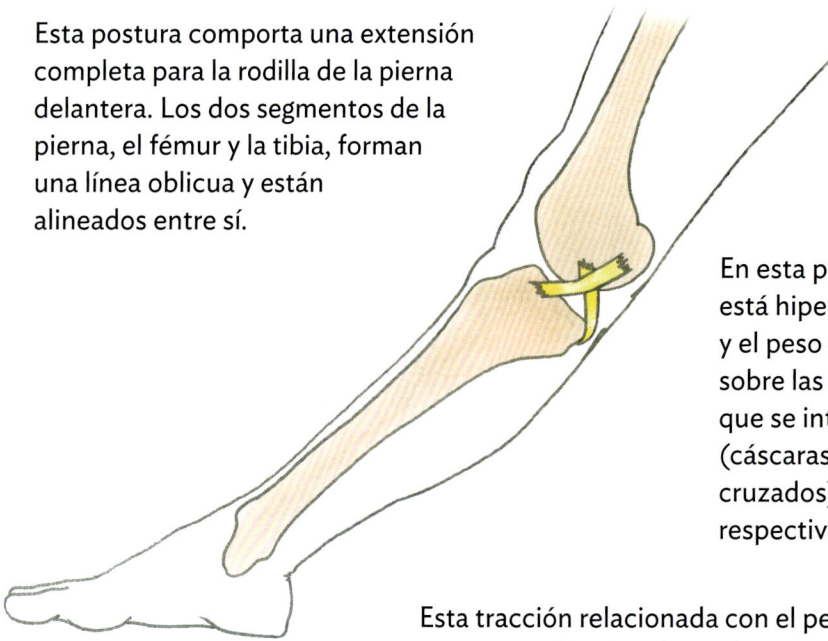

En esta posición, si la rodilla está hiperextendida, se «bloqueará» y el peso del cuerpo ejercerá tracción sobre las estructuras que impiden que se intensifique el *recurvatum* (cáscaras condíleas, ligamentos cruzados) (véanse las págs. 68 y 66, respectivamente).

Esta tracción relacionada con el peso puede hacer que la postura sea incómoda y sobrecargar los ligamentos cruzados. Por lo tanto, si se da una rodilla recurvada, es especialmente importante evitar que se produzca una hiperextensión.

El peso del cuerpo, que se carga sobre la pierna, tiende a acentuar las tendencias existentes, tanto a la flexión como a la hiperextensión: si la rodilla está ligeramente flexionada, entonces nos moveremos hacia un aumento de la flexión similar a la del Guerrero III.

Hay varios ajustes posibles para disminuir este riesgo.

### RECUPERAR LA ALINEACIÓN CORRECTA DEL FÉMUR Y LA TIBIA
La mayoría de las personas tienen la sensación de que la rodilla de la pierna delantera está fija, lo que hace que esta posición se experimente como bastante «natural».
Pero en las personas que tienen rodilla recurvada, esta sensación de fijación se produce mucho más tarde, cuando la rodilla ya está en hiperextensión. Tienen la impresión de que la rodilla está flexionada cuando está alineada.

Para encontrar la alineación, coloque un bastón detrás de la fosa poplítea y busque el contacto con el bastón a lo largo de toda la pierna.

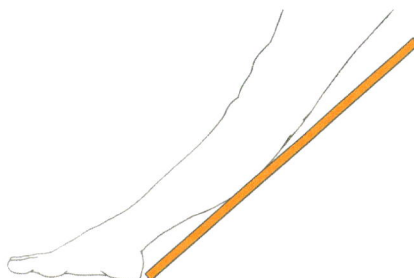

### APOYARNOS
Puede colocar un bloque de yoga debajo de la pantorrilla para apoyar la tibia (la postura debe hacerse sobre una esterilla antideslizante).

### PIE ACTIVO
Puede presionar la parte delantera del pie contra el suelo (eventualmente, sobre algún pequeño apoyo sólido) con el fin de activar los músculos gemelos que doblan y protegen las cáscaras condíleas y los ligamentos cruzados.

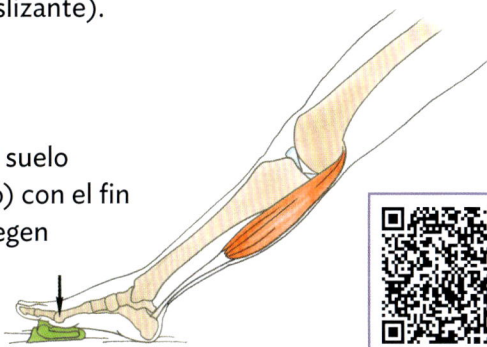

### RODILLA ACTIVA
Puede tratar de activar una intención de flexión para estimular los músculos isquiotibiales y evitar que la rodilla se vaya hacia atrás.

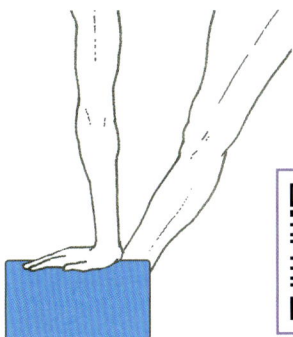

### APOYAR EL TRONCO
También puede descargar el peso del cuerpo sobre la mano de apoyo, utilizando un bloque de yoga o una silla si es necesario.

Por último, es muy importante *no apoyarse en la extremidad inferior*.

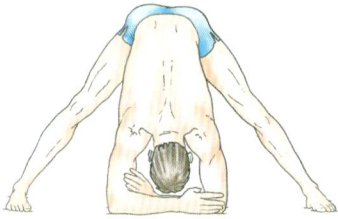

# La Pinza de pie con las piernas separadas

## Proteger los ligamentos laterales

En esta postura, estamos de pie, con las piernas separadas y los pies paralelos, y flexionamos el tronco desde las caderas hasta apoyar las manos, los codos o la cabeza en el suelo.

Como hemos visto en la pág. 117, es probable que la presencia de una rodilla vara o una rodilla valga provoque una asimetría de la carga sobre la rodilla, que se traducirá en la tensión de uno de los dos ligamentos laterales.

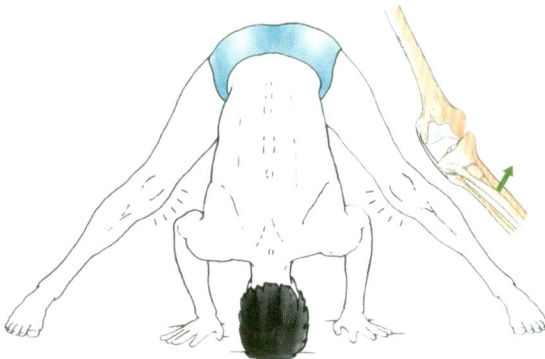

EN EL CASO DE RODILLA VALGA, el compartimento externo está comprimido, mientras que el ligamento lateral interno se pone en tensión.

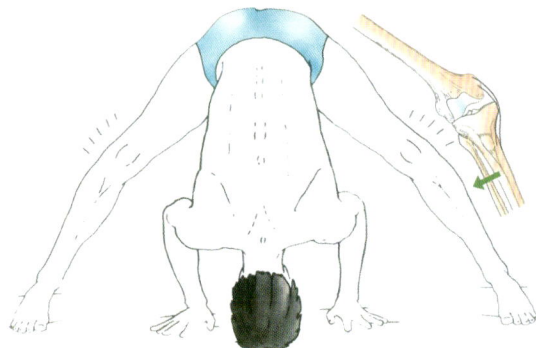

EN EL CASO DE RODILLA VARA, el compartimento interno está comprimido, mientras que el ligamento lateral externo se pone en tensión.

La tensión en los ligamentos puede hacer que la postura sea muy incómoda, sobre todo si la persona no llega a descargar el peso hacia delante. En este caso, lo mejor es trabajar para reequilibrar los compartimentos, sobre todo porque la sensación de estiramiento no corresponde al funcionamiento fisiológico de la articulación. *No se trata de un estiramiento muscular, sino de un estiramiento del ligamento, lo cual nunca es deseable.*

Podemos incorporar una serie de ajustes para aliviar la presión sobre los ligamentos afectados.

## ACERCAR LOS PIES

Esta es la solución más sencilla: reducir la distancia entre las piernas. De este modo se reduce el brazo de palanca y la intensidad del pandeo.

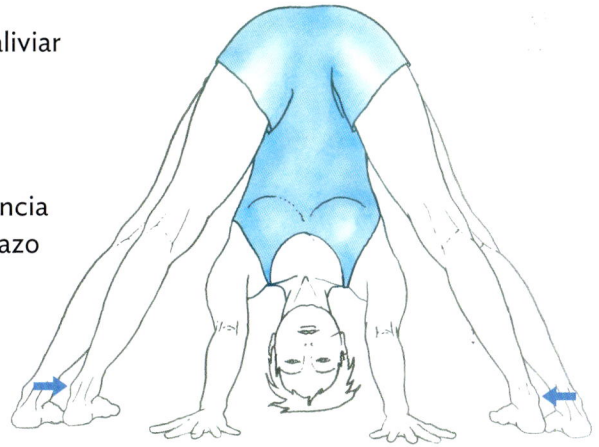

## RECURRIR A LOS ESTABILIZADORES

También podemos recurrir a los músculos laterales para que ayuden a los ligamentos.

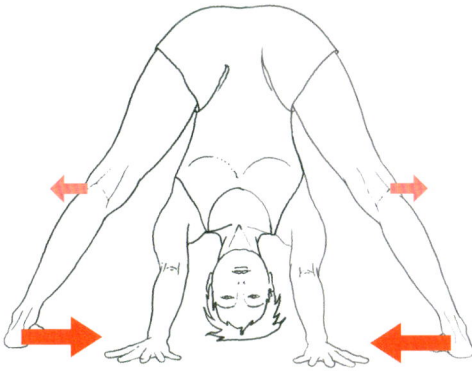

En el caso de rodilla valga, se debe recurrir a la ayuda de los músculos de la pata de ganso (véase la pág. 102). Para ello, hay que intentar «juntar los pies sin juntar las rodillas».

¿Por qué no queremos acercar las rodillas? Porque si lo hiciéramos, estaríamos recurriendo a los músculos aductores, que tienden a acentuar la rodilla valga.

En el caso de rodilla vara, recurrimos a los músculos glúteos (véase la pág. 96). Para ello, hay que intentar «separar los pies sin separar las rodillas».

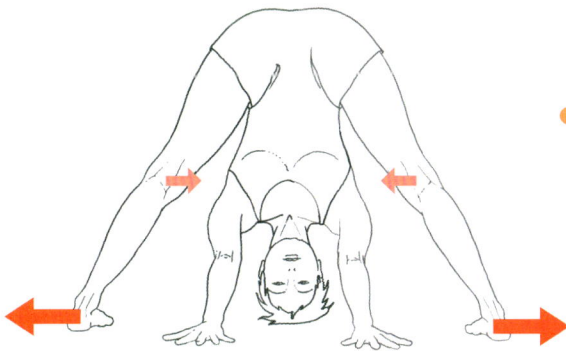

¿Por qué no queremos separar las rodillas? Porque si lo hiciéramos, estaríamos recurriendo a los músculos glúteos, que tienden a acentuar la rodilla vara.

## APOYARNOS

Puede apoyar las manos, los codos o la cabeza en el suelo, sobre bloques de yoga o sobre un asiento para liberar las rodillas del peso del tronco.

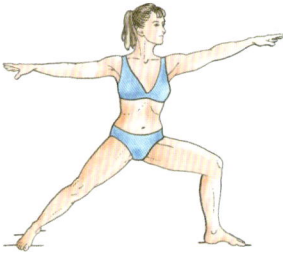

# El Guerrero II

## Proteger el ligamento lateral interno

En esta postura, estamos de pie y con las piernas separadas.
Los pies, al principio, están paralelos.

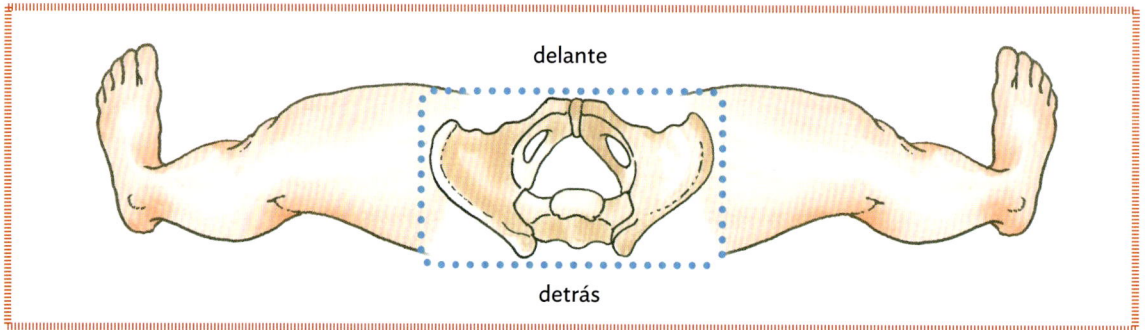

Para entender bien la orientación del cuerpo, imagínese que está en esta postura con las piernas abiertas, sobre una esterilla, y que está mirando hacia uno de los lados largos de la esterilla, que aquí llamaremos «delante».

Desde aquí, gire un pie hacia fuera y flexione la rodilla de ese mismo lado.
La parte superior de su cuerpo está paralela a la esterilla. Ahora extienda los brazos horizontalmente, paralelos a la esterilla. Se supone que el miembro inferior flexionado también está paralelo a la esterilla.

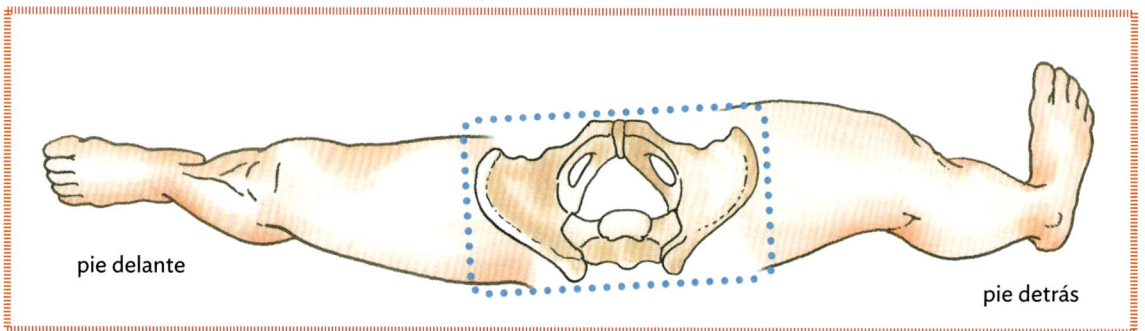

Para ejecutar la postura correctamente, hace falta una gran «apertura» de la cadera de la pierna flexionada (abducción y rotación externa).
Por lo tanto, requiere *músculos aductores flexibles*, así como *una cápsula de la cadera lo suficientemente desplegada para permitir la rotación externa.*

Si falta flexibilidad en la cadera, el hecho de mantener la pelvis en el mismo plano de la postura (paralela a la esterilla) empujará el fémur hacia dentro en cuanto se alcance el límite de estiramiento de uno de los frenos mencionados (aductores, glúteos o cápsula).

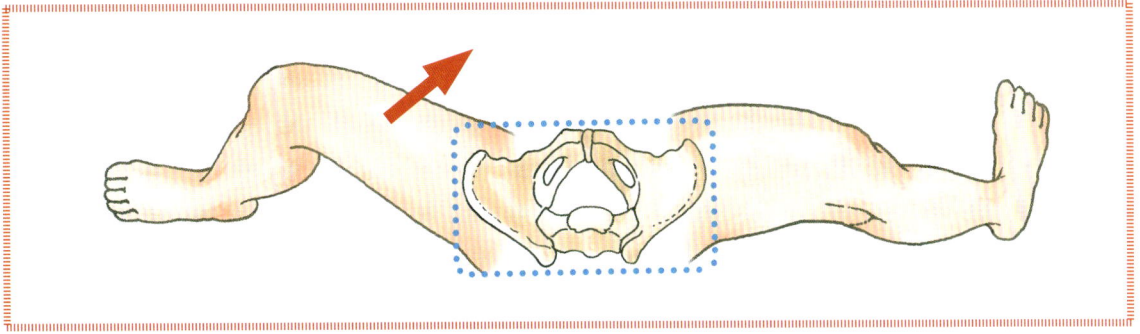

A su vez, el fémur tirará de la rodilla hacia dentro, pero no del pie, que permanece apoyado en el suelo.

*Atrapada entre la cadera, que intenta tirar de ella en una dirección, y el pie, que se lo impide, la rodilla se encuentra en una posición de valgo que crea una aducción de la tibia y ejerce tensión sobre el ligamento colateral interno.* Tenslón tanto mayor cuanto que el tronco, apoyado sobre esta pierna, carga todo su peso sobre la rodilla flexionada.

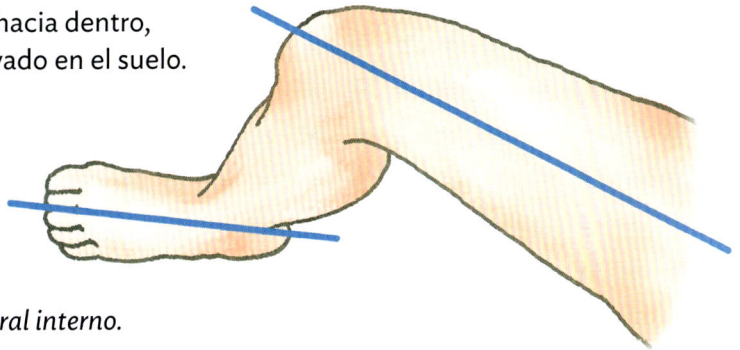

La sobrecarga del LLI se caracteriza por un dolor agudo y local en la cara interna de la rodilla. En este caso, es importante *corregir inmediatamente la postura para proteger el ligamento.*

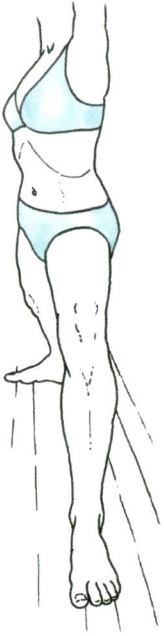

Debemos vigilar varios puntos e incorporar ciertos ajustes.

### ALINEAR
La cadera, la rodilla y el pie deben estar en el mismo plano vertical.
Es decir, si miramos la postura desde arriba, para la pierna delantera
las tres articulaciones mencionadas deben estar en una misma línea
recta. Si las tres articulaciones no están alineadas y la rodilla va hacia
dentro, hay un riesgo para el LLI.

### NEGOCIAR LA POSICIÓN DE LA PELVIS
Podemos dejar que la pelvis se mueva sagitalmente
mientras se trabaja la flexibilidad de la cadera.
Entonces estará en una posición similar a la del Guerrero I.

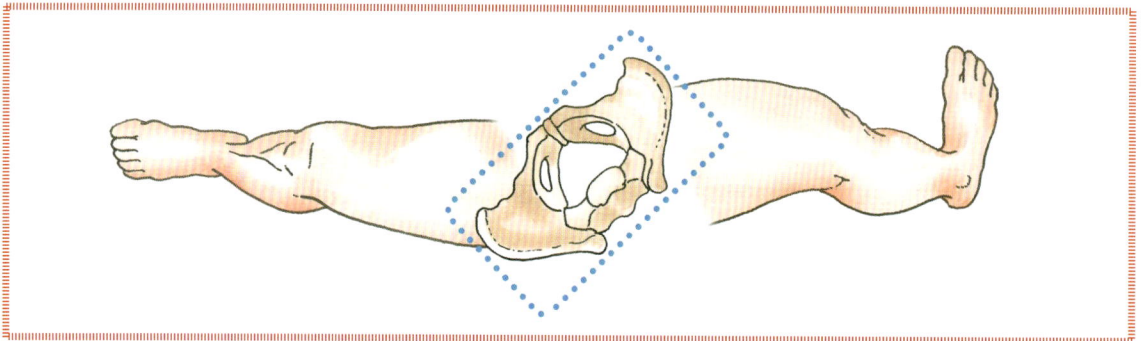

### DESPLAZAR EL PIE DE ATRÁS
Podemos desplazar el pie de atrás hacia la parte delantera de la esterilla,
lo que reducirá la abducción de la cadera.

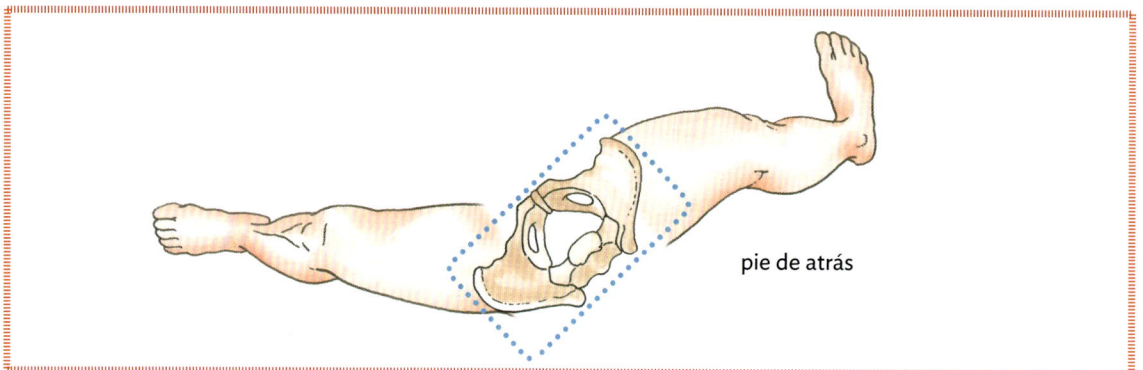

pie de atrás

## DESPLAZAR EL PIE DE DELANTE

También podemos mover el pie de delante hacia la parte delantera de la esterilla, lo que tiene el mismo efecto.

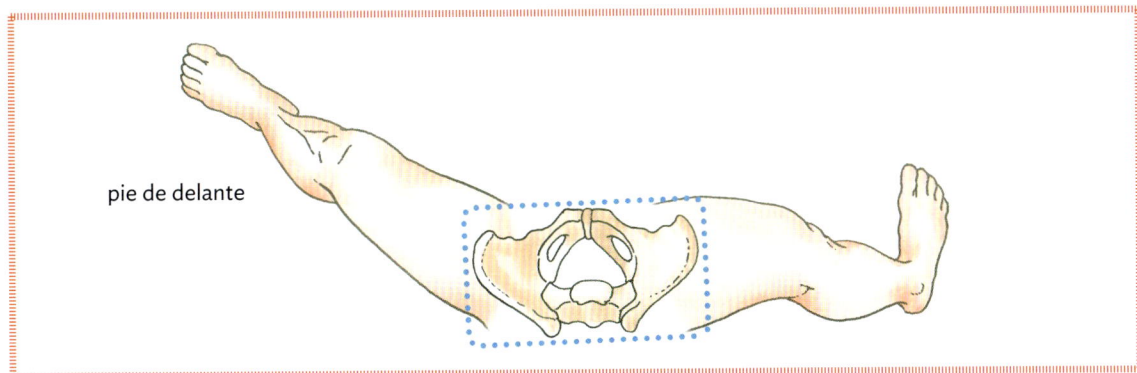

pie de delante

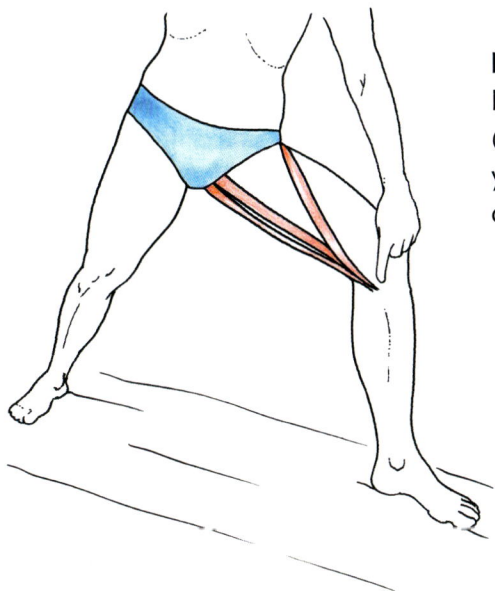

## ESTABILIZAR MEDIANTE LOS MÚSCULOS INTERNOS

Podemos contraer los músculos de la pata de ganso (sartorio, grácil, semitendinoso), que cubren el LLI y reforzarán activamente el apoyo interno de la rodilla y aliviarán el ligamento.

## ESTABILIZAR MEDIANTE LOS MÚSCULOS EXTERNOS

Al mismo tiempo, podemos contraer los músculos glúteos (glúteo mayor, glúteo medio y músculo tensor), que, desde la cadera, guiarán el fémur y lo situarán de nuevo paralelo a la esterilla.

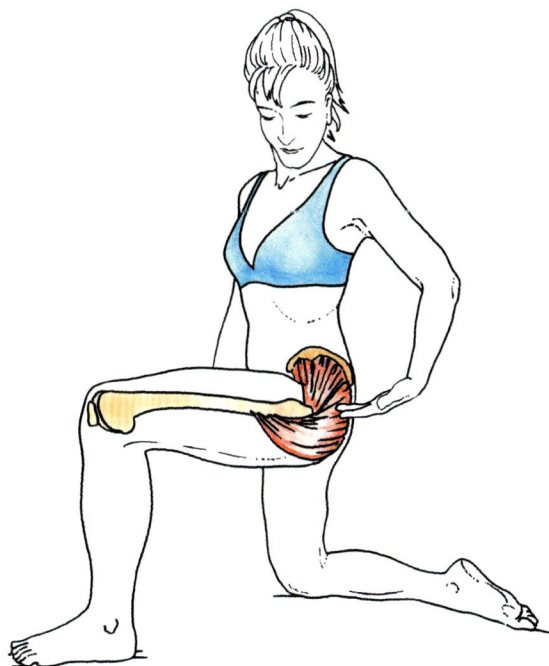

# El Guerrero I y II

## Cuidar la rótula

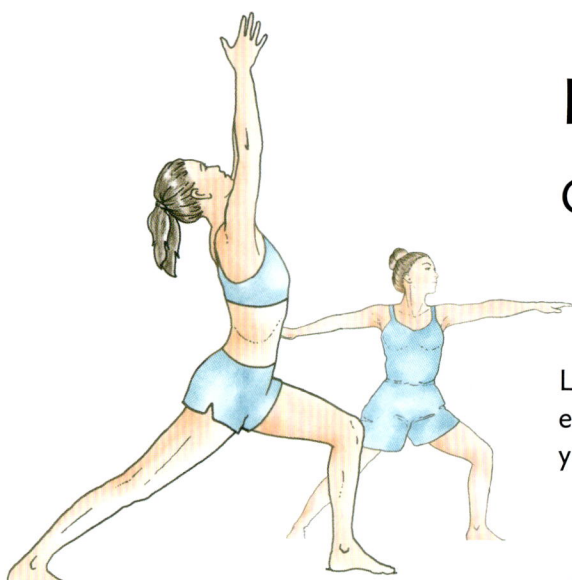

Lo que tienen en común estas dos posturas
es que estamos de pie sobre ambos pies
y flexionamos la rodilla de la pierna delantera.

Para mantener constante el ángulo de flexión
y evitar que la rodilla siga bajando más, necesitamos
una contracción activa del cuádriceps
(que contrarresta el peso del tronco y las partes
superiores del cuerpo).

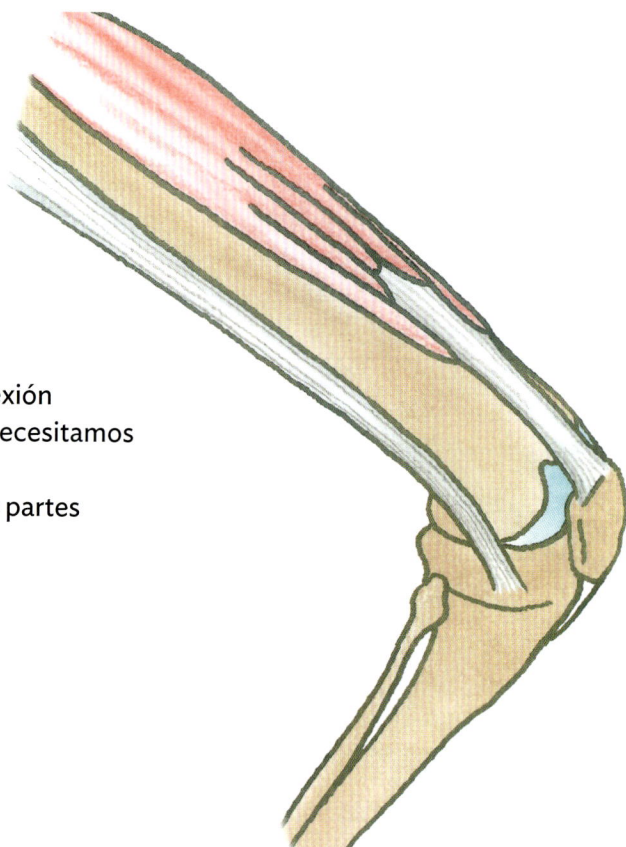

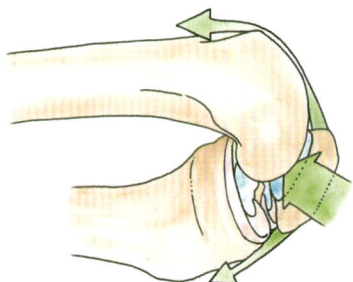

Hemos visto en la pág. 85 que, debido
a la flexión, ya existe una compresión
sobre la articulación femororrotuliana.

La contracción del cuádriceps se suma a esa compresión y puede contribuir al desarrollo del síndrome rotuliano.
Se trata de un dolor causado por el sobreesfuerzo de los cartílagos.

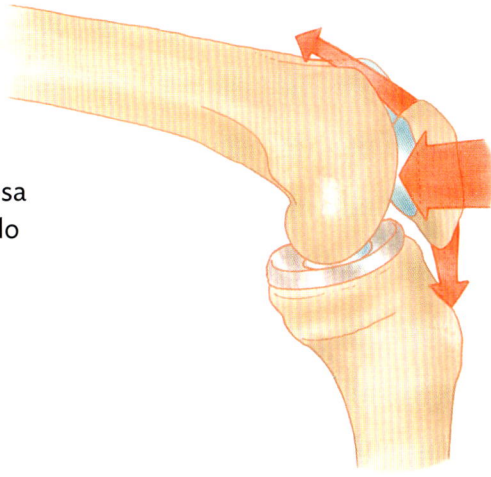

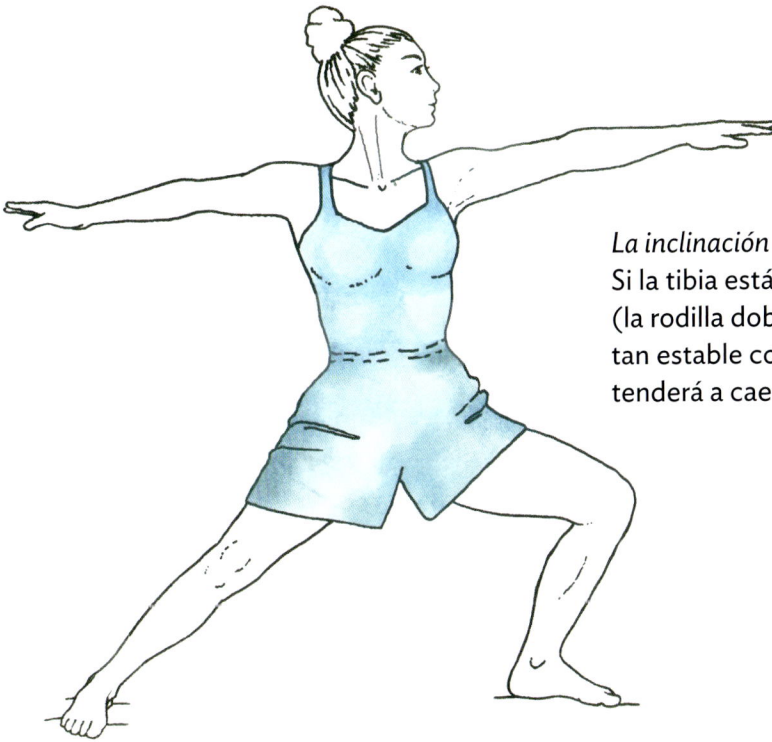

*La inclinación de la tibia es muy importante.* Si la tibia está inclinada hacia delante (la rodilla doblada más de 90°), no es tan estable como si estuviera vertical, y tenderá a caer hacia delante.

Esta tendencia requiere una mayor contracción del cuádriceps y acentúa el fenómeno.

Para reducir la presión sobre la rótula, es posible realizar una serie de ajustes y tener en cuenta algunos aspectos.

## MANTENER LA VERTICAL

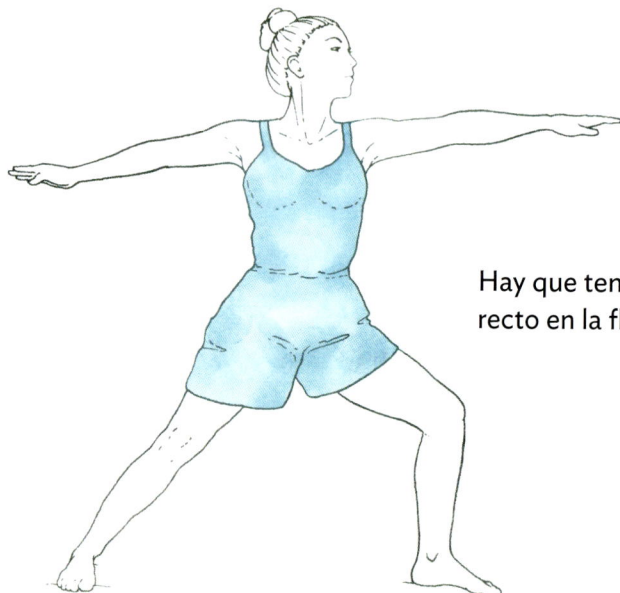

Hay que tener cuidado de no sobrepasar el ángulo recto en la flexión de la rodilla.

## REEQUILIBRAR

Puede transferir el peso de su cuerpo a la otra pierna (la estirada).
Puede hacerlo de dos maneras. Una es llevar el tronco hacia atrás para reequilibrar los apoyos.

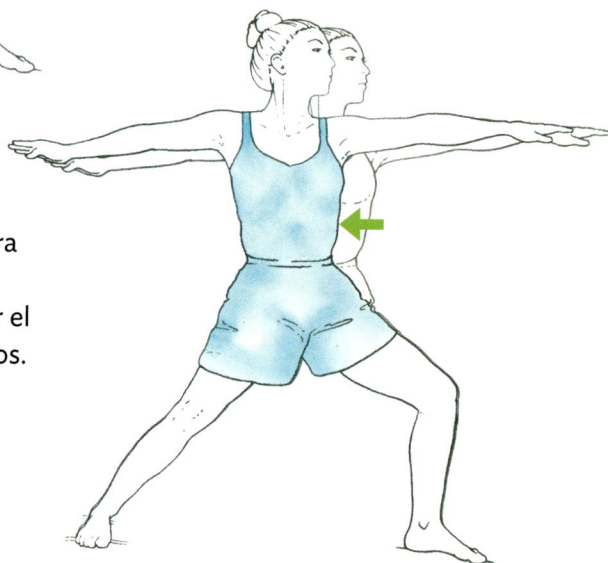

La otra es acercar las piernas entre sí: cuanto más separadas estén las piernas, más peso tenderá a recaer sobre la pierna delantera, ya que la flexión de la rodilla la acerca al centro de gravedad.

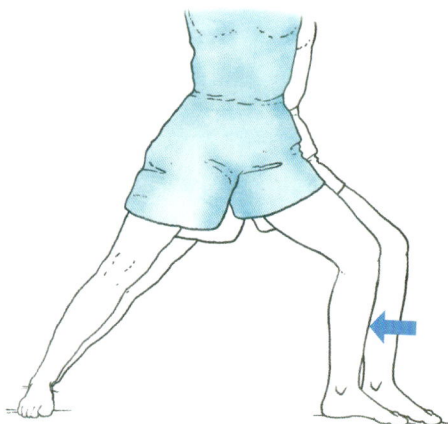

## EMPUJAR

También puede empujar la espinilla para evitar que caiga hacia delante.

Por ejemplo, puede colocar un bloque de yoga contra la TAT (pero debe tener en cuenta que el bloque debe empujar contra la tibia y no contra la rótula; de lo contrario se ejercería presión sobre una zona ya dolorida).

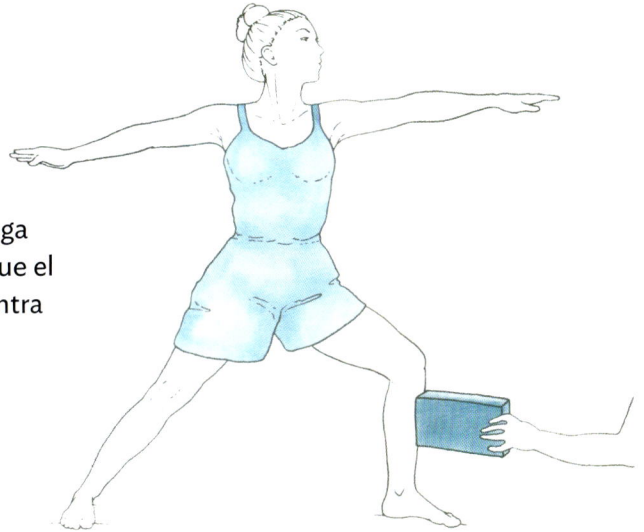

## APOYARNOS

Podemos apoyar la mano correspondiente a la pierna delantera contra una pared.

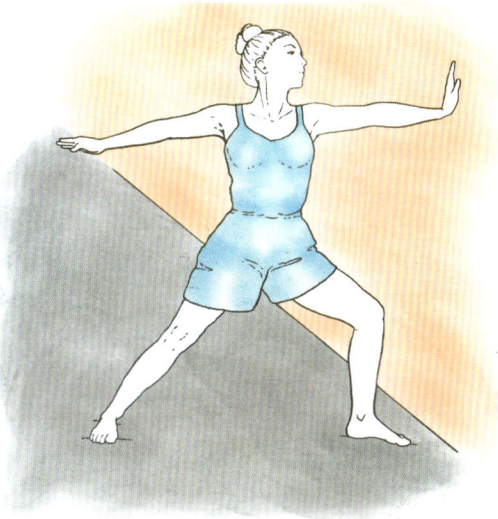

## CONTENER

Por último, podemos colocar una cinta o un fular por debajo de la TAT y atarlo al nivel del pie de la pierna extendida, lo que evitará que se abran más las piernas y que la pierna delantera se flexione aún más.

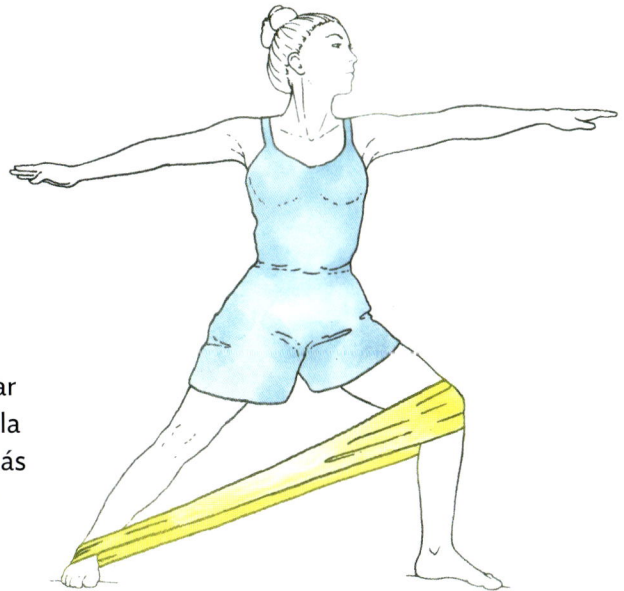

Las tres últimas soluciones complementan el trabajo del cuádriceps, lo cual tiene una consecuencia: *la postura fortalece menos el músculo, pero permite trabajar todos los demás aspectos* (alineación de los tres grandes bloques, colocación de los brazos, respiración) *sin sobrecargar la articulación femororrotuliana.*

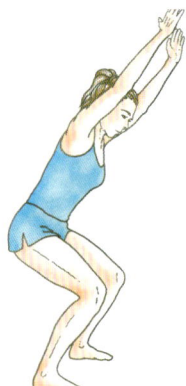

# La Silla

## Cuidar el ligamento cruzado posterior (LCP)

Aquí veremos la variante de la Silla con los pies planos. Para ejecutar esta postura, partimos de una posición de pie para llegar a flexionar las rodillas, con los pies paralelos.
El tronco se inclina ligeramente hacia delante desde las caderas, y los brazos se estiran hacia arriba.

A partir del momento en que las rodillas comienzan a flexionarse, la meseta tibial se inclina hacia delante y forma una especie de tobogán para los cóndilos. Entonces los cóndilos tienden a deslizarse hacia delante, tanto más cuanto que soportan todo el peso sobre ellos.

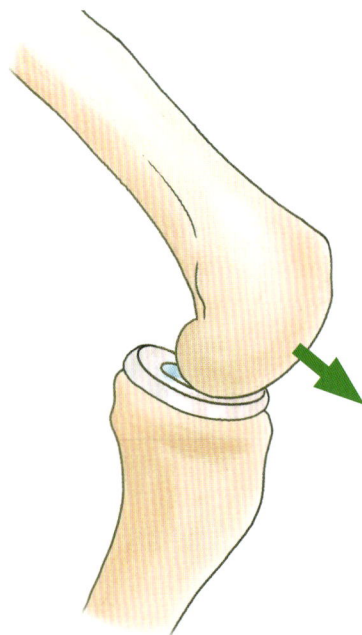

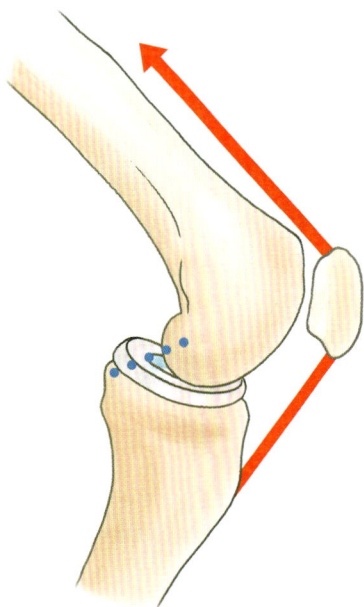

Ahora los cóndilos solo están sujetos por estructuras musculares y ligamentosas. En concreto:

- por el aparato extensor de la rodilla por delante (véase la pág. 170),
- por el ligamento cruzado posterior por detrás (véase la pág. 64).

Para este último, puede ser un riesgo, sobre todo si ya está sobrecargado o dañado.
En este caso, hay que ser muy prudente y ajustar la postura si es necesario.

Presentamos algunas sugerencias.

## BLOQUEAR LA FLEXIÓN

Colóquese de pie frente a una pared y ponga un cojín duro o un bloque de yoga entre su fémur y la pared.

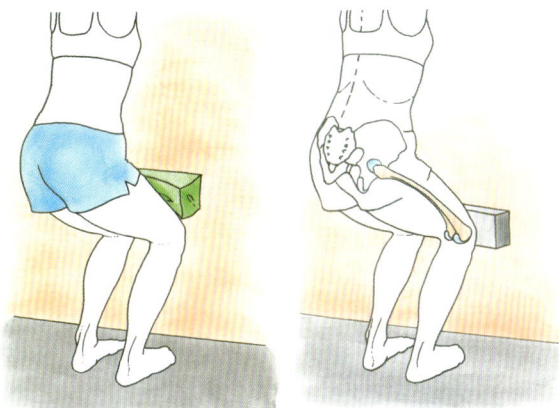

El bloque puede colocarse contra la diáfisis o contra la rodilla, pero hay que tener cuidado con el soporte para que no se apoye en la tibia porque, en este caso, el fémur no estará contenido y quedará libre para deslizarse hacia delante.

## REFORZAR

Puede recurrir a la ayuda del cuádriceps partiendo de la postura estabilizada mediante un bloque: a partir de esta posición, en la que el cuádriceps se relaja (sensación de que la parte delantera del muslo no está en tensión), intente reducir activamente la presión de la rodilla sobre el bloque (como si intentara separarla del bloque), contrayendo activamente la parte anterior del muslo. Entonces notará la presión de la rótula sobre el fémur para desplazarlo hacia atrás.

## REDUCIR LA DISTANCIA ENTRE LAS PIERNAS

También puede acercar las piernas, porque cuanto más separadas estén, más se flexiona la rodilla.

## DESCARGAR EL CUÁDRICEPS

Puede utilizar un palo largo (2 m) para colgarse apoyándose en él e inclinarse para controlar el descenso.
De este modo descargará el cuádriceps.

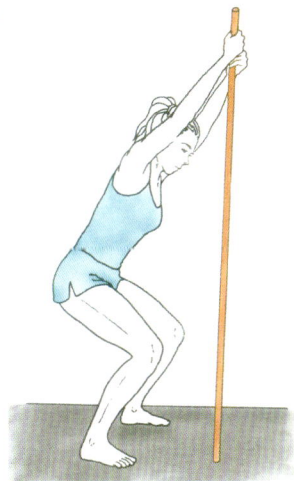

Encontraremos este mismo problema en otras dos posturas, concretamente en el Águila y en el Guerrero II: aquí entenderemos la importancia de colocar en vertical la tibia de la pierna flexionada.

# El ligamento lateral interno (LLI)

En esta postura, a menudo tendemos a apoyarnos
sobre todo en el borde interior del pie.

Tal como hemos visto en la pág. 58, esta posición
del pie afecta a las rodillas, ya que hace que estén
en rotación externa y aducción (las rodillas apuntan
hacia dentro).

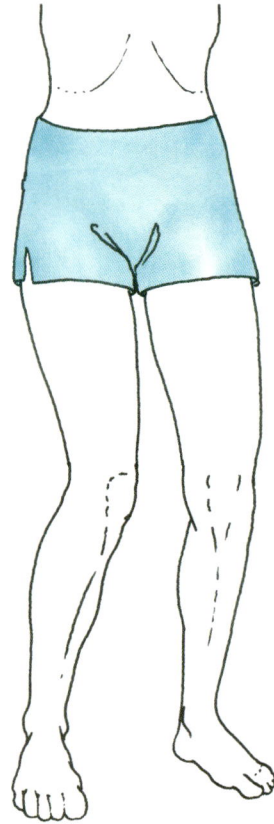

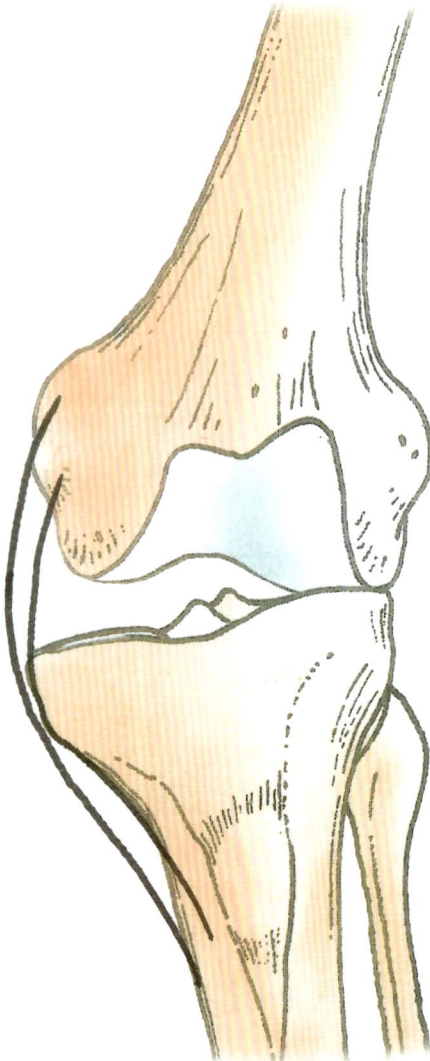

Esto tiene consecuencias para los ligamentos
de la articulación, sobre todo para el LLI, que se ve
sometido a tensión por la rotación externa
y la abducción, lo cual puede provocar dolor
en la cara interna de la rodilla.

Se pueden realizar varios ajustes para proteger el ligamento.

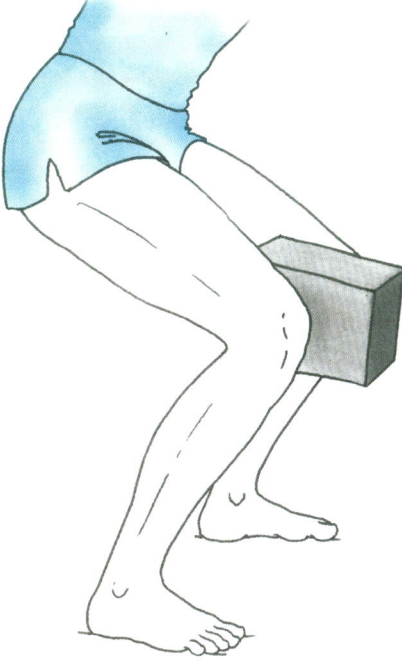

## JUNTAR

En una primera fase, puede practicar la postura con las rodillas juntas o utilizar un bloque de yoga o una barra para evitar que las rodillas vayan hacia dentro.

## AJUSTAR EL APOYO

Puede intentar apoyarse en el borde exterior del pie, llevando la rodilla a una posición neutra.

Este ejercicio también es muy interesante para aprender a centrar el apoyo del pie en el suelo (véase la pág. 143).

## GUIAR ACTIVAMENTE

Puede recurrir a la ayuda del músculo sartorio para reforzar y estabilizar la cara interna de la rodilla. Esto actuará como un complemento activo del LLI (véanse las págs. 98 y 103).

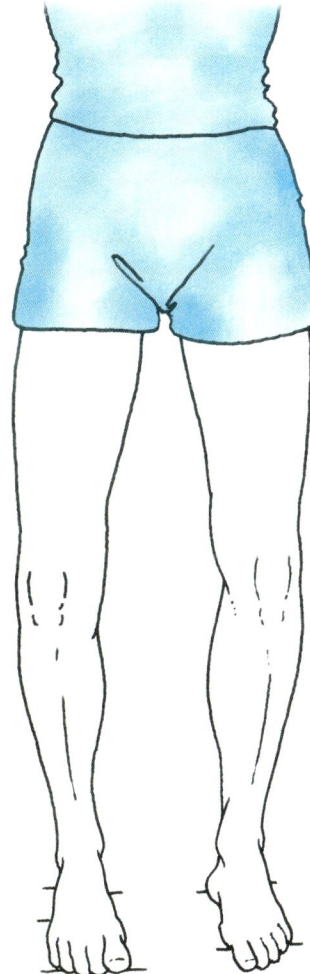

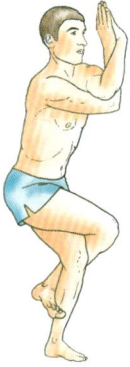

# El Águila

## Cuidar el ligamento lateral interno

En esta postura, la rodilla de la pierna de apoyo está flexionada aproximadamente a 90°. La pierna que no se apoya en el suelo se enrosca por la parte exterior de la pierna apoyada y el pie de esta misma pierna agarra el tobillo por su borde interior.

Por lo tanto, tenemos dos puntos de presión entre los miembros inferiores:

el pie que no se apoya en el suelo presiona la cara interior del tobillo,

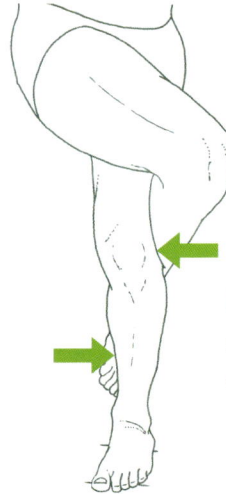

la tibia que no se apoya en el suelo presiona la cara exterior de la rodilla.

En ambos casos, esta posición tiende a provocar la rotación externa de la rodilla de apoyo, lo que dará lugar a una *carga asimétrica*. El compartimento interno tenderá a abrirse y el compartimento externo a comprimirse. Esto puede dar lugar a:

una compresión del compartimento externo y del menisco externo,

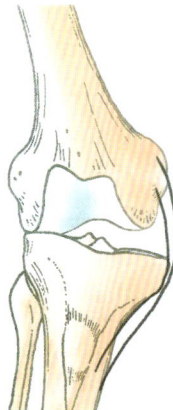

puesta en tensión del ligamento colateral interno, que puede hacer incómoda la postura.

Por lo tanto, es importante estar atento a cualquier molestia que notemos en la cara interna de la rodilla porque la práctica puede ser dura para el ligamento colateral interno.

Para moderar la tensión sobre el LLI, podemos sugerir varios ajustes y puntos a vigilar.

### ACTIVAR EL LADO EXTERNO

Podemos recurrir a la ayuda de los músculos abductores de la cadera (que extienden el muslo, en particular uno de ellos, el glúteo medio) para reequilibrar la posición de la rodilla. Estos músculos, situados en la cara exterior del muslo, permiten llevar el fémur hacia fuera y cerrar la cara interna de la rodilla.

Para ello, intentaremos empujar el fémur de apoyo contra la pierna que se enrolla (y no al revés).

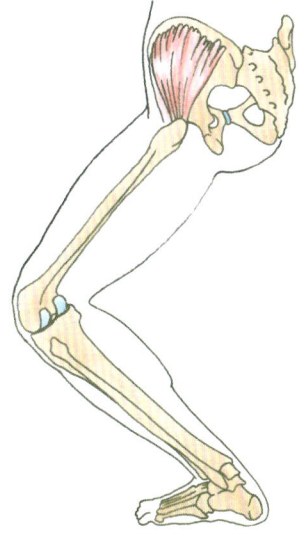

### ALINEAR

Tendremos cuidado de mantener la pierna de apoyo en un plano sagital, es decir, de que las tres articulaciones, cadera, rodilla y tobillo, estén alineadas con la vertical (ante la duda, es preferible verificarlo delante de un espejo).

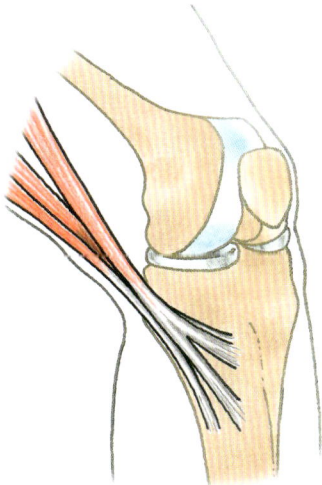

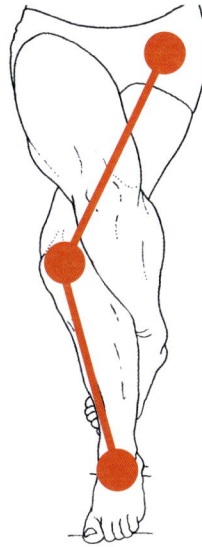

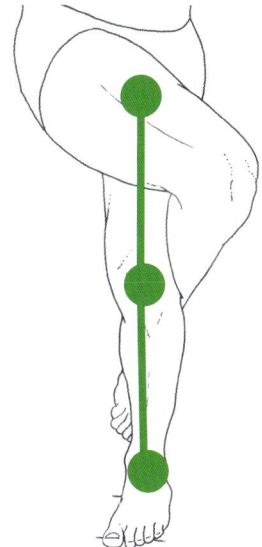

### ACTIVAR LA CARA INTERNA

Podemos recurrir a los músculos de la pata de ganso (véase la pág. 103), que cerrarán la rodilla por la cara interna.

### AJUSTAR EL APOYO

Podemos apoyarnos en el borde exterior del pie, lo que favorecerá la rotación interna de la rodilla (véase la pág. 143).

209

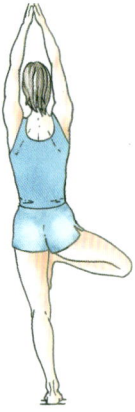

# El Árbol

## Encontrar una gran flexión de rodilla

En esta postura, estamos de pie apoyados sobre un solo pie. La pierna levantada está en rotación externa, la cadera en abducción y la rodilla en flexión. La planta del pie se apoya contra el muslo de la pierna de apoyo.
Observemos la pierna levantada.

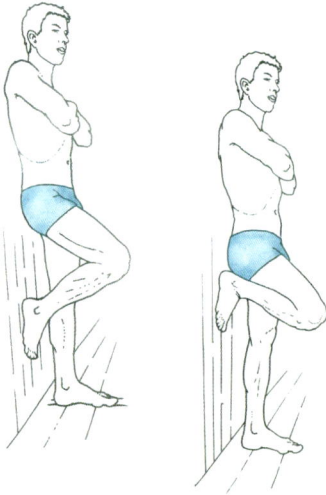

**COMENZAMOS CON UN EXPERIMENTO**

Apóyese con la espalda contra una pared, levante un pie y colóquelo contra la pared *a la altura de la pantorrilla*. Constate que, para mantenerlo así, hace falta una flexión activa de la rodilla para evitar que el pie se deslice hacia abajo.

A continuación, suba el pie que se apoya en la pared hasta *la altura de las nalgas*. El peso de la rodilla lo empuja hacia abajo, lo cual hace que presione pasivamente el pie contra la pared. Ya no es necesario contraer los flexores de la rodilla.

Volveremos a encontrar este principio en la postura del Árbol, pero con la pierna orientada hacia fuera.

Si el pie se levanta poco (flexión inferior a 120°), tenderá a caerse hacia abajo. La postura no podrá mantenerse sin una fuerte contracción de los músculos flexores (véase la pág. 89).

Esto puede dificultar el mantenimiento de la postura. Pero también empuja la parte inferior del fémur de apoyo en la dirección de una rodilla en varo, lo que tensará el LLE y cargará el peso sobre el compartimento interno (véase la pág. 48).

Por el contrario, si el pie sube mucho, el peso de la rodilla empuja el muslo hacia abajo. La postura se bloquea pasivamente, lo que hace que sea mucho más fácil mantenerla.

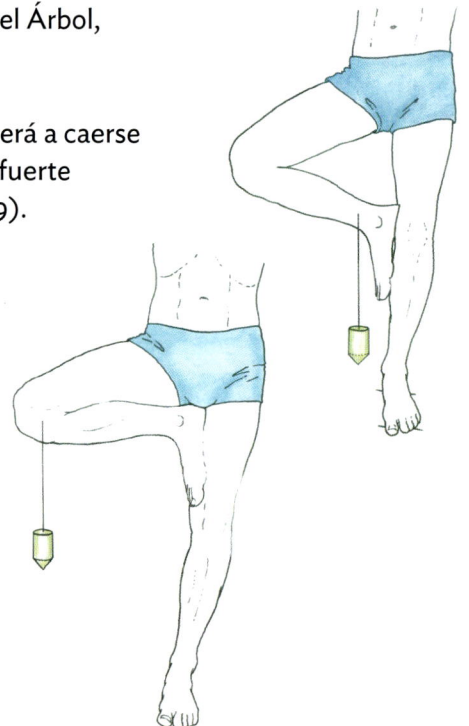

Para llevar el pie muy arriba, justo bajo la pelvis, se requiere, a la vez, lo siguiente:

• en la cadera: gran flexibilidad en flexión, abducción y rotación externa;
• en la rodilla: una gran flexión (al igual que en el tobillo).

Existen varios ajustes posibles.

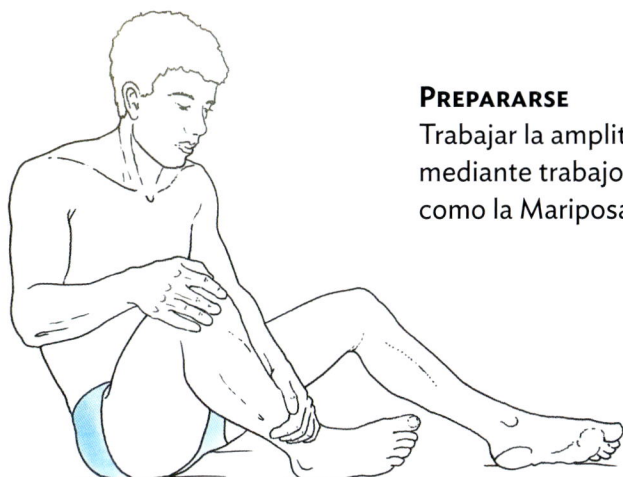

### PREPARARSE
Trabajar la amplitud de movimiento de la cadera mediante trabajo pasivo en el suelo o con posturas como la Mariposa o el Sastre.

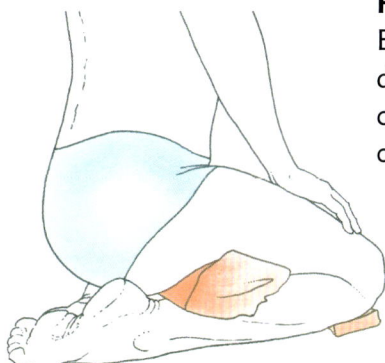

### FLEXIBILIZAR
Estirar las tres cabezas monoarticulares del cuádriceps mediante posturas como la del Diamante (véase la pág. 148) o el Niño (véase la pág. 176).

### ATARSE
Mantener pasivamente la flexión de la rodilla atando el fémur y la tibia con un fular, lo cual permite concentrarse en los demás aspectos de la postura (principalmente en lo que se refiere a la pierna que soporta el peso).

Atención: esta solución requiere un contraapoyo en el lado de la pierna que no está en contacto con el suelo (por ejemplo, una silla, una barra o una pared).

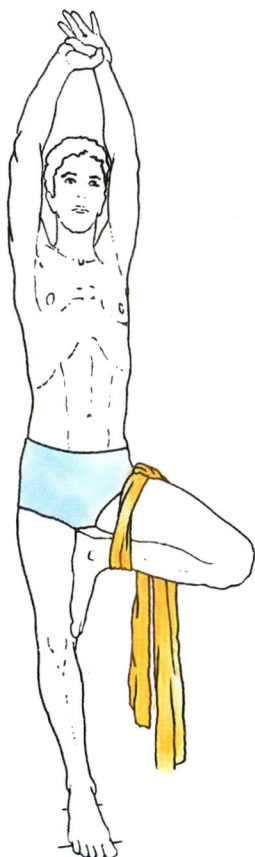

# Equilibrar el apoyo de la rodilla en el Árbol

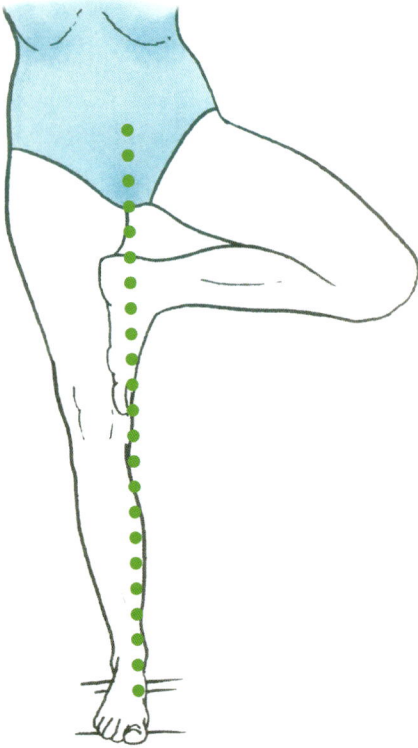

En esta postura, observemos ahora la pierna de apoyo.

Según cómo nos coloquemos, pueden darse dos situaciones muy diferentes.

### ESCENARIO 1

Se pueden hacer cuatro puntualizaciones.

Cuando el pie levantado abandona el suelo, la línea de gravedad, si no hay otra acción, pasa por *el interior del pie de apoyo*.

Para evitar una caída, esta línea de gravedad debe volver a situarse sobre el pie de apoyo y para ello se debe llevar la pelvis *hacia el lado opuesto de la pierna levantada*.

Entonces la extremidad inferior de apoyo tendrá una posición *algo más oblicua*.

Para no desequilibrar la pelvis, recurrimos al músculo tensor, que tira de la fascia lata.

Por último, si nos apoyamos sobre el borde interno del pie, la parte superior de la tibia irá hacia dentro (no ilustrado).

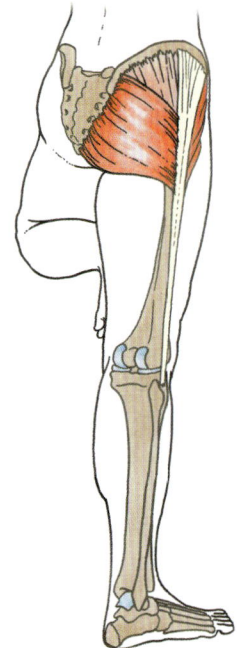

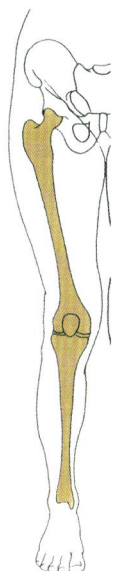

Estos cuatro fenómenos tienden a aumentar el *valgo fisiológico*.

Todo ello implica un compartimento externo comprimido y tensión en el LLI.

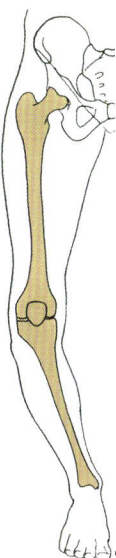

### ESCENARIO 2

Por otra parte, el pie levantado, que presiona la cara interna del muslo, tiende a crear una *rodilla vara*.

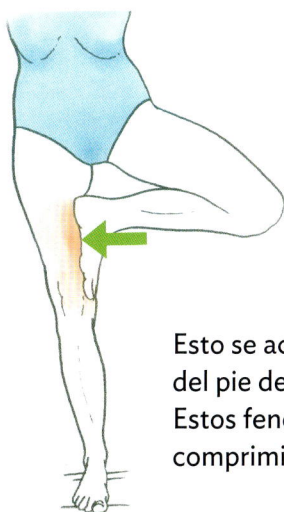

Esto se acentúa si nos apoyamos sobre el borde externo del pie de apoyo.
Estos fenómenos tienden a un compartimento interno comprimido y a tensión sobre el LLE.

Proponemos lo siguiente: *probar las dos estrategias* para buscar un equilibrio entre una y otra, o bien una alternancia entre una y otra.

De este modo, ejercitaremos la propiocepción activa de la rodilla y nos prepararemos para posturas más inestables, como el Águila o los Guerreros.

> Con esta observación de la postura del Árbol concluye el capítulo de posturas analizadas desde el punto de vista de la rodilla.
> Hemos visto que esta articulación, enorme y compleja (y de un gran valor), puede protegerse durante una sesión de asanas si procuramos respetar su estructura fijándonos en los detalles de ejecución y en una serie de ajustes a veces muy sencillos.

# Anexos

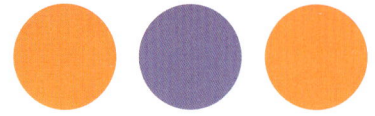

## Índice general

# Índice en español de las posturas analizadas

# Índice en sánscrito de las posturas analizadas

# Para ir más lejos...

## AnatomYoga®
## Todo un departamento dedicado al estudio del yoga

### Cursos de profundización

Todos los años, el instituto Blandine Calais-Germain organiza cursos sobre la temática de anatomía y yoga, en los que combina anatomía, aplicación a las posturas y prácticas preparatorias.

- Movilidad vertebral y yoga
- Cadera y yoga
- Rodilla y yoga
- Cintura escapular y yoga
- Anatomía para el pranayama
- Cuello y yoga
- Anatomía para las bandas
- Tobillo, pie y yoga
- Caja torácica y yoga
- Médula espinal y yoga
- Perineo y yoga
- Abdominales y yoga

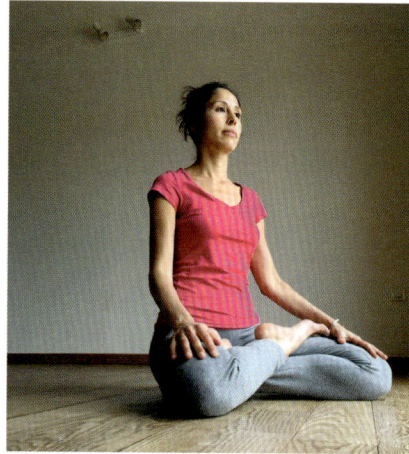

Abiertos a todas las personas, estos cursos se complementan e interactúan entre sí, cubriendo los diferentes aspectos del yoga (asanas, pranayama, bandhas). Pueden seguirse de forma independiente o integrarse en la formación que conlleva titulación.

### Curso de diplomatura

El curso de diplomatura AnatomYoga complementa un curso de formación de profesores de yoga. Garantiza que el diplomado tiene un nivel de formación en anatomía descriptiva y funcional y que enseña con conocimiento y respeto por la estructura corporal. Que sabe utilizar estos conocimientos para adaptar cada postura a cada cuerpo: identificar los límites fisiológicos y los movimientos de riesgo, adaptar o ajustar la postura, o posponer su práctica.

Información e inscripciones
**www.calais-germain.com**

# El método Sinovi®

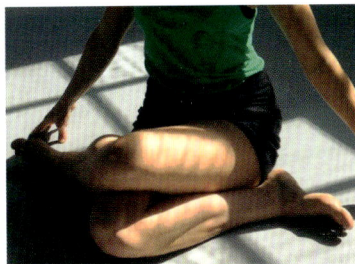

## Para la movilidad de las articulaciones

Sinovi® es un método de movimiento centrado en las articulaciones, el lugar donde los huesos están en contacto móvil. La palabra Sinovi® evoca el líquido contenido en el interior de las articulaciones, llamado sinovia, y con ello se refiere también a todo el conjunto de cada articulación.

## Qué propone este método

Movimientos que activan la sinovia
Movimientos que favorecen la nutrición del cartílago
Movimientos que no comprimen las articulaciones
Movimientos que ejercen presión de forma dosificada o rítmica
Movimientos que activan los ligamentos sin distenderlos
Movimientos que alargan/relajan los músculos para liberar la articulación
Movimientos que refuerzan determinados músculos para proteger la articulación

## ¿Qué aporta el método Sinovi®?

Preparar las articulaciones para el yoga
Saber qué movimientos son los mejores para cada articulación
Aliviar los músculos
Evitar ciertos movimientos de riesgo

El método se organiza en 10 clases de una hora de duración, en las que se realizan diferentes tipos de movilización articular, que evolucionan y se complementan para movilizar progresivamente todo el cuerpo.

Sinovi® es uno de los métodos de Geste Anatomique®, cuyos movimientos se basan en la estructura anatómica del cuerpo para respetarlo.

Información e inscripciones
**www.calais-germain.com**

# Bibliografía

**A. Bouchet y J. Cuilleret**
*Anatomie topographique, descriptive et fonctionnelle*, Simep, 1990

**C. D. Clemente**
*Anatomy*, Urban & Schwarzenberg

**F. Netter**
*Atlas d'anatomie humaine*, Masson, 2005

**Gray's**
*Anatomie pour les étudiants*, Elsevier Masson

**J. Brizon y J. Castaing**
*Les feuillets d'anatomie*, Maloine

**W. Kahle, H. Leonhard, W. Platze**
*Anatomie*, Flammarion

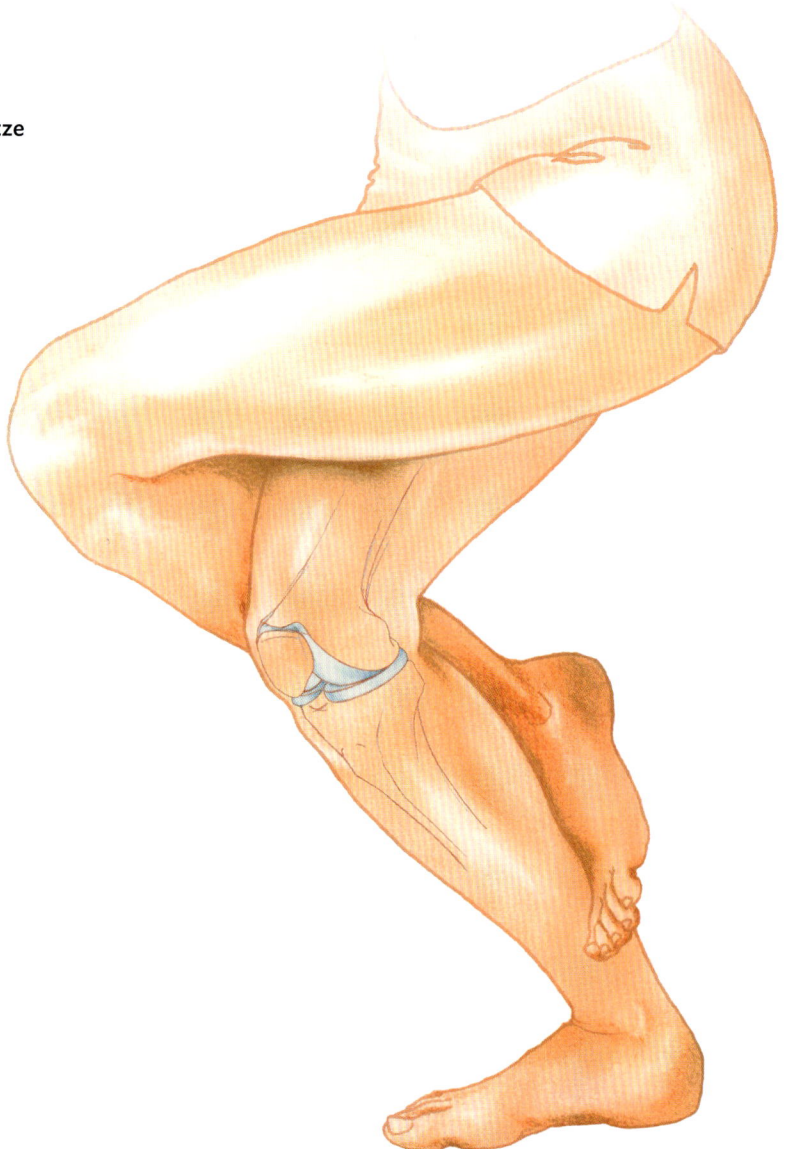

# Agradecimientos

GRACIAS a todas las personas que han colaborado en la preparación de este libro, de diferentes maneras.

Katia Cornier

Romane Fossart de Rozeville

Caroline Faure

Gloria Gastaminza

Patrick Germain

Laurent Germain

Maria Gonzales

Elisabeth Jalabert

Ludovic Laurent

Amandine Wacquiez

*Gracias* a Marie-Luce Dehondt, grafista, por su habilidad y su entusiasmo…